U0214482

邓铁涛
墨宝

国醫鄧鐵濤

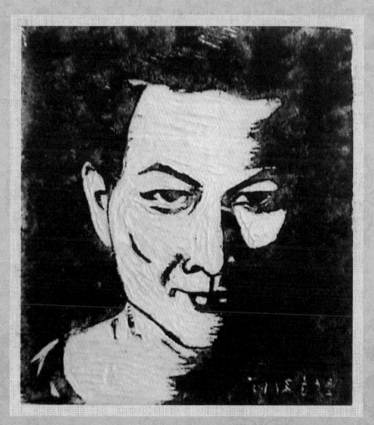

邓铁涛自刻像

讨论会·发表于"光明日报"1963年
11月16日哲学版第367期（见邓铁
涛医集·157页）。

从此承便引发了五行学说
之以研究发展之研究。到1958年
乃发表了《累论五脏相学说联
代五行学说》一文，刊于广州
中医学院学报·1988年第二期
（见"邓铁涛医集"162页），开始
形成——五脏相关学说的初步
构想。这一思想虽未离于实践。
自20世纪七·八十年代开始承
开始。其临床实力至今仍在
发现重症肌无力是中医理论
来看·它是脾胃虚损之证。但
又其他内脏相关连·用此承
法结本病的病机是……
脾胃虚损五脏相关……
于1991年获中医药管理局
进步二等奖·1992年获国家科技
一等奖。其后应运用这一
研究中·其后应运用这一
学说于心脏疾·侧索硬化
等疾病的辨证论治·取得
较好的成绩。

因此有一个强到的愿望·把
中医的五行学说彻底脱离哲
学的范畴。还其中医学之
面目重适这一些世界医学认
同·藉治之病·以此学说为指导力
求改而充之。

方法等。中医药是广大
古代服装市思想涅盏之一的纬
驰势是以与西方运用主之
统医学值得的自意与珍情

不足自条学至今之二十多年
中医基础理论以起到量
的变化还未有变化。
时已21世纪中医理论开始的向
价的变化以发展·此其对吴但
工作的跟区是难以估计的见事
些有一个开始。承们愿作先利
的卒子·承们想才纤作为切
入点·保病其合现的内核险
其去其临考者的外表自我小合
观部一个同价·更加以创新规
种华等加以创新发展·为中
医理论的革新走试引的一
失。

科学技术是第一生产力
承们研究的理论不是空头
的理论·它是和实践紧切
结合的以当前推治之病为
基型·承们电结合以前的
研究古关两年纯研究室的
一千有效的新药、后三年有
批研究成功了十新药云云
他不是实现·除了有
中药局及各级领导五确
颁导之外·就看我们这
个为题目的同仁的共同劳
力了·团结就是力量·我们
一定会成功的请
领导放心。

邓铁涛
2004年1月20日

国家重点基础研究发展计划
（973）计划
项目编号2005CB523502

中医五脏相关理论继承与创新研究

一、指导思想

根据邓小平"建设有中国特色的社会主义"的理论，以建设有中国特色的医学为目标，以五千年传统文化为土壤，以中医药学术传统为根本，吸收现代科学技术革命的精华，自主创新发展之路。

二、思路之由来

1963年全国中医教育系统曾讨论中医理论体系之"核心"，讨论的问题、讨论的结果认为：中医理论的核心就是中医理论的阴阳、五行、脏象、经络。由于外界不知道中医的阴阳、五行、脏象、经络就是中医的理论核心是医学的理论，与唯心主义有

三、方法的选择

论科研方法，方法至今处于主导地位的是西医科学惯用的实验方法。但中医和西医是两个不同理论体系，不同文化根源的科学。历经解放后几十年深入的科学探索，我们认为中医学的科学研究也应有东方文化的特色，才有利于中医药学的创新发展。

神农尝百草，以身为试验对象乃中医传统的科研方法。中医是以人为本的医学而西医是以生物为本的医学，因此我们的研究最终是要人来点头认可，而是由老鼠点头认可，而实践是检验真理的唯一标准则去选用实验的方法，其中之不排除用动物实验但首先为临床实验观察。

确立的科研方法，承的是通已临愈，以提高临床病人的生活期与生活质量为主要目的，并通过临床研究进一步提高五脏相关的深度与高度。

指导临床，以治愈，提高临床病人的生活期与生活质量为指导临床研究中之主要目的。

在临床研究中之也系统照撤而西医学的整套统计学方法，自始至终贯彻以人为本的原则，我们也能摸索出一套创新的，希望也能摸索出一套创新的适合中医理论提高发展的科研方法来。

四、我们的希望

中医药学所以几十年而不衰，

四大经典是根柢
家学说是本
临床实践是生命线
仁心仁术乃医之灵魂
发掘宝库帝新技
术革命相结合
是自主创新的
大方向

九三叟邓铁涛
二〇〇九年十二月

「内经」「伤寒」「金匮」「温病」

铸梦理想

一、有自己的观点
和理论体系

二、有创新性的学术
成果

三、有经得起考验
的社会效益

四、有一支可以持续
发展的队伍

二〇二一年元月

师铸诚

廿世纪是
中华文化的
世纪是中医
腾飞的
世纪

二○○一年元月

邬铁涛

国医大师邓铁涛学术传承研究系列

总主编　徐庆锋　朱拉伊　邱仕君

邓铁涛

医论集

邓铁涛　著

国医大师邓铁涛师承团队　整理

SPM 南方出版传媒

广东科技出版社｜全国优秀出版社

·广州·

图书在版编目（CIP）数据

邓铁涛医论集 / 邓铁涛著；国医大师邓铁涛师承团队整理. —广州：广东科技出版社，2020.5　（2023.3重印）
（国医大师邓铁涛学术传承研究系列）
ISBN 978-7-5359-7391-7

Ⅰ. ①邓…　Ⅱ. ①邓…　②国…　Ⅲ. ①医论—汇编—中国—现代　Ⅳ. ①R249.7

中国版本图书馆CIP数据核字（2020）第010690号

邓铁涛医论集
Deng Tietao Yilun Ji

出 版 人：朱文清
责任编辑：邓　彦　曾永琳
封面设计：友间文化
封面画像：晁　谷
责任校对：廖婷婷
责任印制：彭海波
出版发行：广东科技出版社
　　　　　（广州市环市东路水荫路11号　邮政编码：510075）
销售热线：020-37607413
http://www.gdstp.com.cn
E-mail：gdkjbw@nfcb.com.cn
经　　销：广东新华发行集团股份有限公司
印　　刷：广州市彩源印刷有限公司
　　　　　（广州市黄埔区百合三路8号　邮政编码：510700）
规　　格：787mm×1 092mm　1/16　印张17　插页3　字数335千
版　　次：2020年5月第1版
　　　　　2023年3月第5次印刷
定　　价：80.00元

《国医大师邓铁涛学术传承研究系列》

总主编

徐庆锋 朱拉伊 邱仕君

基金项目

广东新南方中医研究院项目（编号：201801）

"国医大师邓铁涛师承团队建设"

邓铁涛 简介

（1916—2019）

籍贯广东开平。中国共产党党员。现代著名中医学家、教育家、中医发展战略家，广州中医药大学终身教授，博士研究生导师，中华中医药学会终身理事。

历任广东中医药专门学校教导主任、广州中医学院副院长、广州中医药大学邓铁涛研究所所长。曾担任中华人民共和国卫生部第一届药品评审委员会委员，中国人民政治协商会议广东省委员会第四、第五届委员，国家中医药管理局顾问，广东省、广州市科委顾问，广东省中医药学会终身理事、广东省中西医结合学会终身理事。

1932年就读于广东中医药专门学校，1938年正式从事中医诊疗工作。1962年、1978年，广东省人民政府两次授予他"广东省名老中医"称号；1990年成为首批享受国务院政府特殊津贴专家；1991年任首届全国继承老中医药专家学术经验指导老师；2001年香港浸会大学授予他名誉博士学位；2005年任国家重点基础研究发展计划（973计划）"中医基础理论整理与创新研究项目"专家组组长兼首席科学家；2007年成为首批国家级非物质文化遗产"中医诊法"的代表性传承人；2009年被人力资源和社会保障部、卫生部、国家中医药管理局评为"国医大师"。

邓铁涛临床擅长诊治心血管疾病，如冠心病、高血压；神经肌肉疾病，如重症肌无力；消化系统疾病，如胃病、慢性肝炎、肝硬化及其他疑难杂症。学术上融古贯今，提出一系列对现代中医学发展富有影响的理论学说，包括五脏相关学说、痰瘀相关理论、脾胃学说继承与发扬、中医诊法与教材建设、寒温融合中医热病理论、岭南地域医学研究等。他倡导中医的科学发展观是"四大经典是根，各家学说是本，临床实践是生命线，仁心仁术乃医之灵魂，发掘宝库与新技术革命相结合是自主创新的大方向"。邓铁涛重视铸造"医魂"，把弘扬中华文化、振兴中医事业的热忱传给一代代中医学子；他倡导名师带高徒，以"集体带，带集体"的形式加强临床医生的再教育，为抢救中医学术矢志不渝；他大力支持经方班的普及教育，影响力达海内外，为弘扬中医学授业传道不遗余力；他为中医的前途命运牵肠挂肚，为捍卫中医奔走呐喊。邓铁涛一生都与祖国中医药事业紧紧地结合在一起，五次上书中央，每每在中医发展的关键时刻建言献策，为中医药事业的发展做出了巨大的贡献。

获得省部级以上科研奖励10余项。1992年"脾虚重症肌无力的临床和实验研究"获国家科技进步二等奖。1993年获广东省南粤杰出教师特等奖。2003年获中华中医药学会"中医药抗击'非典'特殊贡献奖"。2004年"中医近代史研究"获广东省科学技术奖励二等奖。2006年获中华中医药学会"首届中医药传承特别贡献奖"。2008年获世界中医药学会联合会"王定一杯中医药国际贡献奖"。2009年获"中华中医药学会终身成就奖"，"中医五脏相关理论基础与应用"获广东省科学技术奖励一等奖。2012年获国家中医药管理局"中国中医药年鉴"工作特别贡献奖。2017年获首届北京中医药大学岐黄奖。

公开发表学术论文250多篇，出版学术专著43种，其中主编教材7部，点校中医古籍3部。代表性论著有《学说探讨与临证》《耕耘集》《邓铁涛医集》《邓铁涛医学文集》等，主编《中医学新编（第二版）》《实用中医诊断学》《中医近代史》，参编《简明中医辞典》《中医大辞典》《中国大百科全书·中国传统医学卷》等。

（2019年3月陈坚雄整理，邓中光审订）

铁涛理想　百年中医

——《国医大师邓铁涛学术传承研究系列》序言

二十世纪至今是中医跌宕起伏的时期。民国时期中西医碰撞异常激烈，西医传入我国发展迅速，中医受到挤压奋起抗争。新中国成立后党和政府重视中医，中医事业在探索中前进。邓铁涛教授亲历近百年来中医的风云跌宕，终生奋战在中医临床、科研、教育一线，他的一生是为中医学发展呕心沥血的一生。"老骥伏枥，志在千里。烈士暮年，壮心不已。"2011年，邓铁涛教授95岁高龄写下"铁涛理想"："一、有自己的观点和理论体系；二、有创新性的学术成果；三、有经得起考验的社会效益；四、有一支可以持续发展的队伍"。

邓中光、刘小斌、邱仕君，师事邓铁涛教授数十年，幸蒙邓铁涛教授耳提面命，得其亲炙，常感邓铁涛教授学术涵养之宏博高深，更深知传承"铁涛理想"责无旁贷。2017年底，由邓中光、刘小斌、邱仕君担纲，依托广东新南方中医研究院组建了国医大师邓铁涛师承团队工作室，开展各项研究，以全面整理、传承与弘扬邓铁涛教授学术思想、临床经验和研究成果为己任，为造福民众、振兴中医做出应有贡献。

2019年1月10日清晨，邓铁涛教授永远地离开了我们。邓铁涛教授虽然远去，但他的精神永志，风范长存，学术日新。邓铁涛教授对中医理论、临床、教育乃至中医发展等方面提出的具有学术分量与社会影响的论点，给我们留下了宝贵的精神财富，在其200多篇论文与40多部著作中多有体现。

"莫为之前，虽美而不彰；莫为之后，虽盛而不传。"在中医历史上，后人将前人的论著加以润色、总结，从而使其便于学习、流传的例子比比皆是。如清代唐大烈编《吴医汇讲》收录叶天士《温证论治》，注曰："叶天士，名桂，号香岩，世居阊门外下塘。所著《温证论治》二十则，乃先生游于洞庭山，门人顾景文随之，舟中以当时所语，信笔录记，一时未加修饰，是以辞多倍屈，语亦稍乱，读者不免晦目。烈不揣冒昧，窃以语句少为条达，前后少为移掇，惟使晦者明之。至先生立论之要旨，未敢稍更一字也。"通过唐大烈的重新编次及刊刻，叶天士《温证论治》得以流传并对后世产生深远影响。

邓铁涛教授学术生涯长达70年，其学术资料分布于不同时期、不同场合的论文、著作、讲稿、书法等各种资料中，若不通读邓铁涛教授学术资料，读者难以对邓铁涛教授学术思想有全面、系统的认识。有鉴于此，将邓铁涛教授学术资料加以全面收集、整理、归纳，便于读者研读邓铁涛教授学术思想，显得十分必要。本项目一部三册即为此而编。

第一册为《邓铁涛医论集》。本册在全面研读邓铁涛教授学术资料的基础上，凝练了邓铁涛教授最具代表性的15篇医论，每篇医论论述一个专题，将邓铁涛教授涉及该专题的文献进行汇编整理，以使邓铁涛教授的学术理论体系与成果得到系统归纳及展示。本册所有文献均为邓铁涛教授原著，编者未敢擅加己论；所收录的文献均遵原文面貌，未予改动，并标注文献出处。

第二册为《邓铁涛医话集》。本册汇集邓铁涛教授历年医话57篇，主要来自《耕云医话》及《邓铁涛新医话》，以邓铁涛教授介绍其临床经验为主，也广泛涉及医政管理、中医教育等问题，字里行间洋溢着邓铁涛教授对中医药事业的执着与热爱。

第三册为《邓铁涛医案集》。本册收录邓铁涛教授医案221则，按疾病分为72种，于每种疾病医案之后加按语与评析，归纳邓铁涛教授的临床经验。

本丛书通过医论、医话、医案互相建构，互为参照，共同成为邓铁涛学术思想与临床经验的主体内容，方便读者学习和参考。也以此弘扬邓铁涛教授学术经验，彰显中医学术之美。

"为天地立心，为生民立命，为往圣继绝学，为万世开太平。"也以此丛书展示弟子后学传承弘扬之努力耕耘，体现自古以来我国知识分子的志向和传统，为进一步深化邓铁涛教授学术经验研究提供基础和线索。

这是一部致敬国医大师的丛书，也是一部传承国医大师的学术之作。铁涛理想，百年中医。一个人的历史记录着一个时代。

国医大师邓铁涛师承团队

2019年6月

代序
21世纪——中医药学走向世界之契机①

邓铁涛

中医药学是中华文化的瑰宝，发扬中医药学可以造福于全人类。中西医学是互补的，互相不能取代，但经历一两百年可能会走到一起，这是历史发展的必然规律。

中华文化大发展始于战国时代，如果说今天是"世界战国时代"的话，估计中华文化的爆炸式新发展将起始于21世纪，中医药学的发展亦将同步。中医药学腾飞的条件也已开始具备，那就是中医药学与世界第二次科学革命相结合。可以想见，21世纪的中医药学将以崭新的面貌出现在世界科学之林。但这必须得到政府的大力支持，为中医药学的发展架设一条高速公路实为当务之急。

一、中医药学科研的历史回顾

现代中医的科研，通常要借鉴西医的实验研究方法。其实，历史上中医也有过实验研究，《本草纲目》记载了8世纪陈藏器关于脚气病病因的研究，他认为该病与食白米有关，并说："小猫、犬食之，亦脚弱不能行；马食之足重。"这其实包含有动物实验。另外，古代也有对照实验研究，如据文献记录，为鉴别党参真假，让两个人嘴里嚼着党参跑步，看谁

---

① 本文 2004 年 04 月发表于《中国基础科学》第 2 期。

坚持得久则嘴里的党参就是真的。最早的实验诊断方法也出现在中国，晋唐时期，医生为了观察黄疸症状的变化，逐日用白布浸染患者小便后晾干，加以比较就可以知道黄疸病情每日的进退。应该说，在实验研究方面，古代中医有很多创造是走在世界前面的。

不过，中医后来的发展，并没有沿着动物实验这条路走下去。但是不走实验研究的道路并不等于中医药学就没有科学研究，事实上，中医历史上的每一次突破都有赖于新的科研成果出现，这只需通过回顾中医药学的发展历史就可以证明。

汉代名医张仲景被称为"医圣"，他对临床医学做出了重大贡献。张仲景的主要著作《伤寒杂病论》可以说就是他的科研成果。张仲景采用的科研方法，用他本人的话来说是"勤求古训，博采众方"。在汉代以前，中国医学有4大流派，分别是医经、经方、神仙和房中。张仲景主要继承了前两家的学术，以医经家的理论结合临床实践（平脉辨证）去整理经方家的方药。《汉书·艺文志》记载当时有医经9家，经方11家。张仲景在前人基础上研究出的成果，主要是确立了辨证论治这一中医精华，并整理出"以脏腑论杂病"和"以六经论伤寒"两大临床辨证系统，这使中医临床医学有了一个完整的学术体系。到今天我们仍然要深入学习《伤寒论》和《金匮要略》的理、法、方、药，可见其影响深远。

晋代医家王叔和，在《脉经》中把晋代以前中医关于脉学的研究作了一次整理和探讨，整理出24种脉象，至今仍在应用，这也是很了不起的科学成就。到了隋代，巢元方研究病因学、病理学，著《巢氏病源》，这也是一种研究。唐代的王冰，专门研究《黄帝内经》（简称《内经》），做了很多订正工作，整理出现在最流行的版本。另外还补充了7篇大论，中医理论的很多精华都出自这7篇大论，这也是很了不起的科学成就。唐代著名的药典《新修本草》，宋代的本草巨著《证类本草》，还有宋代官定的方典《和剂局方》，都是众多学者悉心研究的成果。宋代还有一项更重大的科研工程，就是点校医书。政府组织了一批文人和医家，成立了专门机构来开展这一系统工程，至今我们所看到的古代医学经典，多数是经宋代点校后流传下来的优良版本，这对医学的普及和发展有着重要意义。过去有人认为点校不是科研成果，实际上为了点断一句话、校正一个字，往往要查阅大量资料和比较各种版本，而且单纯文字比较还不行，还要用医理来推断。所以点校并不是一个简单的工作，它要花费大量心血，其结果往往影响到对中医理论的正确理解。另外，好的注解也往往蕴涵创造性的劳动，所以点校等文献整理应该属于科研工作。

　　宋代的医学普及和哲学上的争鸣，带来了金元时期医学的争鸣，刘完素（寒凉派）、张从正（攻邪派）、李东垣（补土派）、朱震亨（养阴派）四大家的出现，对后世影响很大。以李东垣为例，他可以说是创立脾胃学说的鼻祖，广州中医药大学现在还设有脾胃研究所，研究其脾胃学说，这反映出李东垣的研究成果很有价值。李东垣所处的时代，宋、金、元对峙，战乱连年，社会上常见的疾病跟过去的认识不完全一样。例如，《伤寒论》时代出现的发热，多为伤寒，用六经辨证。但李东垣所见的发热，多属内伤。他经过临床研究，对外感发热和内伤发热作了鉴别，认为内伤发热不能用黄芩、黄连、黄柏等苦寒之药，而是要用黄芪、党参、白术等这些甘温的药来除大热，即所谓"甘温除大热"，也就是说黄芪、党参等甘温药可以退39℃以上的高烧。例如，有一位女性患者，膝关节手术后发热，每天38～39℃，用各种抗生素和其他药物治疗近一个月，发热如故。笔者依据甘温除热法，用李东垣的补中益气汤，患者半月后治愈出院。现代一些年轻医生受到西医的影响，碰到发烧，就按感染处理，用抗生素或中药的清热解毒药。实际上有的患者不适合这样处理，反而要用补中益气汤或其他补益药退热。李东垣的科研，完全立足于临床，取得的成果突破前人理论禁区，有效指导了临床研究。

　　中医发展到明清时期，出现了温病学说，这是一个伟大的成就。真正把温病学说树立起来的医家是吴鞠通，他的著作有《温病条辨》。从《温病条辨·序言》可知，他受到刘完素、朱震亨和吴又可《温疫论》的影响，而影响他最大的则是叶天士。叶天士对温病有重大的创见，其主要思想和经验反映在《温热论》和《临证指南医案》中。吴鞠通进一步发展了叶天士的学说，他的《温病条辨》不但确立了温病学说体系，而且整理了叶天士很多临床处方，使之成为名方，使温病的方药得以丰富。温病学说的理论，在今天治疗各种传染性、感染性疾病［包括严重急性呼吸综合征（SARS）］中仍发挥着重要作用。

明代还有世界性药物巨著《本草纲目》的出现。李时珍用30年的时光研究中药，写成《本草纲目》，流传世界各国。他的成就，除了来自深入的文献研究和广泛的实地调查外，也来源于临床实践，他常常根据临床应用的反馈来订正药物的药效说明。

清代医家王清任具有革新精神，他认为治病不明脏腑，有如盲子夜行。他曾经在疫症流行时到荒野观察弃尸以研究脏腑，并著《医林改错》一书，提出了"灵机记性不在心在脑"的论断。该书3/4的篇幅论祛瘀法之运用，其30多副独创之方剂影响深远，这些新方充满了中医传统理论的精髓。如他主张祛瘀不忘益气，认为"治病之要诀，在明白气血"，就源于并发展了《内经》气血之论。而当今研究血瘀证者，却把"气"丢了。虽然做了不少的研究，但仍然未超过王清任的水平。王清任之方药治病至今仍旧取得很大的成绩，例如，民国时期治天花、鼠疫，新中国成立后治出血性中风、缺血性中风、腹部肿瘤、不孕症、战伤之血胸等。

从历史的经验看，中医药学的发展必须按照自身的发展规律。以我为主，就是以中医的系统理论为主导，以临床实践为依据，多学科相结合以求发展。传统中医的研究方法是宏观的，它也取得了伟大的成就，这说明不只是微观研究才是科研。当然现在我们应该是宏观加上微观，那就不同于往日了。

二、中医药学在坎坷中发展

近代中医药学发展非常坎坷，新中国成立以前国民党政府要消灭中医，新中国成立后王斌要改造中医。幸好党和政府及时发现了问题，制定了相应中医政策。直到1986年12月中医药管理局成立的时候，中医才喘了一口气。但是，也应该看到，虽然近百年来消灭中医的企图是失败了，但改造中医实际上是成功了。表面上中医发展很兴旺，凡西医有的中医都有，职称有教授、副教授，学位有硕士、博士，机构有大学、研究院、大医院，但真正中医的内涵却日渐缩小，西医的成分越来越多。这实际是按西医模式来改造中医，如这样继续下去，则中医将名存而实亡矣！

不过无论如何中医是有生命力的，在坎坷的道路上仍然有所发展。

（一）20世纪50年代以来中医之成就

自1958年毛泽东对西医学习中医的报告批示，"中国医药学是一个伟大的宝库，应当努力发掘，加以提高。"掀起全国西医学习中医、研究中医的高潮之后，几十年来虽有反复，但在以下方面仍然取得十分显著的成果。

传染病治疗方面。如采用中药治疗流行性乙型脑炎、钩端螺旋体病、流行性出血热、麻疹合并肺炎及肝炎等病毒性传染病，都取得了良好效果。

非手术治疗急腹症。如胃穿孔、急性胰腺炎、肠梗阻、麻痹性肠梗阻、宫外孕等急腹症可以采用中医药治疗而不用开刀，也都取得了良好效果。

针麻与中药麻醉。用针刺代替麻醉药，可以进行胸腹部手术。手术时麻而不醉，在手术中患者可以和医生对话。由于针麻之成就，20世纪70年代以来在世界形成针灸热，现在所有发达国家都有针灸师为人治疗并已纳入保险医疗体系。同时，我国生理学家对针麻原理进行了研究，明确了针刺后大脑产生"脑啡呔"是针麻的原理。这为针麻推行世界奠定了基础。

中药麻醉同样取得了成功，由洋金花提炼的中药麻醉剂能提高血压，从而填补了世界上麻醉药对休克患者禁用的空白。

治疗重症肌无力。当重症肌无力出现呼吸危象时，死亡率相当高。如詹国华[①]（1993）报道广东省人民医院抢救重症肌无力危象14例，死亡6例，死亡率为40%。章成国等[②]（1992）统计了1981年以来国内重症肌

① 詹国华. 抢救14例重症肌无力危象的经验与教训[J]. 广东医学，1993，14（2）：79.
② 章成国，陈理娥. 重症肌无力危象抢救体会（附国内资料196例报告）[J]. 临床神经病学杂志，1992，5（2）：93.

无力危象抢救报告195例，死亡71例，死亡率为36.2%。而我们课题组采用中医的脾胃学说指导诊疗重症肌无力，1999—2003年共抢救21例，无一例死亡。近期疗效100%。出院后随访，半年内死亡2例，为再发危象时当地医院抢救无效或放弃抢救而死亡；一年后，再死亡2例（1例因其他疾病死亡，1例在外院进行胸腺瘤切除手术诱发危象抢救无效死亡）；其余17例患者健在，生活能自理，可从事轻工作。远期疗效为80.95%。

（二）中医在抗击SARS中的作用

21世纪初SARS突然袭击，使人类措手不及。在抗击SARS中，中医药发挥了无可替代的作用，受到国际卫生组织两位专家的称赞，认为值得研究和推广。但在国内仍然有人认为中医药只起辅助作用，怀疑单纯中医治疗SARS的能力。除了吴仪副总理对中医治疗SARS加以肯定之外，各种报道与总结，很少有称赞在这场战斗中中医所起的作用。

根据WHO（世界卫生组织）的统计数字，全球有32个国家共出现8 400多例SARS患者，其中中国（包括香港和台湾）有7 700多例。全球SARS死亡率为11%，中国香港为17%，中国台湾为27%，中国大陆为7%。其中广东为3.8%，广州为3.6%，这一数字在全球是最低的。广州与香港地理气候、生活习惯都有可比性，其SARS死亡率差别如此之大可能就在于没有中医参与治疗。香港卫生署经过两次到广东省中医院调查，确认了中医治疗SARS的作用，最后请广东省中医院派两位女专家到香港参与治疗SARS患者。

广州中医药大学第一附属医院没有使用类固醇治疗SARS，本院60例、院外会诊几十例均无一例死亡；全院服中药预防，医护人员无一例感染。如此看来，应该对大剂量激素治疗方案予以重新检讨。中国台湾、加拿大及新加坡等的病死率如此之高，笔者认为亦与缺乏中医之参与有关。

在广州呼吸疾病研究所潘俊辉等中医师撰写的《中医药介入SARS 71例临床研究》①一文中，统计了2003年5月30日以前收治确诊患者88例，其

---

① 潘俊辉．中医药介入SARS71例临床研究[N]．中国中医药报，2003-08-18．

中中医介入治疗71例，只有1例死亡。而其余没有中医介入治疗的17例中就有好几例死亡。

有人说没有中西医结合中医就治不了SARS，这不对。中日友好医院全小林教授主持的课题组对该院第十二病区收治的16例新发病SARS患者进行了单纯中医药治疗观察，结果显示，中药在SARS治疗中不仅有退热快、不反复、有效缓解症状等特点，而且中医药早期干预在疾病发展中对减轻肺损害程度有一定作用。单纯中医药治疗期间，无一例病情发生恶化。治疗结果：16例患者应用中药后在1～7天内退热，平均退热时间为4.44±1.46天，且热退后体温一直保持在相对稳定的水平，临床观察没有发现反复现象；11例入院时有咳嗽的患者在3～8天内全部缓解，平均缓解时间为5.27±1.49天；7例入院时呼吸急促的患者在3～7天内缓解，平均缓解时间为5.15±1.87天；全部患者在2～10天内全身不适症状基本缓解，平均时间为6.37±2.49天；全部患者影像学改变在6～16天内完全吸收或明显好转，其中9例完全吸收，7例明显好转，平均吸收时间或好转时间为10.87±2.92天。全部患者无一人使用抗生素、激素及其他西药。这些数据表明单独用中医药能够治疗SARS。

如果对SARS患者前期用药准确，患者根本就到不了肺严重病变的程度。但客观上，由于诊断手段甚至也包括治疗手段的原因，患者往往到了出现肺严重病变的程度才能被确诊。我们不能因为采用中医药治疗的患者没有出现肺严重病变就否定中医药治疗的是SARS患者。

中医药还能预防SARS。上文已提及，广州中医药大学第一附属医院采用中药预防，医护人员无一例感染。另外，广州中医药大学终身教授刘仕昌，以89岁高龄仍然去传染病医院会诊患者，他由于采用中药预防并没有被感染。笔者也开出了一个药方"邓老凉茶"，在深圳某工厂有三千多人用此预防，无一例感染；北京某工地有上万人，采用这个药方预防后无一例感染。

总之，在这次SARS危机中，中医药无论在治疗上还是预防上都显示了潜在威力，再次证明了中医药在保障人类健康中的作用，以及应付突发事件的能力。国家在大力资助现代医学基础研究的同时，也应该重视传统医学的基础研究。

三、中医药学发展战略与策略

当前我国正沿着建设有中国特色的社会主义的道路前进。文化和科学必须坚持这条道路，发展中医药学亦不例外。发展中医药学不是为科学而科学，也不是为中西医学术之争。而是为保证13亿中国人民人人享有医疗保健的权利，是为中国社会发展服务。中医药学是最具中国特色的医学，它必将为社会主义中国的建设发挥巨大作用。

按照我国宪法规定，必须贯彻中西医并重的方针，必须加大对中医药事业的投入，为中医药的发展架设高速公路。因为中医药的特色是简、验、便、廉，这是解决目前"因病致贫""因病返贫"的特效良方。医学研究的目的如果首先放在13亿中国人民保健事业这方面上，就非得提倡发展中医药不可。SARS就是一个很好的例子，香港治疗一个SARS患者少则几万，多则几十万，而广州中医药大学第一附属医院治疗费最贵的一个SARS患者才是5 000元。

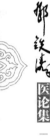

从学术本身来看，中医药学具有与西医不同的独特理论体系。西医是微观医学，中医是宏观医学。西医在现代科学扶持下飞速发展；中医药有几千年的文化积淀，它没有停滞不前，而是与时俱进。中医药学如能与21世纪的新科学革命相结合，会得到像战国时期那样的又一次飞跃发展。中医药学的发展将不仅为13亿中国人民的健康保驾护航，而且也将为世界人民的健康事业做出伟大的贡献。中医药学将无愧于"中国第五大发明"之荣誉。

中医药学几千年来不断在发展，但只是"量变"的发展。在21世纪的今天，现代科学已进入第四次浪潮，现代科学将帮助中医药学来一次质的飞跃，而现代科学也将因汲取中医药学的精华而产生创新和发展。

中医药学要发展，就必须要做到：第一，坚持与临床相结合。中医的理论，早期在古代哲学的影响下形成，然后形成理论与临床紧密结合的特点。中医在古代是不分基础学科与临床学科的。中医的理论对实践进行指导，反过来又通过实践使理论得以提高，没有临床实践就不容易体会中医理论的正确性与科学性。这一点在现代中医实践中依然没有改变，所以中医基础理论的研究一定不能脱离临床。当代名中医的临床经验总结，是宝贵的矿藏。第二，加强基础研究。上述强调中医研究必须与临床相结合，而和几千年以来的各家学说相结合也很重要。这就需要对中医药学文献进行深入的发掘和整理。文献研究是中医药学独有的特点，中医的各家学说，值得去验证，并在验证中得以发扬光大。同时，也必须在上述的基础上进行实验研究，并发展，这是中医药学实现质变的必由之路。第三，要解放思想，走自己的路。西医是医学，中医也是医学，西医的发展与现代科学同步，而中医近百年来受尽打击，用三个指头加草根树皮的形式，确实容易被世人误解。我们要开展多学科相结合研究，就要求各学科参与研究的学者，必须解放思想，尤其是西医学者，必须承认检验真理的唯一标准是实践，必须认识到微观研究是科学，宏观研究也是科学。只有这样才能最终使宏观与微观相结合，形成"介观医学"。这就要求先在研究方法上走出一条新路来。

四、中医药学研究的几个重要方面

（一）中医学术的系统整理

在现代的认识论条件下，对中医的基本概念，理论学说进行历史的、逻辑的整理是基础研究重要的工作。同样一个概念，在不同医家的理论中有不同含义，其前提条件是什么，其实质内涵有什么区别，分别应用于什么不同情况等等。这属于中医学术史、概念史研究，是研究中医理论的基础性工作，只有把这些内容继承好才能进一步发扬中医药学。这个系统性工程有必要组织队伍认真实施。

（二）核心理论的深入研究

阴阳、五行、脏腑和经络，都是中医理论的核心，百年来也有不同的争议。有必要在总结近数十年研究成果的基础上，进一步研究。心主神明还是脑主神明、经络是否存在等这些问题，离开中医临床就不能做出准确的评价。又如五行学说，被视为玄学，为什么中医还在使用？实际上中医五行学说的实质是五脏相关理论，这些都需要结合临床进行阐释。

（三）辨证论治的研究

不少人将辨证与辨病相对立，甚至贬低辨证论治的重要性。实际上，中医的辨证论治包含了辨证—辨病—再辨证这样一个综合的过程。对辨证论治的实质内涵应有一个统一的认识，并解决好与辨理化指标、发展微观辨证及辨现代医学之病的关系。

（四）中药的研究

未来临床医学很多难题的解决要靠中药。但是，中药的研究一定要以中医理论的指导为基础，不要只走分离、提取有效成分的植物化学研究道路。中医中药应不分家，要认真研究中药的药性理论与中医理论的关系，以及临床应用的规律。

（五）养生保健理论的研究

中医提倡"治未病"，养生保健理论很丰富，包含了免疫防病、颐养益寿等预防医学和健康教育的内容。对这一部分内容不仅要从文献上整理，还应加以现代研究。中医优秀的养生文化应该在我国的公共卫生事业与学术中有所体现。

五、结语

21世纪的中医药学已踏入千载难逢的机遇之途，发展是必然的，但其发展之快慢取决于国家对中医药学的支持及态度。我们应该认识到，中医药学的发展不仅是中医药研究和工作人员独有的职责，中医药的发展关系到中华民族的健康事业，关系到中华文化能否再创辉煌。

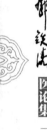

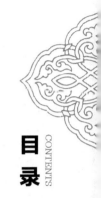

目录
CONTENTS

论五脏相关学说

一、五脏相关学说释义

所谓"五脏相关学说"，就是指在人体大系统中，心、肝、脾、肺、肾及其相应的六腑、四肢、皮毛、筋、脉、肉、五官七窍等组织器官分别组成五个脏腑系统。在生理情况下，本脏腑系统内部，脏腑系统与脏腑系统之间，脏腑系统与人体大系统之间，脏腑系统与自然界、社会之间，存在着横向、纵向和交叉的多维联系，相互促进与制约，以发挥不同的功能，协调机体的正常活动；在病理情况下，五脏系统又相互影响。简而言之——五脏相关。[1]

二、从五行学说到五脏相关学说的演变

（一）中医五行学说来源于哲学五行学说

原始的五行学说是我国祖先通过平治水土的生产活动，对自然现象、性质，以及人和自然的关系进行初步观察、总结而产生的。早在殷商时期（公元前1066年前），人们便认识到金、木、水、火、土"五材"之用，如《尚书·大传》云："水火者，百姓之所饮食也；金木者，百姓之所兴作也；土者，万物之所滋生也，此五者是为人用。"在《尚书·洪范》中还有"鲧堙洪水，汩陈其五材"之记载，且对五行之内容作了阐述："五行：一曰水，二曰火，三曰木，四曰金，五曰土。水曰润下，火曰炎上，木曰曲直，金曰从革，土爰稼穑。润下作咸，炎上作苦，曲直作酸，从革

作辛，稼穑作甘。"并以五行之生克乘侮来说明其相互关系。可见，原始之五行学说乃关于金、木、水、火、土五种物质元素及其相互关系的哲学，含有朴素的辩证法思想。

（二）中医五行学说与古代哲学五行学说有较大差距

假哲理以言医道，乃中医学术特点之一。由于寓哲于医，因而使得一些中医基本理论带有哲学的色彩，义理玄妙，难以为现代读者所接受，这正是我们必须把原有的中医宝藏来一次大整理，使其理论更加系统化、规范化、现代化的原因之一。

以中医五行学说而言，它来源于先秦哲学，但实质上又不同于哲学。

现代的阴阳五行学说，其内涵已不是春秋战国时代的哲学上的阴阳五行了，它与医学结合之后，已成为医学上的阴阳五行。这不仅有了量的变化，而且也有了某些质的变化。[2]

以五行学说来说，古代哲学的五行学说的生克关系，是有循环论和机械论倾向的。但中医的五脏相生相克的内容就不然，它有相侮、相乘、子盗母气等不同。中医的五行学说是有价值的，它是中医的精华部分之一。[3]

1. 中医五行必须生中有制，制中有生

"生"含有资生、助生的意义，"克"含有克制、制约的意义。五行相生，不单纯是木生火、火生土、土生金、金生水、水生木，五行相克也不单纯是木克土、土克水、水克火、火克金、金克木。五行相生相克，都是在相生中同时又寓有相克的关系，在相克中又寓有相生的关系，这两个条件是正常现象所必须具备的。如果五行只有相生而没有相克，则不能维持正常的平衡；如果只有相克而没有相生，则万物无从化生。所以，"生"和"克"不能机械地截然分开而固定起来。明代名医张景岳说："造化之机，不可无生，亦不可无制。无生则发育无由，无制则亢而为害。"必须生中有制，制中有生，才能运行不息，相反相成。

例如，木克土，土生金，金克木；火克金，金生水，水克火；土克

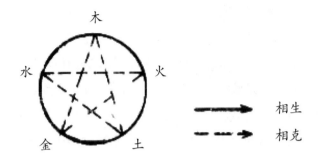

水，水生木，木克土；金克木，木生火，火克金；水克火，火生土，土克水。五行的任何一行都有生我、我生、克我、我克四方面的关系，因而构成互相依存、互相制约的正常关系。当这一关系失去平衡，有某一环节出了偏差，便发生疾病。[4]

2. 中医五行相生相克，有常有变

相生：中医术语说是母子关系，水生木，则肾为母，肝为子，一般来说母子是相资生的关系。但有时也会出现子盗母气，或母病及子。例如，肝火过盛会伤及肾水，肾水不足会不能涵木。

有相乘也有相侮，所谓"乘"即乘袭，有相克太过的意思；所谓"侮"即欺侮，有反克的意思。正如《内经·五运行大论》所说："气有余，则制己所胜而侮所不胜；其不及，则己所不胜侮而乘之，己所胜轻而侮之。"例如，水本克火，但火气有余，则水不能对火加以正常制约；火气太过便克金更甚（制己所胜），还反过来侮水（侮己所不胜）；如火气不足，则水来乘之（己所不胜侮而乘之），金来侮之（己所胜轻而侮之）。具体的例子如患者心火过盛，往往能伤肺咯血，伤及肾阴（津液）。治疗方法除了清热泻火之外，往往要兼养津液。

（三）中医五行学说具有局限性

五行学说在古代哲学史上唯心论者运用得较多，只有中医学之五行学说，一直与医学之唯物辩证法结合得最紧。我国学术界对此了解甚少，因此一直怀疑中医理论的科学性，日本的汉方医就不信中医的五行学说。五行学说是否科学，新中国成立以来几经争论。

1. 五行生克制化规律亦有局限性

《难经·七十七难》云："见肝之病，则知肝当传之与脾，故先实其脾气。"即以五行生克乘侮规律来阐述疾病传变和确定预防性治疗措施。后世医家通过临床实践观察到：病之传与不传，不单取决于五行之生克制化，也取决于脏腑之机能状态，即五脏虚则传，实则不传。故张仲景在《金匮要略》中补充说："见肝之病，知肝传脾，当先实脾，四季脾旺不受邪，即勿补之。"可见当时已认识到五行生克制化规律亦存在机械的局限性，临证时还要注意根据具体病情辨证论治。尽管由于五行生克制化规律在指导临床治疗时有重要意义，后世医家仍不断地研究，加以充实。如民国时期广州儿科医家杨鹤龄，根据五行生克制化提倡"隔一隔二"之治法，但仍强调"临机应变，纯熟活用，神而明之，存乎其人"，足见其具有辩证法观点。

2. 后世医家不再囿于五行之名及其生克制化

明代著名医家张景岳，不仅精岐黄，而且通易理，学验俱丰。他认为"五脏中皆有脾气，而脾胃中亦有五脏之气"，指出"善治脾者，能调五脏即所以治脾胃也，能治脾胃使食进胃强，即所以安五脏也"。虽然张景岳未明确提出五脏之相关关系，但已从脾胃论治的角度触及这一问题。这表明，后世医家已不再囿于五行之名及其生克制化，而突出五脏之实，强调其相互联系。

（四）中医五行学说就是脏象学说

中医的五行学说，主要落实于脏象学说。脏象学说是中医用以阐明人体和外界联系，人体内部整体联系的生理、病理机制，以及预防和治疗原则的基本理论之一。

1. 五行的中心实体是五脏

在《内经》时代，常可见到以五行代表五脏的有关论述，如《难经》云："东方实、西方虚，补南方、泻北方。"即以五行之方位代替肝、肺、心、肾之叙述。直至汉代，张仲景已较习惯直呼五脏之名，以脏腑经络论疾病。金代易水张洁古之《脏腑标本寒热虚实用药式》，以脏腑阐明病机和用药，则已不囿于五行之束缚。五行和脏腑的联系如表1。

表1　五行和脏腑的联系

五行	木	火	土	金	水
脏	肝	心	脾	肺	肾
腑	胆	小肠	胃	大肠	膀胱

脏腑配五行这一抽象概念，是经过无数医疗实践而提炼出来的。把人体的功能归纳为五大系统（五脏），内外环境都与这五大系统联系起来，生理、病理、诊断、治疗、预防等方面，都可概括于五者之中，而在实践中起到指导作用。[4]

2. 中医五行学说的精髓是强调脏腑之间的相互联系

古代医学用五行学说对人体的脏腑组织、生理病理现象及人与人类生活有关的自然界事物作了广泛的联系和研究，将人体归纳为以五脏为中心的五个生理病理系统，同时，把自然界的五方、五时、五气、五味等与人体的五脏、六腑、五体、五官、五志、五声等联系起来，以五行的生克乘侮规律来说明五脏之间正常的协调关系及这种关系被破坏后的相互影响。从形式上看，中医五行学说与古代哲学的五行学说是相同的，但是在内容上，却有着质的不同。可以说，在中医学中，五行只不过是五脏及以五脏为中心的组织器官之间、人与环境之间相互促进，相互制约关系的代名词而已。[1]

笔者一再认为五行学说，就是脏腑学说或脏象学说。古代不少学者，由于对脏腑的重视，而取得丰硕的研究成果。如汉代张仲景以《脏腑经络先后病脉证第一》作为《金匮要略》的总论。后世莫不宗之以为杂病辨证的纲领。宋代钱乙对儿科提倡五脏辨证，从而创造了钱氏学说以及创制了泻白散、泻青丸、益黄散等著名方剂。金代张易水从脏腑出发，进行药物的研究，写成《脏腑药式》，为药物学的药物归经指明道路。明代楼全善的《医学纲目》，以脏腑为纲目来归纳病类，全书用1/4篇幅讨论阴阳脏腑的理论。楼全善说："昼读夜思，废飧忘寝者，三十余载，始悟千变万化之病态，皆不出乎阴阳五行之病态……五脏也、六腑也、十二经也……皆一五行也。"笔者同意楼全善的意见，五行的实质是五脏六腑，用脏腑代替五行，比之五行其内容更加丰富而结合实际。[2]

（五）五行学说可更名为五脏相关学说

中医的五行生克，不应简单地把它视为循环论、机械论。它包含着许多朴素的辩证法思想，它所概括的生克制化关系，实质是脏腑组织器官之间、人与环境之间、体内各个调节系统促进和抑制之间的关系。五行学说指导临床治疗的过程，实质是使人体遭到破坏的内稳态恢复正常的过程。因此，这一学说值得我们好好研究和发扬。至于名字是否仍用金、木、水、火、土，则可以考虑。笔者认为直用肝、心、脾、肺、肾称之，或改名为"五脏相关学说"，更为恰当。这样就有别于古代之五行，可以减少人们的误解。

1. 五脏相关学说是中医五行学说的继承和提高

首先笔者认为，开展中医传统研究，应着重继承中医的理论精华，提取其中的科学内核，再经一番加工和提高，使之成为源于该理论、又高于该理论的学说，即立足继承，着眼提高。如上所述，中医五行学说的理论精华、科学内核在于揭示了五脏与其他器官组织之间及人与环境之间的相互促进、相互制约的复杂联系。五脏相关学说继承了中医五行学说的精华，提取出其科学内核——相互联系的辩证法思想，又赋予它现代系统论的内容，这样将有利于体现中医的系统观，有利于避免中医五行学说中存在的机械刻板的局限性，有利于指导临床灵活地辨证论治。可以说五脏相关学说是中医五行学说的继承和提高。

2. 五脏相关学说这一名词更易于现代读者理解和掌握

把中医五行学说改为五脏相关学说，解决了中医五行学说名实不符，内容与形式不统一的矛盾，避免了前述提及的无端误解，使中医理论更易于现代读者所理解和掌握。

三、五脏相关学说的内涵

（一）五脏是人体内平衡的调节系统，但各自在人体中的作用不相同

从生理角度来看，五行的实体——五脏，是人体的五大系统，都是重要的机构。但严格来说，五者在人体中的作用是不同的。

心是人身的最高主宰，《内经》以君主之官称之。若从心主神明及心主血脉来看，中医的"心"，实际包括西医学的循环系统和神经系统，或者说是神经系统的高级部分——大脑皮层。它主宰一切，故有"主不明则十二官危"之说。诊断上则强调诊神，所谓"得神者昌，失神者亡"。神藏于心，所谓神，就是心脏功能的反映。

肾有"先天之本"之称，凡残顽痼疾或病久、病重，先天之本必受损害。温病派有"保得一分阴，则留得一分命"之说，清热养阴为治温病的两大法门。所谓阴与津，其源均在于肾。

脾为后天之本，汉代张仲景有"四季脾旺不受邪"之说，凡抗御病邪与扶正固本，无不依赖于恢复脾的健旺之气。

肺为娇脏，"温邪上受，首先犯肺"，肺最易受外邪所侵。肺为"相辅之官，治节出焉"，它协助心主血脉与神明，故比之于心，处于次要地位，但又是最能影响心的一脏。

肝为刚脏，既易乘脾，又易侮肺，体阴而用阳，病实多而病虚少。肝阴虚，论治之关键在肾，肝对肾的依赖最为密切。

五脏是人体内平衡的调节系统，而五脏本身又是不平衡的，也正因为不平衡，才有赖于生克与制化。

（二）中医学中具体五脏的相互关系有其各自特点

每脏又有每脏的个性，如脾脏处于被乘或被反侮的情况较多；肝木既

常乘土，又常与火合而刑肺金。这就与古代哲学的五行学说有了很大的距离。从生克关系来看，肝乘、侮于别脏为多；脾则相反，受侮、受乘于别脏为多。

五行生克简图，只说明了五行（五脏）最简单的关系，并不代表中医五脏生克关系的全部内容。

阴阳五行学说指导中医的发展达数千年，但在创造我国新医学派的今天，特别是未来的明天，不一定非采用阴阳五行学说不可。中医学与现代自然科学结合之后，将会起到质的变化，可能不再运用阴阳五行这一理论。

肝病与他脏的关系：①肝木乘脾。证见胁痛、脘腹痛、呕吐、泄泻等。②木火刑金。证见咯血、胸痛、易怒、潮热等。③肝不藏血致心血虚。证见心悸、心慌、易惊、头晕、失眠等。④木盛火（肝木过盛致心火炽盛）。证见出血、易怒、头痛剧烈或发狂等。⑤肝虚及肾（肝肾阴虚）。证见头晕目干、腰膝痠软、咽干喉痛、盗汗、男子梦遗、女子月经不调等。从上述可见，金本克木，但临床上则多见木火刑金之证，较少见金乘木之证。肝木乘脾土所见为实证，土壅木郁（详见"脾病与他脏的关系"），亦见实证。肝虚之证多及于肾。

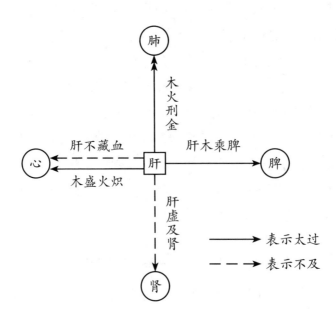

心病与他脏的关系：
①火旺烁金。证见心烦、口舌生疮、咳嗽、痰血等。②血不养肝。证见心悸、失眠、目视欠明、头晕、头痛、肢麻、筋挛痛等。③火不生土。证见畏寒肢冷、心悸、心慌、气怯声低、纳减、怠倦、便溏、浮肿、溺短少等。④心肾不交。证见失眠、盗汗、遗精、夜多

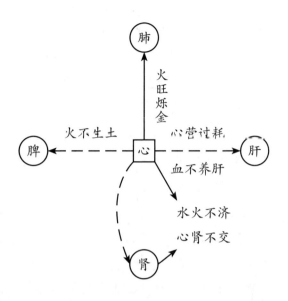

小便等。⑤引动相火下损肾阴。证见虚烦不寐、潮热盗汗、腰疫痛、梦遗等。从上述可见，心主火，肾主水，肾水本克心火，但两者的关系却可因心火引动肝火而损及肾阴。水与火宜交不宜分，即所谓"阴平阳秘，精神乃治"，反映着肾与心二脏矛盾的统一方面，而不是克制方面。若心火虚衰，又往往与命门火衰并见，显示水火二脏阴阳互根的重要性。

脾病与他脏的关系：①脾虚肺弱。证见气怯声低、动则气短、善太息、困倦、纳减等。肺易受邪，可使肺病日久不愈，咳喘无力，痰多稀白。②土壅木郁。证见胀滞不适、纳呆、头晕、易怒、肿满等。③脾虚肝横。证见食少、脘腹痛、吞酸、吐酸、易怒、多噩梦、女子月经不调等。④心脾两虚。证见神疲怠倦、头晕、心悸、失眠、健忘、四肢乏力、纳减、便溏等。⑤脾虚不能制水，肾水上泛。证见水肿、

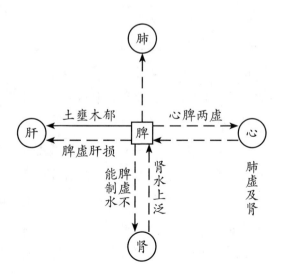

畏寒、肢冷、腰腹冷痛、便溏、尿少等。从上述可见，土壅木郁、脾虚肝横，均可引致肝气横逆之证；土本克水，但脾虚反引致肾水上泛。脾病引致心肺病者，以虚证为多。

肺病与他脏的关系：①逆传心包。是卫分病仍在，未传气分，已见神昏谵语的证候。②肺虚及脾引致痰水凌心。证见气喘、气短，甚至不得卧、心悸、心慌、痰多、咳嗽。这样的患者易受外邪，甚则发热、气喘、心悸。③肺虚气不化精而化水，可致肾水泛滥，而成水肿之证。④肺虚及肾。证见潮热、盗汗、气短而喘，或咳咯痰血、腰疫腿软、梦遗失精、月经失调等。⑤肺虚不能平木。证见咳嗽气短、吐血、衄血、胸

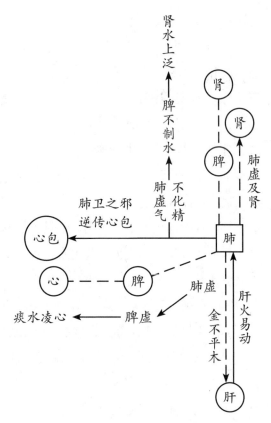

胁刺痛、易怒、失眠，月经不调等。从上述可见，火本克金，但肺虚引致脾虚，使痰水凌心，心反受累；肺本为肾之母，但肺虚及脾，脾不制水，而使肾水泛滥，或成水肿；金本平木，但金虚不能平木，肝火易动，则证见肺虚肝盛。

肾病与他脏的关系：①肾为先天之本。病重、病久必及肾，伤害元阴元阳，性命生死，关系重大，故特分开以示意。②肺肾阴虚。证见颧赤唇红、咳嗽咽干、虚烦不眠、潮热盗汗、腰背疫痛、阳兴梦遗、小便短、大便秘结等。③肾阴虚，肝阳亢。证见头晕、头痛、目眩、耳鸣、失眠、烦躁易怒、腰疫、头重脚轻等。④肾阳虚常引致脾阳亦虚，而出现脾肾两

虚。证见精神不振、面垢少华、面目或四肢浮肿、怠惰嗜卧、纳减便溏、小便清长、腰痠痛、阳痿、滑精等。命门火衰脾阳不振，则虚寒之证更严重。命门火衰与心火虚衰并见，则证见脉微欲绝、四肢厥冷之厥逆。⑤肾水不能上济心火。证见虚烦不眠、

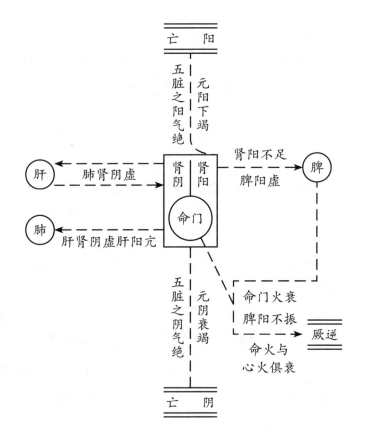

口舌生疮、小便短黄等。⑥阴阳互根，肾阴肾阳为人身之元阴元阳，与心脏同为生命所系。若肾阳下竭，则阴无所守，五脏之阳气亦绝，证见大汗淋漓等亡阳危候；若肾阴衰竭，则阳无所附，五脏之阴气亦绝，证见汗出如油等亡阴危候。从上述可见，肾在五脏中，其作用实不亚于心脏。先天之本不能恢复，则病将不愈。肾阴与肺、肝之病比较密切，肾阳命门则与心、脾之病较密切。肾水之实证绝少，水之实证多属于膀胱。[5]

（三）五脏与四肢百骸的相互关系及与自然界的相互关系

除了脏腑相关外，还有五脏与四肢百骸的相互关系及与自然界的相互关系。如肝开窍于目，木旺于春之类，都有辩证法因素的。试举一病例以见一斑。笔者曾治一老人，患中心性视网膜炎（久治未愈），诊其面色少华，舌有裂纹，苔有斑驳，脉细尺弱。诊为肝肾阴虚，处方用杞菊地黄汤加龟

板、鳖甲。服药数月至春而愈，嘱患者交秋应继续按处方服药。患者不信，秋末冬初眼病复发，辨证仍属肝肾阴虚，照前方服数月愈。翌年夏末患者即来复诊，虽眼病未见复发，仍予前方，改为丸剂，服药至冬末春初。第3年秋又续服丸药，第4年后未再服药，至今六年未见复发。笔者是根据肝开窍于目，木旺于春，金旺于秋，金克木，燥气伤阴等生克之理来推断的。[5]

四、五脏相关学说的方法学特点

五脏相关学说立足于中医理论的特点，既包含五行学说和中医脏象学说的合理内容，又尽力汲取现代自然科学方法论的认识。其方法学特点有如下几点。

（一）在实践的基础上保留"五"的配属系统。

人体五脏系统的划分是结构和功能的统一体，并非为配属五行而分成五类，故五脏相关学说保留中医五脏系统的结构。

（二）以系统和结构的观点认识五脏的相关性。

五脏相互联系，是辩证唯物主义关于事物普遍联系观点的体现，其联系的特点可以借助系统科学和结构主义的认识来阐明。

（三）气血阴阳为五脏相关的信息单元和控制因子。

五脏相关联的基础不是金、木、水、火、土的五行属性，而是人体气血阴阳等物质与功能相互影响的结果。

（四）证伪与证实相结合，以"症状—病机"的逻辑认识五脏关系。

中医对五脏关系的认识，是从宏观的症状中分析病机，从病机中得出脏与脏的相互影响模式。现代实验手段暂只能起参考作用。

（五）以文献和临床调研为依据，开展五脏相关研究。

五脏相关学说中的脏与脏之间相关影响的关系式，并非按五行生克公式推导，而应在文献中总结，在实践中验证，并借用现代手段开展大规模调研来逐一明确，最终整合成新的理论体系。

如果说五行学说是演绎思维，那么五脏相关学说重新回归观察—归纳思维。理论上，演绎逻辑比归纳逻辑完美，但与其不合实际地演绎，不如认认真真地归纳。[6]

五、疾病的五脏相关

事实上，近二三十年来，笔者一直在用五脏相关学说指导临床实践，对于杂病之辨证论治尤其如此。例如笔者对冠心病的辨证论治……其他如对重症肌无力、慢性肝炎等病的治疗，也莫不以五脏相关学说为指导，而取得比较满意的疗效。[7]

（一）冠心病

冠心病的病因可归纳为劳逸不当，恣食膏粱厚味，或七情内伤。但这些因素，并非可使人人罹患此病，而是决定于正气之盛衰，"正气存内，邪不可干"，正气虚则上述因素才起作用。正气内虚包括五脏之虚，但本病是因心阳亏虚，心阴受损，以致"心痹者，脉不通"，痰痹阻心络而成冠心病。心与五脏关系非常密切，如高血压心脏病，往往先有肝阳亢盛，再影响到心，而肝的病又先由肾阴虚衰，水不涵木所致。此外，与命门亦有关系。如症见休克，阳气衰竭，脉微欲绝，不仅是心阳衰，命门之火也衰。心阳虚可用独参汤，甚则用参附汤，命门火衰则以四逆加人参为宜。心与肺的关系，肺为相傅之官，主治节，为心主血脉之助。脾为生痰之源，所以冠心病痰阻之证与脾的关系亦很密切。[8]

该病乃本虚标实之证，本虚为正虚、标实瘀，由于心气不足、心阴亏损，导致气血运行不畅，为痰与痰浊瘀血内闭，而引起一系列症状。气虚、阴虚、痰浊、瘀血构成了冠心病病机的四个主要环节，其病机与肝肾脾胃亦有关，尤与脾胃较密切，因而制定了益气健脾、化痰通瘀的治疗原则。经多年的临床实践证明，效果满意。[7]

（二）重症肌无力

重症肌无力的病机主要为脾胃虚损，然而与他脏关系亦密切。脾病可以影响他脏，而他脏有病也可影响脾脏，从而形成多脏同病的局面，即五脏相关。但矛盾的主要方面，仍然在于脾胃虚损，脾胃虚损，则气血生化乏源。肝乃藏血之脏，开窍于目，肝受血而能视；肾主藏精，"五脏六腑之精，皆上注于目而为之精"。肝血不足，肝窍失养；肾精不足，精明失养。"精脱则视歧，视歧见两物"，故见复视、斜视或视物模糊，易倦。脾胃为气机升降之枢纽，气出于肺而根于肾，需脾于中间斡旋转运，使宗气充足以司呼吸。脾胃虚损则枢机不运，聚湿生痰，壅阻于肺，故见胸闷、疼痛、气促等。脾病及肾，肾不纳气，气难归根，甚或大气下陷，而出现肌无力危象。声音嘶哑，构音不清，吞咽困难等，亦与脾、胃、肺、肾的病理变化关系密切。有些患者尚有心悸、失眠等症，则是由于脾胃虚损，心血不足所致。[9]

先天不足
后天失调 }脾胃气虚—积虚成损—肌肉失养— { 眼睑下垂（上睑属脾）
（脾主肌肉） 四肢乏力（脾主四肢）
痿软无力（脾主四肢）

延及他脏—
（五脏相关） { 肝血不足，肝窍失养—复视，斜视
胃肾亏损—吞咽困难（肾为胃关）
损及肺肾— { 构音不清
气息断续，危在顷刻
心血不足—心悸，失眠

病因病机示意

（三）慢性肝炎

根据脏腑学说可知，中医学所论之肝与西医在解剖学上无异，如《医学入门》所说："肝之系者，自膈下着右胁肋，上贯膈入肺，中与隔膜相连也。"但从生理上看，则大不相同。西医所论肝脏，属消化系统，主要参与蛋白质、糖、脂肪的代谢过程，是人体中最大的营养加工场。而从中医角度来看，这种消化、吸收的生理功能除与肝（肝主疏泄而助脾之健运）有关之外，更主要的是属于脾的功能（脾主运化）。再从临床上来看慢性肝炎，患者大都表现为倦怠乏力、食欲不振、身肢困重、恶心呕吐、腹胀便溏等一系列脾虚不运之证，以及胁痛、胁部不适、头目眩晕等肝郁的症状。因此，本病病位不单在于肝，更重要的是在于脾。

若患者脾气本虚，或邪郁日久伤脾气，或肝郁日久横逆乘脾，或于治疗急性肝炎的过程中寒凉清利太过伤及中阳，均可导致脾气虚亏，而转变为慢性肝炎。此时矛盾的主要方面已由邪实（湿与热——肝炎病毒）转化为脾虚（正虚），故此慢性肝炎之本乃为脾虚。上述病因病机可用下图示之。[10]

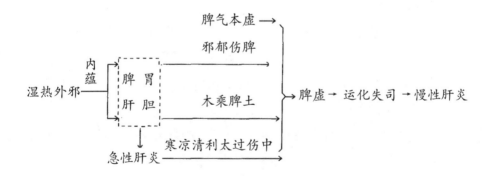

六、结语

笔者的学术理论精华用以指导临床实践且又有创新者，乃五脏相关也。

五脏相关学说保持了五脏配属结构，包容了五行的关系模式，最大限度上保持中医理论的完整性。不过它打开了五行的封闭循环，形成了全面开放的结构，但里面还有大量内容要充实。例如，理论方面五脏相关取代五行后与中医其他学说如何协调有待进一步完善，实践方面五脏与内外环境的联系在具体生理和病理上如何体现有待逐个总结……[6]

（陈凯佳整理）

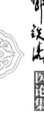

参考文献

[1] 邓铁涛. 略论五脏相关取代五行学说[J]. 广州中医学院学报，1988（02）：65-68.

[2] 邓铁涛. 祖国医学理论核心问题座谈会纪要：什么是祖国医学理论的核心[J]. 广东中医，1963（2）：5.

[3] 邓铁涛. 如何研究整理祖国医学遗产[J]. 广东中医，1961，6（04）：165-170.

[4] 邓铁涛. 中医五行学说的辩证法因素[N]. 光明日报，1962-11-16（367）：哲学版.

[5] 邓铁涛. 学说探讨与临证[M]. 广州：广东科技出版社，1981：8-16.

[6] 邓铁涛. 中医五脏相关学说研究——从五行到五脏相关[A]. 中医药优秀论文选（上）[C]. 中华中医药学会，2009：6.

[7] 邓铁涛. 略论五脏相关取代五行学说[J]. 广州中医药大学学报，1988，5（2）：65-68.

[8] 邓铁涛. 学说探讨与临证[M]. 广州：广东科技出版社，1981：141-146.

[9] 邓铁涛. 强肌健力饮（胶囊）治疗重症肌无力的理论临床与药理[A]. 中药药理与临床研究进展第一册[C]. 北京：中国科学技术出版社，1992：121-143.

[10] 邓铁涛. 学说探讨与临证[M]. 广州：广东科技出版社，1981：224-229.

论寒温统一

一、温病与伤寒关系的探讨

长期以来，外感发热病的论治，有"伤寒"与"温病"之分，在历史上发生过数百年的争论。笔者曾收到广东梅县一位老先生的来信，反对中医学院把温病学说列入教材，认为温病学说与伤寒学说并列是中医学术水平下降的表现。事实上温病学说对《伤寒论》作了许多发扬，乃张仲景之功，是清代中医学术上一大成就，这是中医界绝大多数同道的共识[1]。对于温病学说和伤寒论的关系，必须从其历史发展去加以研究[2]。

（一）《伤寒论》之渊源与评价

1. 学术渊源

《伤寒论》为东汉张仲景之名作，对中医学的发展影响巨大，是划时代的巨著。关于张仲景学术之渊源，从皇甫谧到林亿，都认为自神农之药，到伊尹之汤液，再到张仲景之论，是一脉相承的关系。如林亿校勘的《伤寒论序》云："夫《伤寒论》，盖祖述大圣人之意，诸家莫其伦拟，故晋代皇甫谧序《甲乙针经》云：'伊尹元圣之才，撰用《神农本草》，以为《汤液》；汉代张仲景论广《汤液》为十数卷，用之多验；近世太医令王叔和，撰次张仲景遗论甚精，皆可施用'是张仲景本伊尹之法，伊尹本神农之经，得不谓祖述大圣人之意乎。"

但张仲景"自序"说："感往昔之沦丧，伤横夭之莫救，乃勤求古训，博采众方，撰用《素问》《九卷》《八十一难》《阴阳大论》《胎胪药录》《平脉辨证》，为《伤寒杂病论》合十六卷。虽未能尽愈诸病，庶可以见病知源，若能寻余所集，思过半矣。"核对张仲景之"自序"，按照一般注解，却未见《汤液》之迹，其所举"上古有神农、黄帝……"亦未提及伊尹。

注解张仲景"自序"者认为，张仲景所撰用之书为《素问》《九卷》（《灵枢》）、《八十一难》（《难经》）、《阴阳大论》《胎胪药录》这五种书，只有后一种是妇产科方药之书。而《伤寒论》及《金匮（杂病）要略》的主要内容则为《平脉辨证》。因此笔者认为，张仲景《伤寒杂病论》十六卷的主要蓝本就是《平脉辨证》。由于这是张仲景著作的主要依据，所以加一"并"字（并《平脉辨证》）与前面五种书相对而言。所谓"勤求古训"指《内经》《难经》及《阴阳大论》而言，所谓"博采众方"指《平脉辨证》及《胎胪药录》等而言。这就是皇甫谧所谓上承伊尹汤液之由来。

查《汉书·艺文志·方技略》内载医经7家，经方11家。而经方11家中有《汤液经法》三十二卷。可见汉初医学之主流分"医经派"与"经方派"两大学派，而张仲景之学则集合两大学派而继承之。两派之学经过世代相传有所筛选，到了张仲景，通过自己的实践，撰用了医经派的《素问》《九卷》《八十一难》《阴阳大论》的理论及经方派的《胎胪药录》《平脉辨论》的经验而编写成《伤寒杂病论》。《方技略》中无《胎胪药录》《平脉辨证》，但有《妇女婴儿》《汤液经法》，可能都是一书而有两个书名。一如《方技略》有《内经》而无《素问》《九卷》。皇甫谧生时离张仲景不远。皇甫谧是个博学之士，深研典籍百家之言，著述颇多，故能直断张仲景学术之渊源为伊尹《汤液》。张仲景诊王仲宣之医案，独见于皇甫谧序中，且评价王叔和撰次张仲景选论甚精，足见其对仲景学派之了解甚深也。《甲乙经·序》还说"按《七略》《艺文志》，《内经》十八卷，今有《针经》九卷、《素问》九卷，二九十八卷，即《内经》也。亦有亡失。"可见《内经》与《素问》《针经》《九卷》等考证亦先见于皇甫谧之序中。足证其"仲景论广伊尹汤液"之说是有根据的。再如元代吴澄《活人书辨·序》说："汉末张仲景著《伤寒论》，予尝叹东汉之文气，无复能如西都，独医家此书，渊奥典雅，焕然三代之文。心一怪之，及观仲景于序，卑弱殊甚，然后知序乃仲景自序，而《伤寒论》即古《汤液论》盖上世遗书，仲景特编纂云尔。"吴澄从文章中的更变，亦推论出《伤寒论》源本于上世遗书，即古《汤液论》。

明代方有执《伤寒论条辨·跋》说："昔人论医，谓前乎仲景有法无方，后乎仲景有方无论，方法具备，惟仲景此书。"清代吴谦《医宗金鉴·订正仲景全书凡例》则改为"上古有法无方，自仲景始有法有方"。这个结论式的评语是合乎历史事实的。它正好证明张仲景的学术渊源。因为《内经》能流传下来，而"经方"家之书多散失，所以说有法无方（或者说没有权威性的方书）。张仲景则集医经、经方之大成，故有法有方。

分析《伤寒杂病论》之学术渊源，可以得出：张仲景医学渊源于"医经派""经方派"。《伤寒论》以经方派之著作《平脉辨证》（《汤液经》等）为蓝本，但以医经派之理论为指导加以整理提高而成。其可贵之处正在于有理论指导下的经验之总结，是一本上下古今、承先启后的划时代之作。它以《内经》的理论指导临床实践，创立了六经辨证，奠定了辨证论治的基础，为后世医学发展做出了极其重要的贡献，至今尚能有效地指导临床，其功绩是不可磨灭的。[3]

2. 各家论伤寒

张仲景之学，学有渊源。《伤寒杂病论》之著述，是以经方派著作《平脉辨证》作为蓝本，运用医经派的理论，进行研讨，并结合张仲景师传及其本人之经验，对宝贵的"经方"进行整理，使之有论有方，故书名《伤寒杂病论》，突出一个"论"字，把理法方药贯串起来，形成辨证论治的体系，为我国临床医学奠定了良好的基础，一直是医家必读之书，也是中医治疗学中起指导作用的一本巨著。[3]

徐灵胎说："伤寒论为一切外感之总诀，非独伤寒也，明于此，则六淫之病，无不贯通矣。"陆九芝说："伤寒无问全不全，苟能用其法，以治今人病则此亦已足矣，后学能识病，全赖此书。"章太炎说："仲景伤寒论为治时感的要录，其于病机，乃积千百年之经验而来。"

日本人和田启十郎说："人多论仲景氏伤寒论，论述一种热性传染病，即伤寒（肠伤寒）之症状治法，非万病通用之书，然仲景氏伤寒论，本名伤寒卒病论。书中历述中风、霍乱、痛风、喘息、肺炎、盲肠炎等数十种病。其治法施于诸种疾病，无不应验如神，窃恐古时所谓卒病论，即杂病论之意也，且即仲景氏之本意，其书名虽不过述伤寒一种，然其记载之诊候治则，以至一切药方用法，殆用之于万病不适当，则虽谓之一切疾病治法之规矩准绳可也，况其所谓伤寒中风者，非即今之所谓伤寒中风耶。"

陆渊雷说："书名伤寒论之伤寒是广义的，包括多数急性热病而言，此伤寒（脉阴阳俱紧者名为伤寒）是狭义的，亦是外感热病，故难经五十八难云伤寒有五，有中风、有伤寒、有湿温、有热病、有温病，难经虽系伪书，然伤寒之中又有伤寒，即是广狭义之别。可见伤寒之名，自古相传有广狭二义也。夫俱名中风，而有迥然不同之两种病，俱名伤寒而有广狭不同之意义，两虽似漫无准则，但此等名称，有长时间之历史沿革，若欲卒然重为订定，则当非易易也。"

祝味菊说："中医之治疗，本乎对症发药，寒温皆非致病之源，明乎邪正消长之理，则治法迎刃而解。既知其所以然，又何争乎病名之当否，越人之癗，吴人曰痧，北向曰麻，西向曰疹。医感谓邪在于肺，皆知宣透是当，则痧也麻也，二而一，一而二也。夫伤寒之源，非尽伤寒也，化热之症，非尽温病也，以季令名病，初无关宏旨，以兼邪名病亦仅聊备一格而已。西医定名，实质病则从解剖，视病灶部位而立名；传染病，则从细菌类，视其病源而立名；官能病则从生理学，视其所属之器官而立名；其有倡说而未能别其为何种病类者，即以发明者之姓名，以名其病。其定名所取之方式，较中医优良多矣。虽然中医亦有其优良之处，不在病名而在治法。综合归纳，中医之长也。汇百川而纳诸海，执一贯之旨，以御复杂之机，知其要者一言而终。彼实质诸病，不外形体之变化；官能诸病不外作用之失调；传染诸病，一言以蔽之，客邪之外侵也。实质病、官能病中医谓之内伤，谓之杂病；传染诸病中医谓之外感，其间容有不符合之处，大体固如是耳。"

陈伯坛说："伤寒论，不是寒伤论。勿将伤寒二字倒读作寒伤。注家主寒伤营风中卫，寒伤肤表风中肌腠，便是倒读伤寒，注家心目中只有寒，不知何物是伤寒，心目中只知有风，不示何物是中风，只知区别在风在寒，不知寒亦寒，风亦寒；只知区别在中在伤，不知伤亦伤，中亦伤。"

柯韵伯说："冬月风寒，本同一体，故中风伤寒，皆恶风恶寒。营病卫必病，中风之重者便是伤寒，伤寒之浅者便是中风，不必在风寒上细分，须当在有汗上着眼耳。"又说："仲景之方，因证而设，不专因脉而设，盖风寒本是一气，故汤剂可以互投，仲景审脉症而施治，何尝拘泥于中风伤寒之名是别乎。"

可见，古人今人对伤寒的界定各有各的说法，但比较统一的意见是："《伤寒论》中包括了一切外感的治法。"这是事实，但为什么张仲景不把这本书叫作"热论""湿论""暑论"，而叫作《伤寒论》，则张仲景当时心目中有一种流行病，而这种流行病往往因触寒诱发，古人不知病原体所以以寒作主要病因，张仲景就把当时所常见的那一种流行病定名为"伤寒"。当然在汉代所认为的一种流行病实际上就包括了多种流行病，因为汉代是着重在症候上的发展去认识和鉴别疾病的，而在今天我们知道许多流行病是有相同的证候的；另外张仲景掌握了疾病发展的一般规律，定出了伤寒六经这一治疗规律，后世医者根据伤寒六经这一治疗规律，可以治疗其他的疾病，因此说伤寒有广狭二义，以证实《难经》伤寒有五之说，或说是外感之总称。总的来说《伤寒论》是我国传染病、流行病的第一本巨著，是汉代以前历代治疗传染病、流行病宝贵经验的一个伟大的总结。[4]

3. 削《伤寒例》与《伤寒例》之评价

《伤寒论·伤寒例》，或称叙例，自明代方有执提出删削，喻嘉言等群起响应，认定《伤寒例》为王叔和伪托，其后注解《伤寒论》者乃多削去此叙例。日本学者中西惟忠《伤寒之研究·自序辨》更进一步引申，怀疑《伤寒论·序》也不是张仲景之作。这种删削与怀疑，细察其论据，不能说是科学的，今天应该以历史唯物主义为指导，重新加以研究。

《伤寒论》经过了与张仲景（约150—219年）同时的王叔和（约201—280年）再加编次。与王叔和同时代的皇甫谧（215—282年）评王叔和"撰次仲景选论甚精，指事施用"。皇甫谧这两句话很值得我们推敲。

"选论"二字，指张仲景选前人之论，亦可理解为王叔和编次张仲景之选论时再加选论，故曰"甚精"。为什么叫"甚精"，因能切实合用（指事施用）。张仲景、王叔和、皇甫谧三人前后生活于130年之间。王叔和身为太医令，其所见之《伤寒论》虽有错简，当不至于太乱，何况汉时已有帛书，以王叔和治学态度之严谨，相信不会把自己的东西强加于张仲景，如果王叔和编次不忠于原书，则博学之皇甫谧不会给予"甚精"之评价。后世怕有亵渎医圣之名声把凡不合己意或不能领会之文字，都加罪于王叔和，这是不公平的，也是不科学的。

方有执、喻嘉言等医学名家，他们对伤寒病另有心得体会。《伤寒论》原书不能尽如己意，抓住《伤寒例》有"今搜采仲景旧论"几个字，以及例中有些文字不够雅驯，便主张删削《叙例》，提出"错简"之口号，以便于提出他们自己的学说。如果认为只要此方能治此病，用之有验者才是张仲景"真方"，其他一概认为不是张仲景之文，就把《伤寒杂病论》之"论"字抛弃，退回到有方无法之古代去了。只要能对证治疗之方与药，不要其理与法，并因为张仲景原序有撰用《素问》《九卷》之文，所以便认为这个序也是伪托的，这种做法和推论是不科学的，也是对发展仲景学说不利的。

因此，笔者认为，削《伤寒例》是任意改动张仲景学说的借口。后人不细察，便使借口成了定论！方有执、喻嘉言窥有"今搜采仲景旧论"一句作为突破口，便一削《伤寒例》，再削《平脉》《辨脉》及其他，能说这是科学的考证吗。

张仲景原书名《伤寒杂病论》，包括伤寒与杂病两部分，我们试把《伤寒论》与《金匮要略》合而观之。《金匮要略》一般认为是未经王叔和整理的，因此不存在王叔和的伪作了。但《金匮要略》的第一篇文章为

《脏腑经络先后病》，广州中医学院第二版教材《金匮要略讲义》认为本篇属全书概论性质。张仲景在本篇中根据《内经》《难经》的理论，结合自己的实践经验，对杂病的病因、病机、诊断、治疗及预防等方面，都举例说明，并提出原则性的指示，即学习本书以下各篇，首先必须以学好本篇作为基础。《金匮要略》开头有一篇概论性的文章，那么《伤寒论》为什么不会有一篇概论性的《伤寒例》呢？而《辨脉》《平脉》则是《伤寒杂病论》全书的导论，不论《伤寒论》或《金匮要略》每一病证的标题都称"某某病脉证并治"，就可知这两篇在张仲景心目中的重要性了。从历史发展来看，从秦汉到三国这一时期对脉学的研究是个兴盛时期，所以到晋代王叔和便对脉学做了划时代的总结而写成《脉经》。不能倒过来因为王叔和写了《脉经》，引用了张仲景的东西，便把《伤寒论》的《辨脉》《平脉》等均认为是王叔和所作。

　　《伤寒例》之内容大致可分为：①首论四时外感及时行疫气的病因病机，义多源于《阴阳大论》及《内经》《难经》，此例正足以证实其原序所谓撰用这些著作属实。②论病机"伤寒之病逐日浅深"之后，纲领性地说明六经传变及其辨证机理。③指出治疗宜早及先解表后攻里等宜汗、吐、下、和、补等之治疗原则。④最后论服药调护及其预后等问题。可见此例有较完整的体系和系统性。虽然所谓日传一经之说为后人所怀疑，但亦源于《内经》，有些注家早已明确注释对日数应活看。今天来看六经辨证（包括传变），是八纲辨证之渊源，是后世温病卫气营血及三焦辨证的始祖。六经辨证为中医辨证论治理论体系奠定了基础，则《伤寒例》应给予颂扬，不应贬削。

　　《伤寒论》流传至今，除了经过王叔和编次之外，又经过唐代"江南诸师秘仲景之法不传"，至宋代林亿等校正，然后有赵开美本和成无己本等传世至今。其间经过传抄、失散、校正，已历800多年。书中传抄失误或编次者之夹注，被作为正文的可能是存在的。但张仲景之旨，《伤寒论》原书之内容，95%以上保存于林亿校正本中，这是可以肯定的。故《伤寒例》应是张仲景之原作，而不是王叔和所伪托。

几点不成熟之意见：①发展仲景学说是我们的立足点。我们应该站在发展仲景学说的立场上，首先从大处着眼，挖掘整理其中科学的东西，运用自然辩证法与其他边缘学科研究其理论，并在大量临床实践中有计划地进行验证，以发展张仲景学说，这应是今天研究张仲景学说的主流。②应以历史唯物主义为指导思想，组织力量对考据张仲景学说的文献资料进行研究。浅见认为张仲景之书渊源古远，不能单从文字上考核其年代为是非之标准，应寻得其发展之痕迹以找出其发展规律为目的。③《伤寒论》《金匮要略》都是临床学科，并且是内容比较深奥的古典著作，故应放在高年级作为提高课学习。作为提高课，应以林亿校正本为蓝本（可用赵开美翻刻本），加以探讨和注释，不宜以删削本为蓝本，以利于启发学生独立思考和溯流穷源。[3]

（二）温病学说的发生与发展

温病学说是中医在漫长的岁月里，沿着中医理论体系的发展与发热性、流行性疾病做斗争得来的中医学瑰宝之一。虽然有抗生素的发现和发展，温病学说至今仍不减其光辉。

"温病"一词渊源甚古，马王堆出土之帛画《导引图》已有"引温病"之动作图式。可见两三千年前，已对温病有初步之认识，并与之做斗争。[5]典籍中较早提及温病的算《内经》《难经》《伤寒论》，但只记载了温病的名称、症状，如："太阳病发热而渴，不恶寒者，为温病。若发汗已，身灼热者，名风温。""风温为病，脉阴阳俱浮，自汗出，身重，多眠睡，鼻息必鼾，语言难出。若被下者。小便不利，直视失溲；若被火者，微发黄色，剧则如惊痫，时瘛疭；若火熏之，一逆尚引日，再逆促命期。"[2]

根据《内经》的论述，对温病的病因、病机、诊断、治则均已涉及。《素问·六元正纪大论》："地气迁，气乃大温""温病乃作""其病温厉大行，远近咸若"。又说："冬伤于寒，春必病温。"《素问·评热论》："有病温者，汗出辄复热，而脉躁疾不为汗衰，狂言不能食。"《素问·至真要大论》："热者寒之""温者清之"。特别是《内经》

正气存内，邪不可干的正邪相争的矛盾观点，为后世防治外感病打下正确的理论基础。但自从《难经》根据《素问·热论》"夫热病者皆伤寒之类也"而提出"伤寒有五，有中风、有伤寒、有湿温、有热病、有温病"之论。张仲景乃名其书之外感病部分为《伤寒论》。《伤寒论》之首卷有《伤寒例》，自明代方有执怀疑为王叔和所撰，喻嘉言等群起附和，主张削此叙例，差不多已成定论。其实《伤寒例》乃《伤寒论》的概论性之文章，该文首论四时外感及时行疫气之病因病机，义多源于《阴阳大论》及《内经》《难经》，此"例"正足以证实其"原序"述撰引用这些著作属实。其次论述病机和伤寒之病逐日浅深之后，纲领性地说明六经传变之理以及治疗原则及服药调护等问题。其所以主张删削，无非本文讨论了不少有关温病之内容耳。如《伤寒例》说："阴阳大论云春气温和，夏气暑热，秋气清凉，冬气冷冽，此四时正气之序也。冬时严寒万类深藏，君子固密则不伤于寒，触冒之者乃名伤寒耳。其伤于四时之气皆能为病。以伤寒为毒者，以其最成杀厉之气也。中而即病者，名曰伤寒，不即病者，寒毒藏于肌肤，至春变为温病，至夏变为暑病，暑病者，热极重于温也。是以辛苦之人，春夏多温热病，皆由冬时触寒所致，非时行之气也。凡时行者，春时应暖而复大寒，夏时应大热而反大凉，秋时应凉而反大热，冬时应寒而反大温，此非其时而有其气，是一岁之中，长幼之病多相似者，此则时行之气也。夫欲知四时正气为病，及时行疫气之法，皆当按斗历占之……其冬有非节之暖者，名曰冬温。冬温之毒，与伤寒大异。冬温复有先后，更相重沓，亦有轻重……从立秋节后，其中无暴，大寒又不冰雪，而有人壮热为病者，此属春时阳气，发于冬时伏寒，变为温病。从春分以后至秋分节前，天有暴寒者，皆为时行寒疫也。三月四月，或有暴寒，其时阳气尚弱，为寒所折，病热犹轻；五月六月，阳气已盛，为寒所折，病热则重；七月八月，阳气已衰，为寒所折，病热亦微，其病与温病相似，但治有殊耳。"又："若脉阴阳俱盛重感于寒者变为温疟，阳脉浮滑，阴脉濡弱者，更遇于风变为风湿，阳脉洪数，阴脉实大者，遇温变为温毒，为病最重也，阳脉濡弱，阴脉弦紧者，更遇温气，变为温疫，以此冬伤于寒发为温病。"

当然,《伤寒论》的确详于治寒而略于治温。

唐代孙思邈写《千金方》时说江南诸师秘张仲景要方不传,仲景学说未曾普及。晋代、隋代、唐代对伤寒与温病的论述比较简朴,没有什么比较突出的成就。只是到了宋代,王叔和整理之《伤寒论》得以推广,研究伤寒之名家辈出。如庞安时著《伤寒总病论》,韩祗和著《伤寒微旨》,朱肱著《类证活人书》等,可见以《伤寒论》之法治发热性疾病,已风行一时。但与此同时,有些学者已发现执《伤寒论》法亦有时而穷。如深究《伤寒论》的朱肱开始提出麻黄、桂枝适于西北方之用,若南方只适用于冬季及春初。《类证活人书》:"虽然桂枝汤自西北二方居人,四时行之无不应验,自江淮间唯冬及春初可行,自春末及夏至以前桂枝证可加黄芩半两(阳旦汤是也),夏至后有桂枝证可加知母一两,石膏二两或加升麻半两。若患者素虚寒者,正用古方不再加减也。"又:"然夏月药性须带凉不可太温,桂枝麻黄大青龙须用加减法,夏至前桂枝加黄芩半两。""头痛恶心烦躁心下不快者五苓散最妙。"朱肱自序曰:"偶有病家曾留意方书,稍别阴阳,知其热证则请某人,以某人善医阳病;知其冷证则召某人,以某人善医阴证,往往随手全活。"可见,宋代医者已分寒、热两派。

宋代颁发药典《和剂局方》之后,辛温药成为医家常用之方法,热性之病日多,于是刘完素"主火"之论因而兴起,为温病学说的启蒙者,再加上朱丹溪"养阴"之说是"救得一分阴,留得一分命"的理论根源,在孕育温病学说方面成为刘完素的补充者。

明代王履作《伤寒立法考》虽亦言必称张仲景,但大胆认为《内经》言伤寒为热病,言常不言变,至张仲景始分寒热之辨,然意犹未尽。《伤寒论》为伤寒病而作,至于温暑,时行寒疫、温疟、风湿等,张仲景必另有治法,不过原文遗失云云。王安道说:"仲景专为即病之伤寒设,不兼为不即病之温暑设也……今人虽以治伤寒法治温暑,亦不过借用耳,非仲景立法之本意也……夫仲景立法天下后世之权衡也,故可借焉以为他病用，虽然岂特可借以治温暑而已，凡杂病之治，莫不可借也。今人因伤寒治法可借以治暑温，遂谓其法通为伤寒暑温设。吁！此非识流而昧源者欤？"他以张仲景"三阴经寒证居十之七八，而温病只有热而无寒"来证明张仲景的书只是为伤寒而著。并批评韩祗和《伤寒微旨》一书以温作伤寒立论，觉得桂枝难用而忽略了伤寒；评价朱肱《类证活人书》："于仲景《伤寒论》多有发明。其伤寒即入阴经为寒证者诸家不识而奉议识之，但惜其亦不知仲景专为即病者立法，故其书中每每以伤寒温暑混杂议论，竟无所别。"又评刘完素："以暑温作伤寒立论而遗即病之伤寒，其所处辛凉解散之剂固为昧者有中风伤寒错治之失而立，盖亦不无桂枝麻黄难用之惑也。既惑于此，则无由悟夫仲景立桂枝麻黄汤之有所主，用桂枝麻黄汤之有其时矣，故其《素问原病式》有曰：'夏热用麻黄桂枝之类热药发表须加寒药，不然，则热甚发黄或斑出矣。'（此说出于庞安常而朱奉议亦从而和之）殊不知仲景立麻黄汤、桂枝汤本不欲用于夏热之时也……若仲景为温暑立方，必不如此，必别有法，但惜其遗佚不传，致使后人有多歧之患……春夏虽有恶风恶寒表证，其桂枝麻黄汤终难轻用，勿泥于发表不远热之语也。于是用辛凉解散，庶为得宜，若不慎而轻用之，诚不能免夫狂、躁、黄、衄之变，而亦无功也。"从上述可知，王安道对于夏月而用桂枝、麻黄者亦有所惑。所不同的是，他将伤寒与温暑分开，肯定两者异其治法。王安道的立论比较中肯。

吴又可步前人之后，眼见崇祯十四年（1641年）疫气流行，合家传染，以伤寒法治多不见效，乃更加大胆提出温疫不同于伤寒，温疫多于伤寒十倍，总结自己的经验写成《温疫论》，到此为温病派脱离伤寒范围铺平了道路。吴鞠通对王安道和吴又可的评价说："至王安道始能脱却伤寒，辨证温病，惜其论之未详，立法未备。吴又可力为卸却伤寒，单论温病，惜其立论不精，立法不纯，又不可从。"颇有道理。

温病学说与伤寒学说相对成为独立学派，至清代而成熟于叶天士、薛生白、吴鞠通、王孟英。当然吴又可后有戴北山之《广瘟疫论》及喻嘉言、陈平伯之论温，以及余师愚之论疫等等，都有一定的贡献。特别是余师愚之治疫，其功甚伟。王孟英说："《疫疹一得》……余读之虽纯疵互见，而独识淫热之疫，别开生面，洵补前贤之未逮，堪为仲景之功臣！"

上述可见温病学说的发生与成长，经历千百年，温病学说是从伤寒学说中派生的，它以《内经》之理论为基础，一代一代结合临证实践，各有发明，逐步从《伤寒论》中分化出来，互相补充，成为中医的传染性、感染性、发热性疾病的一门独特的学科。[5]

（三）"寒""温"之争

《内经》有《热论篇》，张仲景根据《内经·素问》说"热病者皆伤寒之类也"，其名著为《伤寒杂病论》，从此千百年来对外感热病的辨证论治，以《伤寒论》为宗师。但宋元以后，由于都市人口密集，水陆交通频繁，并且远洋业也日渐发达，为传染病的流行酿成条件，传染病的种类增加，这就使医家感到运用伤寒经方治病有时而技穷，于是便有了温病学派的萌芽。自金元以后，有"六气皆从火化"（刘完素）之说，又有"古方不能治新病"（张元素）之论，因此治发热性疾病开始有寒、温两派。

明代吴又可独树一帜，提出瘟疫多于伤寒十倍，遂开温病学说之先河。清代叶天士集前人之大成加上他有丰富的临床经验，创造了温热之论，对病因病机提出"温邪上受，首先犯肺，逆传心包"说，辨证论治以卫气营血为提纲，遂与伤寒派寒邪自皮毛而入沿六经而传变之旨大异。温病学说至叶天士开始自成体系，脱离《伤寒论》之藩篱，再经吴鞠通之《温病条辨》和王孟英之《温热经纬》补充整理，乃进入成熟时期。当然吴鞠通主张三焦辨证，与王孟英强调卫气营血辨证有所不同。此外还有薛生白等名家之论，各有发明。温病学派已经形成，虽屡受经方家的批评，讥为果子药派，而温病学说之流行已不能遏止了。寒、温两派各执其说，但终未有学者全面地加以统一，成为一个完整的学科，使后之学者有多歧之患。[1]

寒、温两派争论持续了几百年，剖析其原因，关键在于中国长期处于封建主义、帝国主义，官僚资本主义的统治下，腐朽的生产关系束缚了生产力的发展，以致中国的基础科学不够发达，中医学与自然科学脱节，许多理论与经验，不是通过动物实验或其他实验方法加以证实，只能根据个人的临床实践加以验证，而各人有各人的治疗成绩，各人有各人的经验和体会，因此也各有说法，甲说此伤寒也，乙说此温病也，纷纭聚讼，只在文章上打官司，这是客观条件所造成的。[2]

试比较《伤寒论》之六经与《素问·热论》之六经以证明其继承与发展之关系。

柯琴说："伤寒不过六经中一症，叔和不知仲景之六经是经略之经，而非经络之经，妄引《内经·热病论》作序例，以冠仲景之书，而混其六经之证治，六经之理因不明，而仲景平脉辨证能愈诸病之权衡废矣，夫热病之六经，专主经脉为病，但有表面之实热，并无表里之虚寒，虽因于伤寒而已变成热病，故竟称热病而不称伤寒，要知内经热病即温病之互名，故无恶寒症，但有可汗可泄之法，并无可温可补之例也。"

但也有些学者认为伤寒的六经正是内经的六经，如朱肱说："治伤寒先须识经络，不识经络，触途冥行，腰脊强，则知病在太阳经也，身热目疼鼻干不得卧，则知病在阳明经也……"并以灵枢经的经络作解释："足太阳膀胱经，从目内眦上头，连于风府分为四道，下项，并正别脉上下六道以行于背与身为经，太阳经为诸阳，主气，或中寒邪，必发热而恶寒，缘头项腰脊，是太阳经所过处，今头项痛，身体疼，腰脊强，其脉尺寸俱浮者，故知太阳经受病也。"

《内经·热论》的六经纲领和《伤寒论》的六经纲领说法异同有以下几点。

太阳经《内经·热论》曰："伤寒一日，巨阳受之，故头项痛腰脊强。"《伤寒论》曰："太阳之为病，脉浮、头项强痛而恶寒。"

阳明经《内经·热论》曰："二日阳明受之，阳明主内，其脉挟鼻络于目，故身热目疼而鼻干，不得卧也。"《伤寒论》曰："阳明之为病，胃家实是也。"

少阳经《内经·热论》曰："三日少阳受之，少阳主胆，其脉循胁络于耳，故胸胁痛而耳聋。"《伤寒论》曰："少阳之为病；口苦、咽干、目眩也。"

太阴经《内经·热论》曰："四日太阴受之，太阴脉布胃中络于嗌，故腹满而嗌干。"《伤寒论》曰："太阴之为病，腹满而吐，食不下，自利益甚，时腹自痛，若下之，必胸下结硬。"

少阴经《内经·热论》曰："五日少阴受之，少阴脉贯肾络于肺，系舌本，故口燥舌干而渴。"《伤寒论》曰："少阴之为病，脉微细，但欲寐也。"

厥阴经《内经·热论》曰："六日厥阴受之，厥阴之脉循阴器而络于肝，故烦满而囊缩。"《伤寒论》曰："厥阴之为病，消渴，气上撞心，心中疼热，饥而不欲食，食则吐蛔，下之利不止。"

从上面列举《内经》与《伤寒论》的六经提纲有相同也有相异的地方。可见，《伤寒论》的六经提纲继承了《内经》六经提纲是可以肯定，但《伤寒论》是继承了《内经》又经过临床经验的洗练修改而成的。而《内经》又经过后人的增改，所以我们今天所看到的《内经》已非汉代以前的面貌，两者有不同的地方也是必然的。

上面所引的六经提纲出自柯韵伯而后人宗之，实则这几条提纲未能把六经的涵义概括。如日本人丹波元简说："当知提纲六条，与下文各条，初不能如春秋经传，通鉴纲目之整齐，第观少阳当以寒热往来为主，而少阳条无其文，少阴只蜷卧但欲寐五字，其实少阴见证又何止此二者。厥阴自当厥为主，吐蛔乃非必有之事，而厥阴条有吐蛔而无厥。凡此可见仲景下笔时，并不以此为相承，以为本经之提纲。今复考之，惟太阳太阴二条，足以赅括本经病状，堪当提纲之名，其余四经颇不然矣。阳明之提纲胃家实，是但举承气府病，遗却白虎经病也。少阴之提纲脉微细但欲寐，亦不是尽少阴之病状，观其本篇及论中用姜附诸证，可以见也。厥阴病自分两种，其一上热下寒，其一寒热胜复，提纲亦举其一遗其一，本条少阳之提纲，则举其近似之细者，遗其正证之大者，于诸提纲中尤为无理。"因此可以说——六经提纲不能概括六经病。

六经提纲既不能概括六经病，那么《伤寒论》的"六经"这一治疗规律就和《内经·热论》的六经提纲相去更远了，这是中医学进步的标志，《伤寒论》的六经理论比《内经》六经已大大跨前了一步，这是治疗实践提高了理论的结果。

从六经辨证的演变可以看到其发展与渊源关系，反过来，又足以证明温病与伤寒的发展与渊源关系。

温病学说脱胎于《伤寒论》而不同于伤寒派，两者是继承与发展之关系；从《素问·热论》到《伤寒论》再到温病学说，是一脉相承的关系，两者的论争的确是不必要的。伤寒学说与温病学说和方法同样是中医学宝贵的遗产，我们的任务在于进一步发展温病学说。要发展温病学说，除了以历史唯物主义观点去看待《伤寒论》与温病学说，并以辩证唯物观点总结、发掘新中国成立以前的有关发热性、传染性疾病之著作外，更要重视在临床实践上下苦功，在继承千百年来的理论基础上，以理论指导实践，再在实践基础上创立新的理论。[4]

从发展的观点来看，温病派是在伤寒派的基础上向前发展，可以看成是伤寒派的发展。但如果认为既然是发展了，便可取代伤寒派，取消伤寒派的宝贵经验——法与方，那是错误的。同样，认为温病派微不足道，杀人多于救人，而一笔抹杀温病派数百年来的学术经验，也是不对的。应当根据时代的需求，以科学的方法，对临床治疗进行研究与实验，进而加以扬弃。这些观点成为中医界大多数同道的共识，学界开始酝酿着把伤寒派、温病派两派统一起来。[2]

二、统一寒温辨证的倡导

既然伤寒派与温病派有一脉相承的关系，其所研究的对象又同是外感发热性疾病，因此，笔者认为，两者合起来才成为比较完整的外感热病学说，分开则均有所偏，各有所不足。[4]"寒""温"之争，主要矛盾在辨证，"寒""温"合流的关键亦在辨证上，"六经辨证""卫气营血辨证""三焦辨证""六淫辨证"，可以在外感发热病的辨证上统一起来

[6]。下面从历史发展过程、从病因、病机、辨证及临床实践等方面论证统一的可能性和优越性，拟订出"外感发热病辨证提纲"，希望能引起广泛讨论，以发展和提高中医理论。

（一）从历史发展的过程看统一

《伤寒论》是我国第一部治疗外感病的专著。它可能是根据《内经》"今夫热病者皆伤寒之类也"及《难经》"伤寒有五之说"而把这本著作定名为《伤寒论》的。它是统治外感的专书。当然，由于那时疾病的特点不同及医学上的局限性，所以到了宋元时期，医家慢慢感到光靠《伤寒论》已不够用，所以有王安道的《伤寒立法考》之作，为冲破张仲景的藩篱迈出了一步。加上刘河间主火、朱丹溪养阴等学说，为温病学说打下了基础。从明代到清代，温病派乃独树一帜，与伤寒派并立。温病派既要自成体系，不能没有异于伤寒派的理论依据，故发展到从病因、病机到辨证都与伤寒不同，正如叶天士说："温邪上受，首先犯肺，逆传心包。肺主气属卫，心主血属营。辨营卫气血，虽与伤寒同，若论治法则与伤寒大异也。"（实则辨卫气营血亦与伤寒大异）外感病从六经辨证到卫气营血辨证是一分二的过程，由合到分是一个发展，这是主流。自清代至民国，有些著作如《伤寒指掌》《通俗伤寒论》之类，书中吸收温病派的法与方而名之以伤寒，这是分而又合的一个支流。今天我们把伤寒学说与温病学说经过研究，可先把其辨证统一起来，作为第一点，名之为"外感病学"。这种由分到合，也应该是一个发展。

（二）从病因看统一

晋代以前论外感病因时认为：①冬时触冒风寒。②感寒即病为伤寒，不即病至春发为温病。③冬不藏精至春得病为温病。④非其时而有其气的为时行病。归纳起来，无非是环境与气候的变化和人体不能相适应而发生疾病，认为外邪自皮肤而入。

至明代，则认为外感疾病的原因是戾气（厉气）、杂气，由肉眼看不见的致病物质乘正气之虚从口鼻而入所致。

清代吴鞠通的病因说：①外界环境气候的变化，即既承认气候的变化，亦强调灾荒兵火的影响。②人体有弱点，给外邪以可乘之机，把冬伤于寒与冬不藏精结合起来看，并以一切能耗损人体精力的为"不藏精"，不专指房劳说。③致病物质（戾气）的伤害。这三点共为发病的三大关键，而其中第②点尤为关键中的关键。

今天看外感发热病，若光承认生物因素，不承认气候、环境等因素是不行的。不注意人体"正气内存"这一决定性的因素，那就更不全面了。吴鞠通之论在今天来说，也是比较进步的。这一理论，外感六淫均可通用，这是辩证统一的基础。

（三）从病机看统一

伤寒分六经，从三阳至三阴是一个由表及里的过程；温病的卫气营血与三焦辨证也是一个由表及里的过程。这是一。

刘完素首倡六气化火之说。伤寒的阳明证与温病的气分证、中焦证，从理论到立法、处方，都有共通之处，只不过温病派补充了很多内容就是了。这是二。

温与寒之为病，并不是一成不变的，刘完素六气皆从火化之论，已为后世医家所接受，并推而广之；从大量文献和临床实践来看，温病也有寒化之证，《温病条辨》中焦篇和下焦篇都有寒湿证治，就是明证。只是寒化者比之火化者较少罢了。可见伤寒与温病的病机基本上是一致的。

总之六淫邪气的侵袭，对人体来说都是一个由表及里的传变过程。现就六经、卫气营血、三焦之病机加以比较，其异同示意如图1。

从图中可以看出，病邪由表及里的辨证认识是共通的，阳明、中焦、气分的证候也是基本相同的。但三者又有其不同之处，说明三种辨证方法各有长短，必须统一起来互相补充，才能达到较为全面。

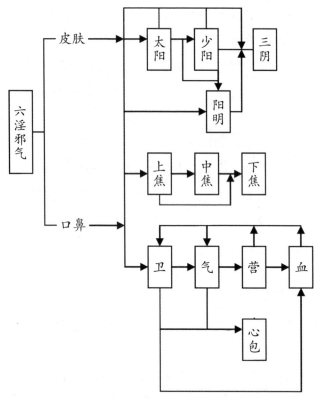

图1　六经、卫气营血、三焦病机比较图

（四）从辨证看统一

伤寒的六经辨证对寒邪发病的辨证比较详细，而对外感病常见证如热入营血、邪陷心包、热盛动风、伤阴、动血等没有详辨。六经辨证为中医辨证论治奠定了基础，其功甚伟。但不可否认，它还未能全面地掌握外感病的发病规律，这是事实。新中国成立以来，对传染病的辨证，多采用叶天士创立的卫气营血辨证之法，证明有效。但叶天士的卫气营血辨证只有大纲，没有条目，没有作系统的论述，故仍有不完备之处。吴鞠通根据叶天士"河间温热须究三焦"的话而创立三焦辨证之法。三焦辨证的优点是把病邪的不同（九种温病）与侵犯的脏腑（上焦心肺、中焦脾胃、下焦肝肾）结合起来共同辨证，有纲有目，较之叶天士卫气营血辨证更为详细，但在临床运用上却不及卫气营血辨证更好掌握。且新中国成立后的教材对卫气营血辨证已作了较详细的修改补充，已比叶天士更为完备。

从上述可知三种辨证各有优缺点，温病辨证是在伤寒辨证基础上发展的，后者补充了前者的不足。将三者综合起来，拟订统一的辨证纲领以掌握外感病的发病规律，是完全可以的。

（五）从实践看统一

新中国成立以来，中西医结合进行传染病的治疗研究，取得了很多成绩，如流行性乙型脑炎、麻疹、流行性脑脊髓膜炎、钩端螺旋体病等，发表的文献甚多，其中大多是以温病学说指导临床而取得成果的。1979年5月，重庆市中医研究所对2 391例内科热病的治疗进行了总结，写成《卫气营血在内科热病的辨证论治规律探讨》一文。其中绝大多数是用卫气营血辨证论治的。但亦有采用三阳经辨证和脏腑辨证的。其辨证比较如下表。

辨　证	卫气营血辨证	六经辨证	脏腑辨证
例　数	1 896	170	325
％	79.29	7.11	13.6

治疗的结果：共2 391例，治愈1 560例，有效515例，总有效率为86.76％；无效316例，无效率为13.2％；死亡200例。

其不同的辨证的治疗效果如下表。

辨　证	卫气营血辨证	六经辨证（三阳证）	脏腑辨证
治　愈	1 423例	114例	23例
有　效	336例	54例	125例
有效率	92.77％	98.82％	45.54％
死　亡	86例	—	114例
总　数	1 896例	170例（注）	325例

注：原文统计此项尚欠2个病例。

上述三组治愈率之所以有显著的差异，他们认为："其原因可能是脏腑辨证多数系其他慢性病后继发感染者，故无效及死亡病例也较多。"

他们还认为根据"病毒感染""细菌感染""继发感染"的感染病原的不同而见证有异。病毒之为病，卫分特多，气分其次，营分最少；细菌之为病，以气分最多，卫分次之；继发感染之病，以脏腑辨证之杂病为首，气分次之，卫分更次。无论何种感染，除多见卫气营血辨证外，当有7.11%的病例表现为伤寒之三阳证，而三阳证中，又以少阳证属多见。重庆市中医研究所这个研究成果，有力地证明了外感热病适用温病之卫气营血辨证者占绝大多数。且该文中属于传染病者仅8个病种，365例，占数甚少。若按其他传染病统计来看，以温病辨证为主者则应在90%以上了。如陕西省中医研究所总结治疗钩端螺旋体病657例，他们是按温病的湿温、暑温、伏暑、温燥、温黄、温毒、暑痉等证辨证论治的。1966年以前治流行性乙型脑炎、流行性脑脊髓膜炎等亦如此，这里就不一一引证了。因此，从实践的经验来看，卫气营血辨证对外感发热性病的辨证论治是比较适合的，但仍不够全面，故须统一。[6]

三、寒温统一辨证的提纲

外感发热病的辨证，适用于西医的感染性发热性疾病。感染性发热性疾病是感染特异的病原体而引起急性发热的一类疾病的总称，其中相当部分属于传染性疾病。

这类疾病的辨证，过去有按伤寒六经辨证的，有按温病的三焦辨证或卫气营血辨证的。它们虽然在理论上各有不同，但对外感疾病由表及里的演变过程做出阶段性的归纳是一致的。根据多年来中西医结合治疗的经验，用卫气营血辨证论治可取得较好的疗效。因此，本文以卫气营血辨证为主，并吸取三焦辨证和六经辨证的部分内容对外感发热病的辨证加以讨论。

这类疾病的发生，被认为是人体"正气不足以拒邪"，感受了六淫邪气而致病。六淫中夹有"厉气""杂气"的，便具有传染性或流行性因素。它与季节、气候的变化有密切关系，可分为风寒、风温、春温、湿温、暑温、秋燥、瘟疫、温毒等多种。这些疾病都统属于外感发热病的范围，临床上可根据各种不同阶段的证候来掌握辨证论治的原则。

外感发热病的发展变化，一般有一个由表及里的过程，可分为卫、气、营、血四个阶段，在营、血阶段中又可分别出现心病、肝病、肾病的证候，每个阶段都有矛盾的普遍性和特殊性。

卫气营血的演变过程，一般从卫分开始，传入气分，渐次传入营分、血分和心、肝、肾。但由于病邪类别和患者体质的不同，亦有发病时即从气分或营分开始，而无卫分证候的。因此，病发于表是一般的规律，病发于里是特殊的规律，为了便于鉴别，便于理解，所以又称为"伏气温病"。春温和伏暑就是这一类特殊演变过程的疾病，这是在辨证时应加以注意的。

病初起在卫分时，经过治疗，病愈就不向气分转变。但亦有卫分病出现不久，便传入营分、血分的，不按顺序从气入营，这类转变又称为"逆传心包"。亦有邪已顺传入营、入血，而气分，甚至卫分的证候仍存在的。

病发于里时，初起即见气分证，然后传入营分、血分。有起病时即在营分、血分，经过治疗，转出气分而治愈，叫作"透营转气"。有已透营出气，又复转入营分、血分的。亦有邪透未尽，引起气分和营分、血分同病的，叫作"气血（营）两燔"。

总之，疾病从表入里的过程，是人体与疾病斗争的过程，有一般的发展规律，也有特殊的演变规律，不能机械地、形而上学地看待卫气营血的传变，必须客观地进行辨证。辨证时若能掌握病变的趋势，治疗上争取主动，就可以做到"先安未受邪之地"，把疾病消灭于轻浅的表证阶段。这样，患者元气不致大伤，更有利于恢复健康。[7]

外感发热病包括伤寒三阳病证和温病卫、气、营、血各阶段，诊断上应统一寒、温辨证，首先结合发病季节，辨其属于风寒、风温、春温、湿温、暑温、秋燥等，然后鉴别其发热之表、里、半表半里，及营及血。表证发热，以发热、恶寒同时并见为特点，包括：风寒表实证（太阳伤寒）、风寒表虚证（太阳中风）、风温（热）表证（卫分证）、湿温表证（卫分证）、秋燥表证（卫分证）。半表半里发热，特点是寒热往来，包括：少阳证、疟疾。里证发热包括：阳明经证、阳明腑证、热邪壅肺证（气分证）、暑温气分证、脾胃湿热证（湿温气分证）、肝胆湿热证、疫毒内陷证（营分证）、热陷心包证（营分证）、热入营分证、热在血分证、热盛动风证。外感发热病综合辨证如图2。

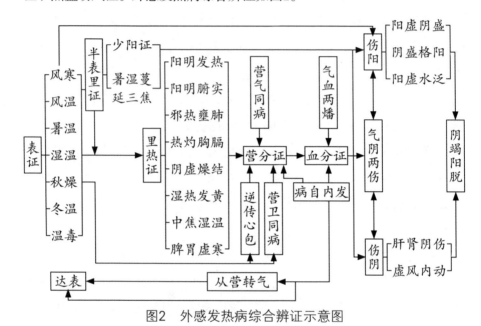

图2　外感发热病综合辨证示意图

外感病的病程变化，有一定的演变规律，前人名之为"传经"或"传变"等。这是中医学在"动态观""天人相应观""整体观"的指导下总结出来的宝贵理论。疾病的传变取决于以下3个条件：①邪气的性质与环境的影响。②患者的体质。③调摄护理与治疗之得失。以上诸因素的影响使疾病传变的证候表现变化多端，若能灵活掌握上述之纲要进行辨证，则纲举目张，免致茫无头绪。

对于外感发热病的辨证，除了统一寒温辨证，辨病与辨证相结合也很重要。外感发热疾病与气候有密切之关系，如伤寒多发于冬季；风温多发生于春季；春季病起急骤，热自内发，往往为春温；夏季多湿温、暑温；秋季多秋燥；病发一方，更相染易，多为瘟疫；若是瘟疫更应结合西医传染病方面的辨病，有利于总结提高。属于外感发热病的瘟疫病，有麻疹、水痘、白喉、发颐（痄腮）、烂喉丹痧等等，临床皆以发热为重要症状之一，均在诊断鉴别的范围之内。

再者，要重视掌握证候的特征。因为外感发热病证之表里层次比八纲复杂而具体得多，如邪热入里有气分（阳明）和营分之不同。热在气分必见壮热、恶热、口渴、苔黄、脉洪等；热入营分则以身热夜甚，心烦昏谵，舌红绛，脉细数等为特征。抓住这些特征，然后逐一细辨，论治才能准确而严密。[8]

展望未来，第一要扫除歧视中医之障碍，障碍主要表现在：①中医没有细菌学说不能参与传染病的防治。②以统计学为准绳抹杀中医之疗效。例如，1956年蒲辅周一人成功治疗流行性乙型脑炎167人，卫生部却以其使用了98组中药处方，不具统计学意义，不承认其疗效。③中医药不能重复，怀疑中医药的科学性。不懂中医辨证论治，只照西医的辨病，如何重复？第二要培养"铁杆中医"为当务之急。中医教育之偏差按西医学的观点认为《伤寒论》与《温病学》乃一千年前至几百年前的著作，在20世纪已落后了，将这两门经典课降为选修课。致使后之学者，只知细菌病毒之感染与抗生素之应用，而把中医治疗传染病的精粹丢掉了！因此深研四大经典，以培养真正能用中医药治病救人的"铁杆中医"，实为当务之急也。第三要进行中药剂型改革，发展中药针剂。血管给药，是西药的一大优点。中药注射剂的研制，是提高中医治疗效率的一大途径。[9]

四、现代传染病的诊治

中医对传染病早有认识，东汉张仲景《伤寒论》强调寒邪，明代吴又可《瘟疫论》对急性传染病又提出了"戾气""厉气"和"杂气"说。中医认为传染病的发生是由气候环境因素、人体内在因素和戾气、时行之气共同作用的结果，其诊断模式应以六经辨证、卫气营血辨证、三焦辨证相互补充。中医重视"邪气"对人体的危害，但更重视"正足以胜邪"，注意维护人身的"正气"。"祛邪"是治病常法，其宗旨不单在于杀灭病邪，而重在使"邪气"不得安生而被逐出体外，历代众多名方验方即是战胜传染病的重要"武器库"。今后，更应加强培养"铁杆中医"，发展中药针剂，加强运气学说研究，引进西医的分析科学方法进行辨证，进一步提高中医防治传染病的效果。

传染病的发生是气候环境因素、人体内在因素和戾气、时行之气共同作用的结果。中医诊治传染病积累了相当丰富的经验。

（一）历史回顾

1918年欧洲流行性感冒，西班牙800万人的生命被夺去，后向欧洲扩散，死亡人数超过2 000万。这是一场十分可怕的瘟疫！1347—1350年欧洲有2 000万人死于鼠疫。16世纪末欧洲再次爆发鼠疫，至少有2 500万人死亡。

我们在原始社会时期，甲骨文中即有逐疫的记载。我国最早的典籍，《山海经》便有"疫""厉"病的记载。魏代曹植《说疫气》曰："建安二十二年，厉气流行，家家有僵尸之痛，室室有号泣之哀；或阖门而殪，或覆族而丧！"说明当时疫症流行的严重性。东汉张仲景（150—219年）《伤寒论·序》曰："余宗族素多，向逾二百，建安纪年以来，犹未十稔，其死亡者三分有二，伤寒十居其七。"从张仲景的序言看，灾情也是严重的。但经历2 000多年，中华大地传染病一次流行其死亡人数达1 000万以上者未之有也。原因何在？是有伟大的中医药学在历次瘟疫流行中发挥保卫作用也。

（二）中医认识

中医虽无细菌病毒之说，但细菌、病毒早已被概括于"邪气"之中。

疾病有内因和外因，有不内外因，这是中医的三因学说。外感六淫之邪为外所因；内伤七情为内所因；饮食饥饱、疲极筋力、虫兽金刃等为不内外因。这是宋代陈言《三因极一病证方论》的疾病分类。传染病属于外

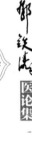

所因的外感病类。风、寒、暑、湿、燥、火之感染为外感病的病因，统称外邪。张仲景强调"寒"邪，故其巨著名《伤寒论》。

金元时期河间刘完素创立"六气皆从火化"新说，这是"温病学说"的启蒙时代。

明代吴又可《瘟疫论》对急性传染病的病因提出"戾气""厉气"说，最后认为这些"戾气""厉气"有多种多样，因而又提出"杂气"说。此书著于1642年，吴又可杂气之说已摸到"细菌"的边缘了，可惜当时我国没有光学的发明，因而失之交臂！但吴又可创立的"达原饮""三消饮"等方为制止疫疬之流行起到卓越的作用。即使在2003年也有用"达原饮"治疗"非典"的病例。

病原说发展到吴鞠通，开始从另一角度认识发热性、传染性及流行性疾病，出现了温病的病因理论。1798年吴鞠通《温病条辨·原病》比较完整地提出对传染病发病机理的认识。这一理论，今天看来科学性极高，足以破解中医虽无细菌学说，仍然能治疗急性传染病之道理所在。

吴鞠通《温病条辨·原病》篇专门论述温病的病因、病机、证候、诊断、治疗与预防等方面的问题。其中关于病因理论的论述共三条。吴鞠通曰："叙气运，原温病之始也，每岁之温有早暮微盛不等，司天在泉，主气客气相加临而言也。"吴鞠通继承传统之理论，认为气运的变化是温病发生的原因之一，他承认吴又可戾气之说，但温病不能统由戾气所致。戾气与司天时令现行之气同为致病物质，其区别为引发疾病之轻与重，是一般还是特殊的发热性流行性疾病。他最后补充流行病发生的微与甚，还与凶荒兵火之后有密切的关系，即他承认大自然的变化规律与发病有密切的关系，大自然的变化既作用于人体，也影响致病物质的生长与广泛为害，又创造性地提出地理气候及社会因素与发病有密切的关系。

《温病条辨·原病》曰："《阴阳应象大论》曰：'喜怒不节，寒暑过度，生乃不固。故重阴必阳，重阳必阴。故曰：冬伤于寒，春必病温。'"吴鞠通注曰："上节统言司天之病，此专言受病之故。"温病之形成有内因与外因两大因素。"喜怒不节，寒暑过度"而致"生乃不固"，说明正气内存的重要性。"冬伤于寒，春必病温"是说明"重阴必阳，重阳必阴"。冬天属阴，寒亦属阴，两阴相重，与正气相持（伏气）不即发病，至春天乃发，便成温病，强调了邪正相争对发病的影响。

《温病条辨·原病》曰："《金匮真言论》曰：'夫精者身之本也，故藏于精者，春不病温。'"吴鞠通注曰："此一节当与月令参看，与上条冬伤于寒互看，盖谓冬伤寒则春病温，惟藏精者足以避之。……不藏精三字须活看，不专指房劳说，一切人事之能动摇其精者皆是。即冬日天气应寒而阳不潜藏，如春日之发泄，甚至桃李反花之类亦是。"这一条强调内因在发病上的重要性。其冬不藏精须活看之说，是吴鞠通的创见，吴鞠通把冬伤于寒与冬不藏精互看，统归之为内在致病因子，并处于重要之地位。吴鞠通之论符合唯物辩证法的内因与外因的辩证关系，即内因是物质变化的关键，外因是变化的条件。

以上吴鞠通论"原病"三条，总括言之：①岁气、年时（气候与环境因素）。②藏精、冬伤于寒（人体内在因素）。③戾气、时行之气（致病物质）。三者与发病的关系可表示如下：

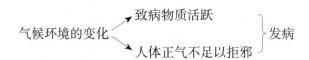

各种各样的致病物质，在大自然环境中早就存在，但要到一定的自然气候和社会环境，适合其生存发展才能横行为害。另一方面在同一个自然气候和社会环境下，不利于人的生存，但最后决定能否成病的关键，是"不藏精"，所谓不藏精不专指房劳说，一切人事之能动摇其精者皆是。就是说"正气内存、邪不可干"这是中医理论可贵之所在。这样的病原说比之只重视病原体的现代医学理论似略胜一筹。当然吴鞠通对于微生物的认识与现代微生物学相比，就有天壤之别了。如果我们今天用微生物学的知识取代比较含糊的戾气与时行之气，那就是比较完满的传染病、流行病的病因学说了。其实近30～40年来，中医治疗传染病早已照此办理了。

中医学对大自然气候环境的变化方面还有一门"运气学说"。近200年来受到批判的《五运六气》学说，经过2003年SARS（严重急性呼吸综合征Severe Acute Respiratory Syndromes，简称SARS，又称传染性非典型肺炎，简称"非典"）之战，已再次为中医学界所注意和重视。

（三）诊断模式

中医认为疾病是变动的而不是静止的，从病情千变万化之中，掌握其规律，并提升为诊断模式。

张仲景——寒邪自皮肤而入，循六经传变，创六经辨证。

叶天士——温病自口鼻而入，创立卫、气、营、血辨证。

吴鞠通——分上焦、中焦、下焦，按三焦辨证。

王孟英——按卫、气、营、血辨证之外，又分外感温病与伏气温病两大类。

从上述可见中医对外感病有几种诊断模式。这几种模式应看成是辨证的发展，应互相补充而不是互相排斥。模式之统一，责任在21世纪的中医。总之中医对传染病的诊断是抓住致病物质的总称——邪（包括多种细菌与病毒）在进入人体之后，引发患者的各种反应特点而作为辨证依据的。

第一，把邪分为风、寒、暑、湿、燥、火与疫疠之气。第二，邪进入之门户为皮肤与口鼻。第三，邪的发展横向为六经，纵向为三焦，纵横向为卫、气、营、血。王孟英更强调邪气内伏自内而外发的补充。第四，根据我国时间医学理论，掌握四季流行病的规律分为：风温、春温、湿温、暑温、秋燥、冬温等。这便间接掌握了各种不同传染病流行季节的常见病的规律。

几千年来，靠以上的诊断模式，中医学建立对传染性、流行性、感染性疾病的诊断理论。

（四）理论经验

西医以微生物为靶子，千方百计寻找杀灭病菌、病毒的药物，或研制预防疫苗。自抗生素发明以来近50年，对细菌性疾病的治疗取得显著的成绩，但由于抗生素的毒副作用越来越强，尤其是病菌的抗药性比新抗生素的研制更快，不少有识之士十分担心，将来会出现无药可治的细菌性疾病！若论病毒性疾病，近半个世纪以来一再证明如流行性乙型脑炎、登革热、流行性出血热，中医治疗远胜于西医。新瘟疫SARS之战，中医学发挥的重要作用已经是有目共睹。疫苗之研制是西医的优势，但中医药防治亦有不可替代的价值。

中医对传染病治疗的优势，不仅在于有多少张验方，更关键在于有正确的理论指导。

1. 掌握"正"与"邪"的矛盾

中医重视"邪气"对人体的伤害，但更重视"正足以胜邪"，在治疗过程中处处注意维护人身的"正气"，故有"留人治病"之法则。

"祛邪"是治病常法，其宗旨不单在于杀灭病邪，而重在使"邪气"不得安生而被逐出体外。给"邪"以出路比之"邪""正"两伤更为高明。温病学家叶天士说："或透风于热外，或渗湿于热下，不与热相结，势必孤矣"。这几句话似乎平淡，但实际可以看作是中医治疗传染病的战略思想。引而申之汗、吐、下、和、温、清、消、补，辨证准确，用药得当，都能达到"祛邪"之目的。

如果按照西医之模式，所有有效中药方剂通过细菌培养，抑菌试验，大都属于无效的结果，有些药方甚至可成为细菌的培养基。比如张仲景的白虎汤与人参白虎汤，有人用动物实验全无退热作用。但1955年石家庄中医郭可明就是用这两方加减治疗20例发热患者，疗效达90%（世界医学统计病死率为30%～50%）。20世纪70年代中央一首长高热，用尽西医方法无法退热，后请岳美中先生会诊，用白虎汤三剂而愈。

2. 中医攻克传染病有个武器库

中药与方剂，是中医药宝库的重要组成部分。自神农氏尝百草而创立

中医药。第一本中药学著作是《神农本草经》。唐代出现世界第一部官颁药典《新修本草》。但用草药治病自伊尹作汤液之后，便知道多种草药组合成方，产生更好的疗效。古代医学分为"医经""经方""神仙""房中"四大学派。医经派、经方派成后世中医学的主流。现在驰名世界"鸡尾酒"疗法，从方剂学观只是中医伊尹时代之水平。中医制方是在中医药理论指导之下根据药性的寒热温凉、升降浮沉、药物归经，按君、臣、佐、使以处方用药。因此"医方"已成为中医治病的最为重要的手段，成为中医伟大宝库重要组成部分。宋代政和年间《太平圣惠方》选验方16 834首，至明代朱棣的《普济方》载方61 739首。

辨证论治是中医理论之精华，但历代名方验方则是中医战胜传染病的武器库。例如，使刘海若苏醒过来的"安宫牛黄丸"，是清代吴鞠通《温病条辨》的名方。与"安宫牛黄丸"齐名的"至宝丹"出自宋代《太平惠民和剂局方》，"紫雪丹"载于宋代许叔微的著作《本事方》。以上三药合称"三宝"，是中医治疗高热、神昏、谵语的三张王牌。如果今天拿"三宝"去申请药审，一定不能通过。因为有重金属成分——朱砂一至三两。但从清代到现代用"安宫牛黄丸"者可谓不计其数，从未闻有什么副作用。这说明中药方剂是不能以西药理论为准绳的。当然辨证错误应用于寒证的患者便要命了，这是用错药而不是药之错。西医每逢高热，便用冰敷以降温，认为可以保护脑细胞，但往往使邪气内伏，亦产生后遗症。中医学"三宝"既能退热，又能保护脑细胞。[9]

（四）论中医诊治传染性非典型肺炎

2003年传染性非典型肺炎（简称"非典"）流行，人类经历了一次全球性的大瘟疫，中医学再次发挥其论治传染病理论与经验的先进性，起到了保卫生命的现实作用，体现其不可替代的实践价值。

1. 抗击"非典"中医不能袖手旁观

"非典"是21世纪出现的第一个传染很强、病死率很高的新传染病，在病原学、免疫学、发病学、流行病学、诊断学、治疗学等诸多方面尚未弄清，对于中西医都是一个陌生的问题。全世界的学者对这一凶险而突然出现的新疾病进行着全方位、争分夺秒的研究。中医药界当然不能袖手旁观，应该积极参与抗击"非典"实践，在临床方面采用中医药和中西医结合的方法，提高治愈率，缩短治愈时间，降低病死率。广东省中医院在这一方面已经做出成绩，并得到WHO专家的肯定与赞扬，派出中医药专家去香港协助治疗"非典"。另外，中药学家应当积极筛选有效的中药和方剂，在新药上有所突破。随后党和国家发出号召，要求要重视发挥中医药伟大宝库的作用，让中医药人员参与抗击"非典"实践，发挥他们的聪明才智，贡献他们的力量。广东省的"非典"攻关小组中已经把中西医结合诊治方法的研究概括其中。我们的中医药人员需要不畏艰险，做出成绩，为中医药事业争光，在抗击"非典"的斗争中立新功。

2. 充分认识中医药抗击"非典"的优势

中医在治疗传染性、流行性热病上积累有丰富的经验。远在东汉末年，"伤寒"大流行，张仲景总结经验写出《伤寒杂病论》，至今为治疗该病之法式，1956年石家庄之流行性乙型脑炎暴发，《伤寒论》之白虎汤治愈了大量患者，有超世界水平的发挥，并未因无致病微生物学说而束手无策。天花自建武流布海内以来，肆虐千余年之久，至明代发明人痘接种法，传播全世界，并成为牛痘接种法的先导。清代出现了许多新的传染性热病，以叶天士为首的医家总结出温病学说，在不明致病微生物的条件下，用卫气营血与三焦辨证的方法与独特的方剂，治愈了许多传染性、流行性热病。1957年北京之流行性乙型脑炎，蒲辅周用温病之法，取得90%的疗效。1958年广州之流行性乙型脑炎，中医按温病学说辨证为暑热伏湿，疗效亦达90%。"七五"攻关科研项目"流行性出血热中医辨证治疗"也取得了较西药对照组为优的效果。

综上所述，中医的温病理论及其辨治方药是传统医学治疗"非典"的优势，要在抗击"非典"中很好地继承发扬、运用创新。

3. "非典"在中医应属春温伏湿

广东省中医院收治"非典"百余例，经精细临床观察治疗，认为本病属春温湿热疫病范畴。所谓"疫病"指具有强烈传染性、流行性一类疾病，是由疫毒、厉气、戾气等从口鼻传入所致。至于"春温"则是从温病理论来分析，《内经》言："冬伤于寒，春必病温。"又言："冬不藏精，春必病温，伏气与新感均所重视。"而湿热则是从今年岁时湿热太甚和"非典"临床表现特点来考虑的。本病病机常见湿热蕴毒，阻遏中上焦，并易耗气挟瘀，甚则内闭喘脱，从而增加了辨证凶险和治疗难度。这一中医诊断，符合"非典"实际，如果简化可以定名为"春温伏湿证"，治疗应特别重视湿重的特点。

4. "非典"的发病中医更具辩证看法

吴鞠通《温病条辨·原病》对温病的发病学，引证《内经》论述，其观点很为全面，符合辩证法。他强调内因是疾病发生变化的根据，外因是疾病发生变化的条件，外因是通过内因而起作用的。按吴鞠通《温病条辨·原病》之说，可以理解为：①岁气、年时，为当时之气候、环境因素。②戾气、疫气、时行之气为当时致病的物质，为外因。③冬伤于寒、不藏精为当时人体内在的因素。其发病是因为气候环境的变化，促进致病物质的活跃，适人体正气不足以拒邪，遂致发病。所以重视致病物质固所应当，扶持人体正气决不可少，改善环境因素更不可忽视。特别是当年岁气湿热太甚，尤宜注意。

5. "非典"治疗大法应为扶正祛邪

中医治疗"非典"必须重视扶正与祛邪两大方面。《内经》言："正气存内，邪不可干""邪之所凑，其气必虚""邪之所在，皆为不足"，特别强调防治疾病中，必须十分注意调护患者的正气，顾惜患者的胃气津液，增强抗邪能力，张仲景的白虎加人参汤就是一个很好的例证。另一方面，祛邪不可以理解为单纯消灭病毒，更应注意给病邪以出路，清除邪气，祛邪外出。叶天士在《温热论》中提出："或透风于热外，或渗湿于热下，不与热相搏，势必孤矣。"这是何等高明的战略啊！邪可以从汗解，也可以从小便去。而张仲景早用三承气汤以祛邪，清代吴鞠通又将三承气汤扩而广之，用于阳明温病。杨栗山治温疫急下以逐秽为第一要义，常以辛凉宣透、清热解毒、攻下逐秽三法结合应用，而取得良效。其所创升降散，以僵蚕、蝉蜕升清阳，以姜黄、大黄降浊阴，用治温病三焦表里大热，其证不可名状者，更是独辟蹊径。因此在治疗温病中对祛邪法要有正确的理解与运用。[10]

6. 治疗"非典"中医药无可取代

世界卫生组织专家成员马奎尔博士2003年4月7日在广东省实地考察时由衷地发出赞叹："中医治疗非典型肺炎的效果非常神奇！"WHO专家詹姆斯博士在广东省中医院考察时，也对中医治疗"非典"的良好疗效给予了高度评价："平均退热时间缩短至7天，住院时间为18天左右，跟其他医院相比，这一经验值得研究与学习。"他还表示："如果这种经验能上升至常规治疗层面，那对世界其他地方在防治非典型肺炎方面将会起到很好的帮助作用。"[11]

WHO的统计数字，全球共有32个国家共出现8 400多例"非典"患者，其中中国（包括香港和台湾）有7 700多例。全球死亡率为11%，中国香港为17%，中国台湾为27%，中国大陆为7%。（注：广东"非典"死亡率为3.8%，其中广州为3.6%，全球最低。）

广州与香港地理气候、生活习惯都有可比性，为什么差别那么大呢？其差别在于有无中医参与治疗。

广东省中医院最早收治"非典"患者，一开始没有经验，请西医会诊，参照西医的方法用了大量激素，但效果并不理想，死亡率与西医院差不多。但是广东省中医院的医生很快认识到这个问题，综合全国各地名老中医的经验，探索出中医的治疗方案，取得了WHO专家肯定的成绩。"非典"对中医既是挑战，又是机遇，但是机遇只会留给有准备的人。广东省中医院之所以能勇于用中医治疗，与他们平时的学习积累有关。前几年，由笔者出面，邀请14位名老中医到广州，组织广东省中医院的30位骨干大夫拜师，用拜师的形式把师徒的关系固定下来，让这些骨干大夫传承老中医的经验，重读中医经典。因此，广东省中医院中医们学术过硬、底气很足。广东省中医院患者最多时一天可达1万人，平常保持在8 000人左右，一年治疗的患者接近300万。正因为有这些年的积累，所以在面对"非典"时，广东省中医院的中青年大夫就敢于用中医治疗，并且逐步停止了大量激素的用法，取得了很好的疗效。

如果在"非典"前期用对药，"非典"根本就到不了肺严重病变的程度。西医对患者上来就用激素，按中医理论来说激素是入里的药，它能引邪入里，到病情重了还要上呼吸机。中医治疗不在于与病毒对抗，而是注意祛邪，使邪有出路，或透风于热外，或渗湿于热下，湿邪不能与热相结，其势必孤。同时，更注意调护患者的正气。不同的病程阶段有不同的治疗；不同体质的患者有不同的治疗。中医注意祛邪，不是杀病毒，只要湿热之邪透发，其烧自退，体内达到新的平衡，其病自愈。所谓祛邪，可以汗解，也可以从小便去，或大便去，或表里双解。从古至今，中医的祛邪之法可谓丰富多彩。

西医知道发汗可以退热，今天不少青年中医也学了西医用退热针退热，而不知应该出微汗才能祛邪，大汗淋漓病必不除。出大汗虽能一时退热，但过后又会发热。西医还有一个理论就是高热会损脑，故一遇高热便用冰敷，不知一冰便使邪气内伏，邪无出路，病必缠绵或有后遗症，故中暑症冰敷者死，"暑当与汗出勿止"。

再看看广州中医药大学第一附属医院，在治疗"非典"过程中就没有用类固醇，所治60例，院外会诊几十例均无一例死亡。全院服中药预防，医护人员无一例感染。如此看来，对香港及北京的西医大剂量激素治疗方案，是否应重新检讨呢？加拿大、新加坡的病死率之高，笔者认为亦与缺乏中医之参与有关。

广州治疗"非典"重视中医，并非只是在中医院里，西医院里的中医也发挥了很大作用。广州市第二人民医院将专门收治"非典"的隔离病区设在该院中西医结合病区，自2003年2月1日起至3月10日，收治"非典"患者（含疑似病例）76例，最后按卫生部颁试行标准确诊48例，主要通过中西医结合的方法治疗此病，疗效较为满意。到3月10日接上级通知将病区患者转院集中治疗为止，共治愈出院15例，患者住院治疗期间没有出现死亡病例。

广州医研所里，中医参与了大部分"非典"患者的治疗。该所的中医科一开始是参加个别患者的会诊，后来见有疗效，就让中医科医生参加全面查房。该所5月30日以前收治确诊患者88例，总共死亡10例，但在中医参与治疗的71例中，死亡仅有一例。

中医药有2 000多年的历史。2003年之瘟疫流行又一次证明中医药治疗效果显著。当病原体还未被世界医学认识之前，中药预防已起作用。这一作用机理值得深入的研究。走自己的路，以超越世界，何乐而不为呢？[11]

7. 中医防治"非典"不以病毒为本

一直以来，医学界对流感治疗的思维定式主要是抗病毒。呼吸道病毒感染的致病机理，一是病毒侵入后对呼吸器官的直接损害；二是机体与侵入病毒相互作用产生包括炎症反应、免疫损伤等病变。近年大量临床实践证实，单纯的抗病毒治疗，只在病毒进入人体初期才有效；而当病毒增殖产生炎症反应后，抗病毒药物将很难奏效。因此，中医对流感的治疗是针对不同致病环节予以干预，而不是只把目光盯在抗病毒上。

"非典"与其他感冒、流感的治疗没有两样。中医认为"非典"属"温病"的范畴，病理上分析，是由于春季气候变化，人体抵抗力下降，温（病）邪入侵所致，而犯及人体肺部亦应了《温病学》中"温邪首先犯肺"的理论。对此，中医采取辨证论治（不同体质不同病情）的治疗方法，对于轻症（初起）及预防，采取清热解表的做法，通过利尿、出汗等，使病毒在人体内无法生存、不能复制。

中医治病并非只治病症，而是要治病人（即病毒侵入的机体）和治病源。其中对付病毒，并非明显地直接杀灭，而是找出病源，杜绝病毒（在人体内）的生存环境；再加上扶正的做法，通过辨证做不同阶段针对性治疗；此外，增强患者的抵抗力也是非常重要——正气内存，邪不可干，病毒也就无法入侵。

"非典"并非什么不治之症，预防此病的方法最重要的是清热、解表，同时注意生活、起居、饮食要有规律。根据中医"调养则法四时"的观点，笔者自拟了一条适合冬春季节防病的凉茶组方：金银花、野菊花、白茅根、桑叶、蒲公英、甘草——这六味中药配方已制成"邓老凉茶"冲剂在广州供应。此方是中医经典方"五味消毒饮"的衍化方，其中金银花为君药；臣以野菊花，增强清热解毒作用；而蒲公英能利湿通淋，白茅根能清热利尿，二者使邪有出路；此外桑叶清肺燥，再加上白茅根味甘生津，使整个药方既清热解毒又不会过于苦寒；最后以甘草调和诸药。这个凉茶方轻清甘淡，无论体质如何，大致都合适。[12]

五、创建中医发热病学的设想

展望温病学的将来，第一，必须保持、发扬中医学重视宏观、重视整体、重视动态观察、重视具体问题具体分析这些特点，并应加强对运气学说之研究；第二，引进西医的科学方法进行辨病，在准确辨病的基础上，按中医理论进行辨证，实行辨证—辨病—辨证之方法；第三，在《发热病学》中应加入"内伤发热"的内容，包括阴虚发热、阳虚发热、阴阳俱虚之发热，亦即"论发热，除外感发热一大类之外，还有内伤之发热，这是中医学一大特色，这是西医学至今未有而中医领先的伟大成就。'甘温除大热'之说倡于金元时期……用甘温如人参、当归、白术、黄芪之类治疗39~40℃之高热，这是中医之绝唱，可惜能掌握此技者尚少耳！故应大大加以发扬、提倡与普及。"[1]中医发热病学的内容自宏观到微观，从外感到内伤，从寒到温，从中到西都包括了。

创建中医发热病学，正是要在历代医家的研究和经验积累基础上，结合现代医学新知，构建一个理论框架以全面地反映各种热病既区别又联系的证治规律，实现伤寒与温病的统一、外感热病与内伤热病的统一，使中医发热病的理论和临床更加系统化和规范化。

（一）发热病的概念

发热病是指由各种原因引起的以发热为主要临床表现的病证，包括外感发热和内伤发热两大类。"发热病"在《内经》中称为"热病"。

由于语言的演变，今天 "发热" 一词更能准确界定病证涉及范畴，亦即 "发热病" 只强调临床症状或体征之发热而不限定病因或病性为热。发热是机体正气与病邪相争或体内阴阳失调的结果，包括体温高于正常范围者或体温正常而患者自觉有发热感者。未使用体温计以前，中医通过以手按患者肌肤或前额来判断患者是否发热，以及测试患者所主观感觉的全身或局部发热。发热主要有恶寒发热、壮热、潮热、往来寒热、烦热、微热、骨蒸等不同类型，临床上还需辨别发热的时间、程度、部位等。

中医学有关发热病的学术渊源可上溯至《内经》。《素问》中的《热论》《刺热》《评热病论》《水热穴论》，《灵枢》中的《热病》《寒热》，这些发热病的专篇和散见于各篇的有关论述共同形成了中医发热病学的雏形，奠定了中医发热病学的理论基础。其一，发热病包括外感发热病和内伤热病。《素问·热论》专篇论述了外感发热病及六经辨证，而《内经》也论述包括五脏热病、阴阳交、风厥、劳风、肾风等内伤发热病。其二，外感发热病包括伤寒和温病。如《热论》所说热病者皆伤寒之类，包括了 "先夏至日者，为病温，后夏至日者，为病暑"。其三，发热病的辨证纲领《素问·热论》论述了外感发热病的六经辨证，《素问·刺热》论述了内伤发热病以五脏辨证为纲。

"发热病" 在《内经》中称为 "热病"，包括了各种原因引起的具有发热症状的外感和内伤病证。但由于不同时代语言表述的变化，"热病" 之 "热" 容易形成对病因、病性的统一限定，不如 "发热" 一词更能准确界定病证涉及范畴，亦即 "发热病" 是泛指具有发热临床表现之病证。

发热是机体正气与病邪相争或由于各种原因引起的体内阴阳失调的必然结果，包括体温高于正常范围者或体温正常而患者自觉有发热感者。发热可以是医生的客观依据，也可以是患者的主观感觉。未使用体温计以前，中医通过以手按患者肌肤或前额来判断患者是否发热，以及测试患者所主观感觉的全身或局部发热。"发热" 一证语出《内经》，《素问·至真要大论》曰："岁少阴在泉，热淫所胜，则焰浮川泽，阴处反明。民病腹中常鸣，气上冲胸……恶寒发热如疟，少腹中痛……" 又称为 "病热""身热",如《素问·通评虚实论》曰:"帝曰:乳子而病热,脉悬小者何如?岐伯曰:手足温则生,寒则死。……帝曰:肠澼便血何如?岐伯曰:身热则死,寒则生。"

根据发热程度和特点的不同,前人总结了恶寒发热、壮热、潮热、往来寒热、烦热、微热、骨蒸等不同的临床类型。恶寒发热是患者在发热的同时伴有怕冷的感觉,虽加衣被或近火取暖仍不能解其寒,体温升高一般为中等程度,多见于外感之患,是邪在卫表,正气抗邪的表现。发热较甚,扪之烙手,或出现恶热、烦渴等,体温多在39℃以上,谓之壮热或高热,是病邪由表入里,邪正交争、热邪亢盛的表现,多见于外感病的中、后期阶段。潮热是指发热盛衰起伏如潮水涨落,一日一次,按时而发按时而止,其热势有高有低,病证有实有虚,可见于外感热病的中、后期,如阳明腑实证之日晡潮热,以及某些内伤病,如阴虚潮热、骨蒸潮热等。往来寒热是发热与恶寒交替出现的一种热型,为邪入半表半里,枢机不利所致,发有定期者为疟疾,发无定期者为外感热病。烦热是患者因发热而烦躁不安,或五心如焚、坐卧不宁,其热势高者多为实证,低者多虚证,外感和内伤热病皆常见该症。微热即体温轻度升高,多在37~38℃之间,常见于某些内伤病和温热病的后期。

(二)发热病的病因病机

发热的原因不外乎外感与内伤两方面。外感所致的发热,其机理是六淫外邪或疫疠之气侵袭肌表,卫阳奋起与之抗争而致发热。当外邪化热入里,邪正激争,阳热盛极则壮热不已;若邪热耗伤人体阴精、津血,使阳盛阴虚,则发热迁延。外感发热病的发生是致病因素(外感病邪)在一定的条件下与人体正气相互作用的结果。笔者认为外界环境与气候的变化、人体正气的盛衰、致病物质(戾气)的伤害,这三点共为外感发热病发病的三大关键。外感发热病,光承认生物因素致病,不考虑气候、环境等因素是不行的,而不注意人体"正气内存"这一决定性的因素就更不全面了。

内伤所致之发热，主要是体内阴阳失衡的结果，如图3。其发生的机理是：七情所伤气郁化火（五志化火），或过食辛温燥热之品，或脏腑功能过亢（气有余便是火）等阳气亢盛而发热，所谓"阳盛则身热"（《素问·阴阳应象大论》）；或因暴病久病、七情、饮食、劳倦等损伤脏腑精血，导致阴精亏损而发热，即所谓"阴虚生内热"（《素问·调经论》）；或由人体阳气虚极欲将外脱，阳气浮越于外，或阴寒内盛迫阳于外（阴盛格阳），亦可导致发热。因忧思过度、劳逸失常、饮食不节损伤脾胃，致中气下陷，气虚而发热。

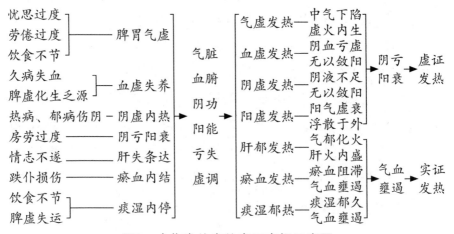

图3 内伤发热病的病因病机示意图

（三）发热病的辨证纲要

发热病有其共通的辨证方法，其法可按张仲景的疾病分类划分为外感辨证与杂病辨证两大类。[13]

1. 外感发热与内伤发热的鉴别

发热病，应先鉴别外感与杂病。二者虽均有发热，但发热的特点、伴随症状、起病缓急、病程长短和传变、转归、预后诸方面均不尽相同。外感发热病有外感六淫或感染疫毒病史，起病急，一般为持续发热，发病初起即有发热恶寒同时并见，常伴头痛、鼻塞、脉浮等表证。外感发热病经过及时合理治疗则邪除热退，预后多数较好。内伤发热起病多缓慢而病程长，病由七情刺激、饮食所伤或劳倦、久病而发，临床上发热多呈间歇性，时作时止，或自觉发热、无心烦热而体温无升高，初起但发热而不恶寒，且无明显的传变阶段，又兼其他脏腑虚实症状，多伴见乏力神疲、自汗、盗汗、脉弱无力等症状。可借助现代实验室检验、检查技术协助鉴别传染病、感染性疾病。

临床上，外感发热和内伤发热还可以相互转化和重叠，例如有些内伤发热是由于反复感受外邪或由急性外感发热病失治而形成或诱发加重的。而内伤发热，尤其是脏腑气血阴阳亏虚者，卫外抗邪能力减弱，特别容易感受六淫、疫毒之气。罹患杂病复感外邪所致之发热，为临床所常见，如免疫性疾病、糖尿病等内分泌疾病、血液病、肿瘤、脑血管病等可合并多种急性感染性疾病而发热。临床需辨病与辨证结合，细察详诊，判断标本、缓急、轻重。

2. 内伤发热病辨证纲要

内伤发热是指以情志、饮食、劳倦为病因，由气血阴阳亏虚、脏腑功能失调而引起的发热。凡非因外感所导致的发热均属内伤发热的范围。内科常见于功能性低热、原因不明发热，以及结核病、慢性感染性疾病、肿瘤、血液病、结缔组织病、内分泌疾病等以发热为主要临床表现者。此外，妇科产后发热、乳痈，外科痈疮、疔毒、流注、流痰、内痈（如肠痈、胃痈、肺痈等），皆有发热症状，均属杂病发热的范围，不可忽略。内伤发热病的辨证以脏腑辨证为总纲，以五脏相关学说为指导。

脏腑辨证是中医辨证论治的核心。临床上杂病的辨证方法有气血津液辨证、十二经脉辨证、脏腑辨证等，各有特点，而从脏象学说来看，气血津液、十二经脉俱统属于五脏六腑，十二经脉的病证与五脏六腑密切相关，气血津液的病变不能离开脏腑而孤立存在，临床要辨明内伤病证的部位、性质，并指导治疗，都必须落实到脏腑上。因此，内伤发热病辨证可以脏腑辨证为总纲，首先辨其病位在脾胃、肝胆、肾或膀胱、心或小肠、肺或大肠。例如，发热每因劳累而起，伴乏力自汗、食少便溏或食后腹胀，病在脾胃；发热因郁怒而起，伴胸胁胀痛，叹气则舒，口苦口干，病位在肝；发热因房劳太过而起，伴腰膝酸痛无力、夜尿频，病位在肾。进而辨证候之虚实：由于气郁、痰湿、血瘀、内生五邪所致之发热属实，如大肠湿热证、小肠湿热证、膀胱湿热证、风湿热痹证等；因于阴阳气血亏虚所致者属虚，如肝肾阴虚发热证、心脾血虚发热证、肺脾气虚发热证、脾肾阳虚发热证（真寒假热证）等。虚实证候之间可以相互兼夹、转化，形成虚实错杂之证。气血阴阳亏虚而致发热者，可兼夹湿、痰、郁、瘀诸实邪，形成虚实错杂之证，如气虚发热迁延不愈可致气滞血瘀而成气虚血瘀之发热；同样，气郁、痰湿和瘀血所致发热，日久可损及气血阴阳，病情由实转虚，如气郁发热日久耗伤正气则成肝郁脾虚之发热。

以五脏相关学说为指导，指的是中医五脏是一个整体，相互之间关系密切，五脏之间有生克乘侮的关系，脏腑之间有互为表里的联系，因此脏腑辨证要从整体出发，不仅要考虑一脏一腑的病理变化，还必须注意脏腑间的相互影响。虽然内伤发热病的证候不如外感发热病有明显的、迅速的传变，但是内伤发热病亦不是只在一脏一腑一经不移，而是也有互相影响、互相传变的关系。以肝与其他脏系的相互关系为例，其内伤发热证候主要有：①肝火犯肺（木火刑金），多为潮热，并见咯血、易怒、胸疼等。②心肝火旺（木盛火炽），燥热或自觉发热，并见渴喜冷饮、易怒、夜寐不安、头痛甚或发狂。③肝虚及肾，多为潮热、低热，并见头晕目眩、腰膝酸软、咽干喉痛、盗汗、男子梦遗、女子月经不调等。④肝木乘脾或肝郁脾虚，多为郁热，表现为局部灼热或自觉发热，并见胁痛、脘腹胀痛或呕吐或泄泻等。五脏相关学说在治疗上更有其妙用，《难经》就有泻南补北之治法，在《难经》这一治则的提示下，后世又有隔脏论治之法。内伤发热病的辨证论治应以五脏相关学说为指导。[13]

六、结语

近年来，中医学者从多个角度展开了有关发热病学的有益探索，研究专著日益增多，如万友生教授对以八纲统一寒温辨证进行了深入的探讨，

1988年写成《寒温统一论》，又于1989年出版了《热病学》。他说："现今多数中医学者已认识到伤寒和温病都属于外感热病范围，也认识到外感热病和内伤热病既有区别又有联系，寒温外感热病和内伤热病应作为一个整体进行研究。"[14]又如朱曾柏研究内伤发热病专题并撰写了《论中医内伤热病学》[15]一书。相信经过学界的不懈努力，中医学必将建立起独立而系统的《中医发热病学》学科体系。

展望发热病学，第一要扫除歧视中医之障碍，障碍主要表现在：①中医没有细菌学说不能参与传染病的防治。②以统计学为准绳抹杀中医之疗效。例如，1956年蒲辅周一人成功治疗流行性乙型脑炎167人，卫生部却以其使用了98组中药处方，不具统计学意义，不承认其疗效。③中医药不能重复，怀疑中医药的科学性。不懂中医辨证论治，只照西医的辨病，如何重复？第二要培养"铁杆中医"为当务之急。中医教育之偏差按西医学的观点认为《伤寒论》与《温病学》乃一千年前至几百年前的著作，如今已落后了，乃将这两门经典课降为选修课。致使后之学者，只知细菌病毒之感染与抗生素之应用，而把中医治疗传染病的精粹丢掉了！因此大温课，并深研四大经典，以培养真正能用中医药治病救人的"铁杆中医"，实为当务之急也。第三要进行中药剂型改革，发展中药针剂。血管给药，是西药的一大优点。中药注射剂的研制，是提高中医治疗效率的一大途径。[9]

（刘成丽整理）

参考文献

[1] 邓铁涛. 温病专题讲座第十二讲展望[J]. 新中医，1990（11）：41-42.

[2] 邓铁涛. 温病学说的发生与成长[J]. 中医杂志，1955（5）：6.

[3] 邓铁涛，赵立诚，邓中炎.《伤寒论》叙例辨[J]. 中医杂志，1982（08）：4-6.

[4] 邓铁涛. 温病专题讲座——第二讲 伤寒与温病[J]. 新中医, 1989 (03): 46-47.

[5] 邓铁涛. 温病学说的发生与成长[J]. 中医杂志, 1955 (5): 6-10.

[6] 邓铁涛, 张发荣, 钟嘉熙. 中医外感热病辨证法应不应统一起来 [J]. 新中医, 1982 (8): 46-51.

[7] 广东中医学院编. 中医学新编[M]. 上海: 上海人民出版社, 1971.

[8] 邓铁涛. 学说探讨与临证[M]. 广州: 广东科技出版社, 1981.

[9] 邓铁涛. 论中医诊治传染病[J]. 河南中医, 2006, 26 (1): 1-3.

[10] 靳士英. 邓铁涛教授论传染性非典型肺炎[J]. 现代医院, 2003 (04): 4-6.

[11] 邓铁涛. 治疗"非典": 中医药无可取代[J]. 科技中国, 2004 (10): 84-85.

[12] 邓铁涛: 不以病毒为本[N]. 大公报 (香港), 2003-03-15.

[13] 邓铁涛. 实用中医诊断学[M]. 北京: 人民卫生出版社, 2004.

[14] 万友生. 寒温统一论[M]. 上海: 上海科学技术出版社, 1988.

[15] 朱曾柏. 论中医内伤热病学[M]. 武汉: 湖北科学技术出版社, 1984.

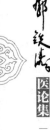

论心主神明

自从西医学对脑的深入研究之后，引发西医与中医对中医的基本理论——心主神明论产生怀疑，出了不少文章，有人认为中医学这个历经2 000多年的错误理论今天应该给予纠正了。这一论断对吗？

中医学和西医学，是两个不同的理论体系。西医学是微观医学，中医学是宏观医学，各有所长，互相补充。不能说只有微观的理论才是科学，凡与微观不合拍的便是不科学。

1983年笔者在新加坡中医学院第十八届毕业生特刊上曾发表《心主神明论》一文。20年后重读，笔者认为此文的观点是对的。

一、在中医的脏象学说下理解"心主神明"

要理解"心主神明说"，首先要理解中医的脏象学说。所谓"脏象"，就是心、肝、脾、肺、肾五个脏的宏观现象，即人体的五大系统，心脏是五大系统的核心。这一学说是中医通过几千年的治疗与预防疾病的观察而升华为理论的。这一理论来源于实践，又能反过来指导实践，实践是检验真理的标准，因此"脏象"学说是科学的。

心主血脉与心主神明，显然中医是把循环系统与高级神经活动结合起来都属于"心"，所以中医还有"心为君主之官"的说法，也就是说"心"居于五脏之首，它是五脏这个人体核心系统中的核心。

为什么中医要把心主血脉与心主神明合一起来，因为两者之间的关系特别密切，有不可分离的关系。在临床治疗上，笔者常用温胆汤加味以治疗冠心病，又用此方以治失眠、神经官能症，同样可以取得一定的效果，这就是一个明证。

二、"心主神明论"的物质基础

（一）推断心脏可分泌激素

心脏这个实质器官，不仅只有血泵的机械作用，它一定有能作用于大脑的分泌物。这绝不是毫无根据的空想。比如西医认识肺脏除了呼吸功能之外还有"非呼吸功能"（即肺还是机体很多内分泌素产生、释放、激活及灭活的主要场所）是近年生理学上的新成就。而中医理论早就指出肺除了主气，司呼吸作用之外，还有"主治节"的作用，即肺有协助"心"来调节整体的功能。肺正是通过对内分泌激素的调节来维持人体内环境的稳定的。中医虽然没有这些内分泌激素名词，但在临床治疗上，却知道运用理肺之药达到维持人体内稳态之目的。相信当人工心脏的使用扩大之时，就会发现心脏的内分泌物质的存在及其重要性，也就证明中医这个"心主神明论"的正确性了。当然道路是相当长的，正如英国生理学家哈里斯（G·Harris）在1937年就提出，如果下丘脑不是通过神经来控制垂体的话，那就一定是通过化学信号来控制的假设。罗歇·吉耶曼（RogerC·L·Gusllemine）和安德鲁·沙利（Anderw Vschally）两个研究组用100万头猪和几百万只羊的下丘脑，进行了艰苦的研究，1970年哈里斯的假说才被证明其正确性。笔者相信"心主神明论"说也一定会得到证实的。

（二）心内激素的产生

1983年3月24日外电报道，第一个植入人工心脏患者克拉克于3月23日死亡。外电引述为克拉克植入人工心脏的外科医生德夫里斯的话说："虽然塑料心脏不断泵血，但克拉克的血管变得松弛无力，发生膨胀，他的循环系统不能保持把带氧的血推向全身器官所需的压力。他的结肠功能丧

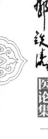

失了，接着他的肾功能丧失了，然后大脑功能丧失了。"笔者估计心脏被置换之后"心激素"的分泌停止了，当肺脏代替心的部分功能维持超过了一定的限度，"心激素"在体内的储存用尽之时，生命便终止了。克拉克病例说明，要使人工心脏能长期显效，必须寻找心脏的内分泌素，并从而证实与提高"心主神明论"。（1983年4月10日）

心脏是否有激素分泌？这一问题，在上文发表后1年即1984年，初步得到证实。据报道，黎巴嫩学者那莫尔博士发现心脏分泌一种直接进入血液的激素，能减轻动脉血管压力，并命名此激素为ANF。笔者相信能作用于大脑皮层的心激素总有一天会被发现的。当然，假设不等于现实。

三、"脑主神明"不能取代"心主神明"

中医从宏观得来的理论，不能用微观理论随便加以否定。检验真理的唯一标准是实践。光明日报2002年9月6日《刘海若恢复迅速》的消息指出："促进她苏醒及康复治疗中，中药、针灸、中医按摩显示出独特的优势。"如果视中医"心主神明"的理论是错误的，又如何解释中医药治疗使已被英国医生宣判为脑死亡之刘海若的苏醒显出独特的优势呢？

理论是指导实践的，不知主张"脑主神明"以改造"心主神明"论者，提出哪些高明的理、法、方、药以提高临床水平，或提出一整套"脑主神明"与中医理论相融合，从而大大提高中医的理论水平，使中医学上一个台阶。可惜从那些文章中，未看到在这方面有建设性的东西！以"脑主神明"取代"心主神明"是一种中医学的创新吗？脑的功能，西医学已取得使人叹服的成果，因此主张"脑主神明"者用不着花大力气去研究，想研究也很难超过西方学者。提倡者无非是借西医学以改造中医学耳。要改造"心主神明"论将从何入手？有什么规划蓝图？有什么办法使"脑主神明"与中医之系统理论融合？这一切问题好像是该别人去做的事情了。写这样的文章太轻松了。但这好比把中医学殿堂的正梁拆掉，扯一些石棉瓦盖上去，或放上一个彩色的塑料支架，一个现代化的中医学就弄成了。

这样做实在太过危险了！大厦将倾，中医危矣！

回想汉代张仲景对传染病的研究，写成名著《伤寒论》，至金元时期刘完素主火、朱震亨养阴，明代吴又可之《瘟疫论》，历经千年到清代叶天士、吴鞠通等众多名医的深入研究，然后出现温病学说，补充了《伤寒论》之不足，但温病学说不能取代伤寒学说。用伤寒学说结合温病学说治疗传染病，在20世纪前半叶，在抗生素发明之前，其治疗效果远远超过对脑神经认识深刻之西医学。至今，治疗流行性乙型脑炎的疗效中医仍然领先于西医。而今天欲把中医带向"脑主神明论"者，手中并无任何成熟的方法，也无任何成果之时，便提出以"脑主神明论"取代或变革"心主神明论"。取而代之不是简单的几个字，请问变革之内涵何在？笔者赞成中医理论要不断创新发展，但反对以创新为口号，丢掉中医学之精华。

四、"心主神明"的临床应用

（一）点舌法

中医认为"心主神明""舌为心之苗"，笔者对于吞咽反射消失的患者，往往采用点舌之法救治，有时收到较理想之效果。所谓"点舌"之法，就是用紫雪丹、至宝丹、安宫牛黄丸、苏合香丸，或含有冰片、麝香、牛黄的丸散点放舌上，从舌上吸收，能达到醒脑恢复吞咽之作用。几年前，广州中医学院第一附属医院收治一例心肌梗死合并心律失常、心衰、感染的患者，患者已昏迷，吞咽反射消失，笔者诊断为真心痛合并暑入心包之证，急用至宝丹一枚水溶用棉签蘸点舌上，不停地点，当丸药厚铺舌面，则用开水点化之，化薄后继续点药。约半小时，患者已有吞咽反射，取得口服中药之可能。点舌法是根据"心主神明""心开窍于舌"的中医理论，结合临床实际所创造的新方法，值得进一步推广。

（二）甘麦大枣汤补益心脾，治疗神志疾病

甘麦大枣汤，该方出自《金匮要略》，主治脏躁证。《金匮心典》

说：“血虚脏躁，则内火扰而神不宁，悲伤欲哭，有如神灵……”，《内经》云：“心藏神，神有余则笑不休，神不足则悲。”心主神明，悲伤欲哭，像如神明所作，是故脏躁病与心有关。临床上，脏躁可表现为神经官能症，失眠等，甘麦大枣汤的用法是用1～2汤匙面粉，先用少许凉开水调匀，再用煎好滚烫之甘草、大枣汁冲熟后内服。方中甘草甘缓和中，小麦养心气，大枣健脾补中，药虽3味，心脾并补，养心安神，甘缓和中，小麦改为麦面粉效果更好。若用甘麦大枣汤治失眠则用面粉最佳。

五、结语

中医学2 000多年来不断在发展，有些理论看似落后实际先进。但无可否认，2 000多年来中医学只在“量变”中发展壮大，却未发生“质”的飞跃，20世纪中医被怀疑、被轻视、被歧视和被排斥达半个多世纪，而20世纪的自然科学无法给中医以较大的帮助。估计21世纪的新技术革命，会给中医带来极大的帮助，中医药学与新科技相结合，会给中医学带来“质变”式的飞跃的发展。当然，这是在中医学自身发展规律中的飞跃发展，绝非是拿来西医学说以改造中医学理论的发展。

（余洁英整理）

参考文献

[1] 邓铁涛．心主神明论的科学性[J]．新中医，2003，35（3）：15-16.

[2] 邓铁涛．邓铁涛医学文集·邓铁涛医话集[M]．北京：人民卫生出版社，2001：237-238.

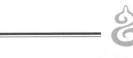

论脾胃学说

脾胃为后天之本，是人体重要的脏腑。历代医家对脾胃进行了很多的研究，各家对脾胃的论述，是我国医学宝贵遗产之一，值得发掘整理提高。[1]

一、脾胃学说的形成和发展

脾胃学说，自《内经》至今历2 000多年，内容十分丰富，对临床医学贡献很大，值得深入发掘和钻研。[1]

（一）《内经》论脾胃的功能

《内经》除对脾胃的解剖有粗略的记述外，对于脾胃的生理功能、病因病机、证候诊断治疗均做了多方面的论述，从而奠定了脾胃学说的基础。《内经》对脾胃功能的论述散见于各篇，现摘要列表如下：

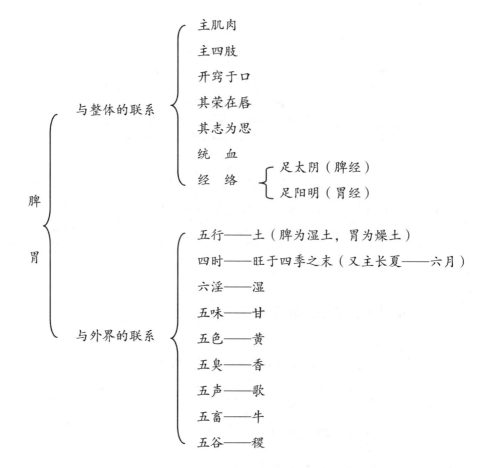

脾与胃分属一脏一腑，共营受纳与运化的功能。《内经》论运化的过程，大略如下表：

饮食→胃→脾 {
散精于肝→筋
浊气归心→脉→肺 { 百脉 / 皮毛 } 六腑→留于四脏 { 阴平阳秘 }
肺→膀胱→水精四布→五经→五脏
}

《内经》有些论述较难理解，特别是与外界联系的部分。在脏象学说中，的确有其牵强附会的地方，要逐步加以扬弃。但《内经》把人体看成一个整体，并将脾胃建立在脏腑经络系统中，这个观点已在医疗实践中反复证明确实行之有效。人与自然界的联系，从机体内外环境统一的观点来看，也是合于辩证法的。至于其中有不尽不实之处，则可以批判地继承。[2]

（二）张仲景的脏腑经络论脾胃

张仲景在《金匮要略》中提出"四季脾旺不受邪"之说，含有预防思想，指出脾胃健旺对预防疾病的重要性。又根据传统的五脏相互关系，指出脾与肝的发病关系与治疗原则，强调了"见肝之病，知肝传脾，当先实脾"，以治未病之脏。重申了《难经·七十七难》治未病的观点："所谓治未病者，见肝之病，则知肝当传之与脾，故先实其脾气，无令得受肝之邪，故曰治未病焉。"又补充了未病防传的内容，这些观点对后世脾胃研究产生了深远的影响。特别是"四季脾旺不受邪，即无补之"说，指出了一个重要的问题——脾胃健旺不会受邪气的侵犯，这对元代李东垣的影响是十分深刻的。[1]

（三）李东垣的《脾胃论》

李东垣重视脾胃，后人称为补土（脾）派宗师，著有《内外伤辨惑论》《脾胃论》《兰室秘藏》等书。李东垣较为突出的论点有：①内因脾胃为主论。李东垣认为，内在元气是人体健康最重要的因素。养生当贵元气，元气不充，诸病可以由此产生，而元气的充足与否，视乎脾胃之气有无所伤。至于脾胃的损伤，可因饮食不节、劳倦过度或七情所伤而致。李东垣此说对于消化系统疾病的预防有重要价值。②治脾胃以升发脾阳为主。李东垣认为，脾胃为人身升降的枢纽。脾主升，把水谷精微之气，上输心肺，流布全身；胃主降，使糟粕秽浊从下而出。一升一降，使人体气机生生不息。李东垣主张升清降浊以调理脾胃，而升清与降浊两者，主要方面在于升清。许多疾病的发生与脾阳不升有密切的关系，故治疗主张升补脾阳，创立了不少以升阳为主的方剂。升发脾阳对于一些消化系统的疾病的确有效。如补中益气汤对于胃下垂、黄芪建中汤对于溃疡病，都是以升发脾阳收到治疗效果的。③"火与元气不两立"说。李东垣认为脾虚病人往往兼相火之证，如胃炎、胃窦炎或溃疡病、慢性胃肠炎等，李东垣此法有一定效果。[3]

（四）张景岳论治脾胃

张景岳认为脾胃有病应当治疗脾胃。但脾为土脏，灌溉四旁，所以五脏都有脾胃之气，而脾胃之中也有五脏之气，所谓"互为相使"，五脏有可分和不可分的关系。因此善治脾者，能调理五脏，即可以治脾胃。同样，能治脾胃，使食进胃强，就可以安五脏。这是五脏相关学说对脾胃病治疗的运用，值得重视。[1]

"如肝邪之犯脾者，肝脾俱实，单平肝气可也；肝强脾弱，舍肝而救脾可也。心邪之犯脾者，心火炽盛，清火可也；心火不足，补火以生脾可也。肺邪之犯脾者，肺气壅塞，当泄肺以苏脾之滞；肺气不足，当补肺以防脾之虚。肾邪之犯脾者，脾虚则水能反克，救脾为主；肾虚则启闭无权，壮肾为先。至若胃司受纳，脾主运化。若能纳而不化，此脾虚之兆易见，若既不能纳又不能运，此脾胃之气俱已大亏，即速用十全大补、六味回阳等剂犹恐不及，而尚欲以山楂、茯苓、枳实、白术之类冀为脾胃之永赖乎？是以脾胃受伤，但使能去伤脾者，即俱是脾胃之药。"（《景岳全书·论治脾胃》）它不仅适用于治脾胃，引申到治五脏，也可以本此精神。[1]

（五）叶天士养胃阴说

叶天士是清代著名医学家，对脾胃学说有新的见解。华岫云对叶天士有关脾胃的见解曾加以阐述，指出"盖东垣之法，不过详于治脾而略于治胃耳"；至叶天士始知脾胃当分析而论："胃属戊土，脾属己土，戊阳己阴，阴阳之性有别。脏宜藏，腑宜通，体用各殊。若脾阳不足，胃有寒湿，一脏一腑，皆宜于温燥升运。"（《临证指南医案·脾胃》）用李东垣之法，效如桴鼓；若脾阳不亏，胃有燥火，则当遵叶天士养胃阴之法。叶天士对养胃阴法的理论确实补充了李东垣之不足。[1]根据个人体会，萎缩性胃炎、胃酸减少以及其他胃病，出现舌嫩苔少甚至剥苔者，多宜用养胃阴之法治疗。[3]

脾胃学说是在《内经》论述脾胃的生理、病理的基础上发展起来的。汉代张仲景《金匮要略》提出"四季脾旺不受邪"和"见肝之病，知肝传脾，当先实脾"的论点。在上述学说的影响下，直到金元时期的李东垣著《脾胃论》而开始了脾胃学说的新篇章。清代叶天士又提出脾胃当分析而论，胃有燥火，则当用养胃阴之法，确实补充了李东垣之不足。而脾胃学说自元代至明清时期，多从补虚方面取得成就。虽然张景岳有"故善治脾者，能调五脏即所以治脾胃也"的说法，但景岳本身也是个温补派。病分虚实，若要探讨脾胃之实质，应把"攻下"方面的成就合起来研究。[3]把有关的学说集中起来，取长补短，我们就能对脾胃学说有个比较完整的认识。[1]

二、脾胃学说的理论探讨

（一）东垣脾胃论

脾胃学说的代表著作首推金代李东垣的《脾胃论》与《内外伤辨惑论》两书。此两书既继承了前代学说，又提出了新的见解，有所发明，有所创造。直至今天，用这一学说指导临床，确有一定的效果，值得加以发掘提高。[4]

李东垣脾胃学说的成就，不是偶然的，是特定的历史条件下产生的。①李东垣生于金元时期，连年战争，人民长期处于饥饱失常、忧思、劳役等水深火热之中，其所生之疾病与和平年代不同。李东垣认为饥饱失常、忧思、劳役均致脾胃受伤，于是有脾胃受伤诸病由生的病因论的创立。②《四库全书总目提要》说："儒之门户分于宋，医之门户分于金元"。宋代儒家在哲学上有唯心论与唯物论的学术争鸣，到金元时期引发医学学术的争鸣。这是李东垣敢于创立新学说的文化背景。李东垣能创立众多名方则是受张元素"运气不齐，古今异轨，古方今病不相能也"的创新思想的影响。[5]

根据上述，可以说李东垣科研之所以成功，有如下之特点：①继承《内经》《难经》及《伤寒论》的系统理论。②接受张元素脏腑辨证论治及创新思想。③从实践中掌握当时疾病的特点，理论与实践紧密结合，创立新学说。[5]

李东垣的一生是医疗实践的一生，也是研究脾胃学说的一生。李东垣成功，并非采用现代实验研究的方法，而是中医学的传统研究方法。即继承前人的理论—进行临床实践—总结提高—创立新论。临床实践是传统研究的最重要一环，在继承前人理论的指导下诊查患者、治疗患者，给患者以治疗信息，进而收集患者接受治疗后反馈的信息，如是循环往复，总结提高上升为理论，以修改、补充前人的论述。[5]

李东垣主要论点有以下几点。

1. 内因脾胃为主论

李东垣认为内在的元气充足，则疾病无从发生。元气充足与否，关键在于脾胃是否健旺。《脾胃论·脾胃虚实传变论》说："历观诸篇而参考之，则元气之充足，皆由脾胃之气无所伤，而后能滋养元气。若胃气之本弱，饮食自倍，则脾胃之气既伤，而元气亦不能充，而诸病之所由生也。"又说："至于经论天地之邪气，感则害人五脏六腑，及形气俱虚，乃受外邪，不因虚邪，贼邪不能独伤人，诸病从脾胃而生明矣。"这就是说，不论外感或内伤杂病的发生都由脾胃之气受损害所致。并进一步指出脾胃的受伤，往往由于饮食失节、寒温不适、劳倦过度、七情所伤等积聚而成。李东垣此说是汉代张仲景《金匮要略》中"四季脾王（旺）不受邪"说的进一步发展。[4]

"内因脾胃为主论"提出脾胃内伤与发病关系，是中医病因学说的一大发现，为脾胃学说确立了坚实的基础，为攻克疑难病症找到了新的治疗途径，并为明代李中梓的"脾胃为后天之本"学说开了先河。[5]

脾胃受伤，使人体的元气不足，抗病能力减弱，其他疾病就容易发生，这是有道理的。也可以说脾胃健旺是防治疾病的重要内在因素之一。但是，如果说一切疾病的发生，都由于脾胃受伤，那就不符合辩证法了。[4]

2. 升发脾阳说

李东垣认为脾胃是人身气机升降的枢纽。脾主升，把水谷精微之气，上输心肺，流布全身。胃主降，使糟粕秽浊从下而出。一升一降，使人体气机生生不息。主张升清降浊以调理脾胃，而升清降浊两者中，主要方面又在于升清。认为许多疾病（包括五官疾病）的发生，与脾阳不升有密切的关系，故创立不少以升阳为主的方剂，如补中益气汤、升阳益胃汤、升阳除湿汤、升阳散火汤、升阳补气汤等，都以升发脾阳为宗旨。[4]

上述方剂中以补中益气汤最著名。此方以人参、黄芪、甘草等甘温之品以补中气；白术、甘草以健脾；当归质润辛温入血以配人参、黄芪，气为血帅，血为气母，补气为主配以血药；当归质润以配白术之燥，使补阳不致有所偏；陈皮行气以反佐人参、黄芪，足见配方含有朴素的辩证法思想。本方加入升麻与柴胡有画龙点睛的作用，这不能不归功于升发脾阳这一指导思想了。补中益气汤的主药应为人参、黄芪，而黄芪更是主药中的主药，但如果补中益气汤不用升麻、柴胡，升提之力便大为逊色，这是临床实践所反复证明的事实。[4]

"升发脾阳"说是治疗大法的一个创新，是总括脾胃内伤所发生的各种病证的治疗大法。临床实践用之效如桴鼓。[5]

3. 相火为元气之贼说

李东垣认为，饮食不节，寒温不适，足以损伤脾胃。喜怒忧恐，劳累过度，便耗损元气。当脾胃受伤、元气不足时，心火可能独盛。但这种独盛的心火，不是真正的阳火，而实际是阴火，是代替心火的相火，这种相火是下焦包络之火，为元气之贼。这种火与元气不两立，一胜则一负。[4]

相火为元气之贼说讨论的是病机问题，虽然后世议论较多，但验之于临床，有指导作用。脾胃气虚，不但可见阳气不足之证，亦每兼有虚火之证，若只顾补其脾气则虚火更甚，反伤脾胃之气，故李东垣一再强调"火与元气不两立"，此火乃病理过程中产生的"阴火"。[5]

明代张景岳对李东垣这一论点有异议，认为于理不通。张景岳在《景岳全书·论东垣脾胃论》中指出，元气既损，多见生旺的阳气日减，神气日消，怎能反助心火？脾胃属土，得火则生，怎么能说火胜侵犯脾土？为什么不说寒与元气不两立，而反说火与元气不两立呢？并批评李东垣用药多而轻，补中益气汤中加入0.6～0.9克的黄芩、黄连以制火虽然败不了元气，但用2克左右的人参、白术则补不了元气。[4]

张景岳的理论是较符合中医的传统理论的。但《脾胃论》中一再提及火与元气不两立，再三提及火乘土位。考其用方，又往往于升阳药中加入黄芩、黄连，并制订"补脾胃泻阴火升阳汤"。可见李东垣的这一论点是有实践做根据的，不过他的分析的确难以自圆其说。应该说，在临床中往往见脾胃气虚而兼见虚火之证，不应说火与元气不两立。这类病可能在当时更多，因此，李东垣便提出火与元气不两立之说。今天临床所见这样的例子也不少。笔者也常在补脾药中加黄芩、黄连，以治胃病。例如四君子汤合左金丸治疗胃溃疡、胃窦炎，用之对证有一定的效果。[4]

4. 内伤发热辨

《内外伤辨惑论》对阴证、阳证、脉象、寒热、手心手背热、头痛、四肢等详论内伤与外感的鉴别之后说："脾胃之证与外感风寒所得之证颇同而理异。内伤脾胃乃伤其气，外感风寒乃伤其形，伤外为有余，有余者泻之，伤内为不足，不足者补之。汗之、下之、吐之、克之皆泻也；温之、和之、调之、养之皆补也。内伤不足之病，苟误认作外感有余之病而反泻之，则虚其虚也。……惟当以甘温之剂补其中，升其阳，甘寒以泻其火则愈。"《内经》曰："劳者温之，损者温之。盖温能除大热，大忌苦寒之药泻胃土耳，今立补中益气汤。"用甘温药以治发高烧的患者，虽然这种治法的适应证不算多，但的确是值得我们注意的一项理论与经验。[4]

一般对于发热特别是高热的患者，首先应从外感、实热证等去考虑问题。在治疗原则上，多从解表、清热等方面着手。对那些久热不退的病证，也是适用养阴清热法为多。李东垣学说提醒我们还要注意脾胃损伤的发热证，甘温法能除大热（高热）。自元明以来，有关这方面的方药，不限于补中益气汤，一些甘温健脾的方药，均能收到意想不到的效果。[4]

"甘温除大热"法是对伤寒与热病等外感发热病的一大补充，李东垣的研究首先取得突破的是——内伤可以发热，不仅阴虚可以发热，阳虚也可以发热，而且可以发高热。对阴虚生内热、阳虚生外寒的经典论点，是一个突破。[5]

李东垣的脾胃学说经过明清以来医家的批评与发扬，得到了发展。例如叶天士指出李东垣着重升发脾阳而忽视养胃阴。叶天士的养胃阴说，即在临床实践上丰富了脾胃学说。[4]

（二）攻下派

脾胃学说，自李东垣以至叶天士，多从补虚方面加以发挥。今天看来，特别在不少消化系统疾病中，应重视发掘"补"的对立面"攻下"的经验与理论。这方面的工作，近年已有不少可喜的成就。[1]

攻下法早见于《伤寒论》和《金匮要略》。叶天士指出："仲景急下存津，其治在胃。"可见，叶天士养胃阴之说是受到张仲景的启发。近年有不少总结报道，如治疗肠梗阻的大承气汤，治疗急性胰腺炎的大柴胡汤，治疗急性阑尾炎的大黄牡丹皮汤，都是《伤寒》《金匮》的方剂。足见汉代对"攻下"的理法方药方面已有一定的成就。[1]

到金元时期的张子和，治病强调用汗、吐、下三法，被后人称为攻下派。张子和说："下之攻病，人亦所恶闻也。然积聚陈莝于中，留结寒热于内，留之则是耶？逐之则是耶？《内经》一书，惟以气血通流为贵。世俗庸工，惟以闭塞为贵，又止知下之为泻，又当知《内经》之所谓下者，乃所谓补也。陈莝去而肠胃洁，癥瘕尽而营卫昌，不补之中有真补者存焉。"（《儒门事亲·凡在下者皆可下式》）张子和这个论点是有道理的。事物都是一分为二的。脾胃有虚证，便有实证；有寒证，也有热证。治疗原则自应有攻、补、温、凉，补之中又有补阳与养阴之别。[1]

根据临床报道来看，消化系统疾病肝硬化腹水之用十枣汤、胆石与胆囊炎之用排石汤、急性胰腺炎之用大柴胡汤加减、急性阑尾炎之用大黄牡丹皮汤、急性肠梗阻之用大承气汤等，都是用攻下法取得效果的。[3]

（三）甘温除大热

内伤发热及甘温可以除大热，这个问题笔者曾在多篇文章中都有提及，但读了一些书刊报道的文章，总觉得对这一问题有必要再谈谈个人的看法，以就正于同道。[6]

贾得道先生之《中国医学史略》对李东垣评价说："概括说来，李氏强调脾胃的作用，确实有其独到之处，对中医理论与实践的发展，影响很大。但他喜用升发温补之品，特别是倡导'甘温除热'的说法，其流弊也很不小。后世医家虽有许多人以曲说为其辩解，但他的这种一偏之见，是很难加以讳饰的。"[7]贾得道先生这一批判似乎有点武断，他不但反对甘温除热法，连李东垣的升发温补之创新成就也顺带贬低了。这一事实启发了笔者，作为一个中医史学家，必须参加中医临床工作，经过一定的临床锻炼，对古往今来的各家学说才能做出比较中肯的评价，因此笔者培养的中医史研究生，都要求参加临床工作，哪怕毕业以后，争取机会到学校的附属医院参加临证工作。当然一个人不可能把古往今来的学说一一加以验证，但通过临床工作，会巩固对中医药学术的信心，能根据中医的理论体系去思考问题、去指导实践，不会随便用西医的理论去对号入座，把能对上号的视为科学，对不上号的便以为非科学。这在今天对中青年一代中医是一个很紧要的问题！[6]

甘温除大热乃李东垣先生一大发明。《内外伤辨惑论》是李东垣先生第一本专著，他有感于当时医家以外感法治一切发热之证，认为流弊很不小，为了补偏救弊乃著书以活人。李东垣自序说："《内外伤辨惑论》一篇，以证世人用药之误，陵谷变迁，忽成老境，神志既惰，懒于语言，此论束之高阁16年矣。昆仑范尊师，曲相奖借，屡以活人为言……就令著述不已，精力衰耗，书成而死，不愈于无益而生乎，予敬受其言，仅力疾就成之。"读其序如见其人。一位医德高尚的老学者俨然就在我们的面前，让我们肃然起敬。《内外伤辨惑论》完成之后，他接着写出不朽之作《脾胃论》。在此论中，内伤发热之论更臻完善。李东垣脾胃之论（包括"甘温除大热"之论）是其毕生科学研究之成果，今天如果未经验证，便挥动史家之笔，一予勾销，这比之700多年前之李东垣先生，谁是真正的科学家呢？！贾得道先生说"后世医家虽有许多人以曲说为其辩解"，足以证明李东垣先生甘温除大热法，已后继有人，估计700多年来，后世运用此法已活人无算了，其功岂小哉？[6]

当然对李东垣先生此说未能充分理解者亦不少，近年在杂志与报刊上，偶或见之。如说"热"乃虚热，是患者自觉发热，而体温计测之则无发热；或曰甘温所除之"大热"不是"高热"。这些学者比之贾得道不同，承认甘温药可以治发热，只对大热有怀疑耳。《中医大辞典》有甘温除热条云："用甘温药治疗因虚而身热的方法。如气虚发热，症见身热有汗，渴欲热饮，少气懒言，舌嫩色淡，脉虚大者，用补中益气汤。产后或劳倦内伤发热，症见肌热面赤，烦渴欲饮，舌淡红，脉洪大而虚，用当归补血汤。"辞典是按照大多数人所公认者而修编的，故只设甘温除热条，而无甘温除大热条。我们复习一下李东垣《内外伤辨惑论·辨寒热》是怎么说的，他说："是热也，非表伤寒邪皮毛间发热也，乃肾间受脾胃下流之湿气，闭塞其下，致阴火上冲，作蒸蒸而燥热，上彻头顶，旁彻皮毛，浑身燥热作，须待坦衣露居，近寒凉处即已，或热极而汗出亦解。"虽然700年前没有体温计，但从李东垣这段文字来看，其所指之发热，是高热，不是低热，更不是自觉之发热明矣。至于此种发热之论治，《内外伤辨惑论·饮食劳倦论》说："脾胃气虚……则气高而喘，身烦热，为头痛为渴而脉洪大……然而与外感风寒所得之证颇同而理异。内伤脾胃乃伤其气，外感风寒乃伤其形，伤外为有余，有余者泻之，伤内为不足，不足者补之……《内经》曰，劳者温之，损者温之，盖温能除大热，大忌苦寒之药泻胃土耳。今立补中益气汤……"从上述引文，可见李东垣所指之大热，以白虎汤证为对照也，为了区别于白虎汤证，故不言壮热而称之为大热耳。若以体温计测之则可称之为高热，亦包括扪之壮热、久按热减之中热一类因虚而致之发热。当然，甘温法亦可以治疗自觉发热而体温计测之无热及低热之属于脾胃气虚之证者。[6]

正如《中医大辞典》甘温除热条所说，除了气虚发热宜用补中益气汤之外，又补充了产后劳倦内伤之发热用当归补血汤之证。这是后世发展了李东垣的理论与经验。其实甘温除大热，何止补中益气汤与当归补血汤二方。笔者曾用归脾汤治1例发热39℃之患者（案见《学说探讨与临证》第81页），广州中医学院第一附属医院黎炳南教授用十全大补汤加减治1例产后高热40℃之患者。至于中等度发热，笔者喜用桂甘龙牡汤及桂枝加龙骨牡蛎汤。1例流行性乙型脑炎久热（38℃）不退，以及1例肠伤寒中西药并用而仍发热38℃左右之证，诊其舌质淡嫩，脉见虚象，均用桂甘龙牡汤而愈。上引之病例不多，因适用甘温除热法治疗的病属少见。实践是检验真理的标准，也许有人怀疑这些病案是否属实，《中医杂志》1990年第8期专题笔谈栏专门讨论《甘温除大热的理论与实践》，参加讨论的同志不少，遍布多个省市，应该是有代表性的，是确切的资料，不妨引其中一些资料以证实甘温除大热法是超出于西方医学而大大领先于世界的理论与经验。

参加笔谈讨论共有10位专家，其中对甘温能否除大热持肯定态度的占绝大多数，10位专家中，有8位专家共报道了10个典型病案，这10例病案中，除1例无记载体温情况外，其他9例体温均在39℃以上，其中超过40℃的有4例。所涉及的病种范围相当广泛，如急性白血病、黄疸型急性甲型肝炎、败血症、中毒性心肌炎、硬皮病、流行性乙型脑炎、迁延性肺炎、大叶性肺炎、麻疹合并肺炎、心力衰竭、产后高热、子宫切除术和脾切除术术后高热以及原因未明之长期高热等等。

当然，对于虚实夹杂证，采用补中益气汤为基本方剂以外，还应根据中气虚弱之轻重、累及脏腑之多寡、兼挟证之有无等等而辨证加减，灵活运用。对于气虚与实邪兼挟之发热，并非单纯虚热者，治疗除了甘温益气以外，并不排除配合苦寒药，这也符合东垣补中益气加减黄芩之类法。因此甘温除大热法，其用方并不拘泥于补中益气汤，不少专家还选用了升阳散火汤、升阳益胃汤、黄芪人参汤、归脾汤、四君子汤以及桂附八味丸引火归原法等等进行治疗取得效果。李东垣在补中益气汤方后加减多达25条，足以示人辨证加减之重要。

综合笔谈各位专家所见，甘温除大热有其特定的含义，即指气虚抑或阳虚所致之发热。其发热程度可随阳气虚衰、虚阳亢奋的程度不同而不同，亢奋程度重的则发高热，否则发低热。因此，体温表上是否显示发热或高热，不能作为我们是否采用甘温除大热法的依据，关键在抓住气虚或阳虚这一本质，这也说明了为什么不必拘于补中益气汤，而可以采用升阳益胃汤、归脾汤、桂附八味丸等其他方剂的道理。这些都说明中医学在发展，现代高明的中医有些已超过了李东垣，李东垣有知当含笑于九泉也，只可惜高明的中医在今天大好形势下成长太慢耳！

总而言之，甘温能够除大热，实践已经做出检验，回答是明确而肯定的。[4]

（四）补脾与免疫功能的关系

张仲景的"四季脾旺不受邪"与李东垣的"内因脾胃为主论"，均提出了脾胃与预防疾病的关系。笔者认为，健脾与免疫机理可能有十分密切的关系，这是脾胃学说中的一个值得重视的问题。[2]从实践来看，脾胃的健旺与身体免疫功能的强弱和疾病的预防有十分密切的关系。如针刺经外奇穴、四缝穴，能调理脾胃、健旺脾胃。广州市儿童医院用以治疗蛔虫团梗阻及打蛔虫，收到较好的效果；广州中医学院与中国人民解放军第157医院协作，用以治疗小儿营养不良（疳积），也收到较好的效果。说明针刺四缝穴，确能作用于消化系统疾病。在治疗的同时，还作了X线检查、生化检查和动物实验，证明针刺四缝穴，除了能促进胃肠的机械运动、消化液的分泌外，对营养不良的患儿还能增加白细胞数及白细胞对细菌的吞噬指数。笔者用补中益气汤治疗白细胞减少症收到一定的效果。经研究证实，补脾的中药如黄芪、党参、白术……都有增强免疫功能的作用。当然，能增强免疫功能的药不限于补脾药，但调补脾胃可以增强免疫功能，值得在实验研究方面做深入的探讨。[1]

1961年，广州中医学院与中国人民解放军第157医院进行脾胃学说的研究时，有些资料已可证明"脾旺不易受病"这一论点有现实意义。现就我们临床治疗婴幼儿消化不良和慢性无黄疸型肝炎的治疗和实验观察，初步探讨补脾与免疫功能之间的关系。[3]

婴幼儿消化不良。婴幼儿消化不良，中医称为疳积病，认为饮食不节，脾胃受伤是其发病的主因。1961年，我们共治疗此病患儿37例，其中Ⅲ度11例，Ⅱ度21例，Ⅰ度5例，从健脾施治，采用针四缝穴或捏脊方法治疗，结果明显好转25例，好转10例，无变化2例。治疗后多数病儿的精神、食欲、大便均见好转，体重增加。部分病儿在治疗前后作了X线和实验室检查，发现治疗后多数病儿的胃排空时间缩短，胃液酸度与酶活性均提高，血白细胞增加14.6%～40%，分类以嗜中性粒细胞的增加为明显，其对金黄色葡萄球菌的吞噬率增加0.5～1.5倍，吞噬指数提高0.2～16.7倍。此外，还对实验动物（8只小狗，21只大白鼠）作了针刺四缝穴后的胆汁和胰液分泌的观察，发现胆汁和胰液的分泌，针刺后均较针刺前有所加强。上述资料表明，经针四缝穴或捏脊治疗后，在消化功能改善的同时，防御功能亦随之加强，说明健脾与免疫功能的加强是紧密相连的。

慢性无黄疸型传染性肝炎。本病主要表现为胁痛不适等肝的症状，亦有食欲减退、恶心、上腹部不适、倦怠乏力等脾的症状。本病不单在肝，更重要的是在脾。"见肝之病……当先实脾"，故在治疗上应着重于治脾，兼治肝肾，这是治疗原则。广州中医学院与中国人民解放军第157医院协作治疗慢性无黄疸型肝炎162例，取得一定的疗效，就是以这一理论为依据的。近年来，笔者治疗一些谷丙转氨酶高的慢性肝炎患者，亦多采用健脾为主或兼养肝肾法而收效。

上述病例总的治疗方法，不离健脾，都是在四君子汤的基础上，根据肝肾的情况而加味治疗的。据近年有关四君子汤中单味药物的实验研究报道，皮下注射党参能使小白鼠的白细胞、网织细胞显著增加，在适当的条件下可显著提高其抗高温能力，对环磷酰胺所致的小白鼠白细胞下降有治疗作用。白术有增强网状内皮系统功能的作用，在体外有显著增加白细胞吞噬金黄色葡萄球菌的作用。从茯苓提取的茯苓多糖体，经动物实验证明，具有增强免疫功能的作用，并对多种抗癌药物具有增效作用。甘草有增加垂体—肾上腺皮质系统功能及抗过敏的作用，在体外试验能明显增强白细胞对金黄色葡萄球菌的吞噬功能。其余健脾的药物如黄芪、山药等都有增强免疫功能的作用。[3]

江苏新医学院第一附属医院病理组对"脾虚泄泻"患者的直肠黏膜进行观察，发现有肥大细胞、淋巴细胞和浆细胞数目增加的病例较多，认为可能与免疫功能有关，因而又做了自然花瓣形成试验，结果大部分"脾虚泄泻"患者自然花瓣形成率偏低，经治疗后则有增加的倾向。他们认为"脾虚泄泻"与免疫功能低下有一定的关系。[3]

本文试就中医学脾胃学说的主要论点与消化系统疾病的防治应用问题，初步探讨了脾胃学说中有关脾旺不易受病的观点。通过对婴幼儿消化不良、慢性肝炎的治疗观察以及江苏新医学院对"脾虚泄泻"患者的研究初步说明，脾旺与免疫功能的正常有一定的联系。由此可见，中医理论在中西医结合中的重要性，是不能忽视的。[3]

三、脾胃学说的临证发挥

（一）调脾胃以安他脏

1. 调脾护心。笔者对冠心病治疗，是受到李东垣脾胃学说的影响，认为心气之所以虚，与脾虚有莫大之关系。所以笔者对冠心病的辨证论治，并不如一些人提出的单从血瘀论治，而提出痰瘀相关之说，在临证中逐步形成对冠心病的认识。冠心病是本虚标实之证，本虚在心阳心阴之虚，而广东所见，更多的是心阳虚。治心阳虚，宜益气除痰。张仲景论胸痹的瓜蒌薤白白酒汤以下七方都以祛痰湿为主，其中人参汤即理中汤，乃治脾胃病之名方，笔者治冠心病最常用的方为温胆汤合四君子汤。标实在于痰与瘀，痰瘀相关，而以痰为主（至于心肌梗死则往往以瘀为主）。脾为生痰之源，治痰亦须治脾也。[8]

笔者曾治一冠心病患者，已做心导管造影，多条血管变窄。患者乃杂技演员，不能登台表演已2年。诊其舌胖嫩、苔白、脉虚大、怠倦、声低、心悸、气短、胸闷、胸时痛。一派脾气虚之象，因劳累过度及精神负担重而伤及心脾所致。治则大补脾气以治其心，选补中益气汤加活血除痰药，治2年而继续登台表演，随访至今已愈矣，惜未再做心导管造影。[8]

2．实脾治肝。慢性肝炎，比较常见而反复难治。黄疸型肝炎，中医一向有治黄疸之法，疗效甚佳，故有人以此引申，喜用清利湿热与清肝利胆之法治疗本病。不知慢性肝炎之病位虽然在肝，但其所表现之证，却以脾为突出。从临床表现来看，慢性肝炎患者，大都有怠倦乏力，食欲不振，恶心，腹胀便溏等一系列脾胃的症状；亦有胁痛，胁部不适，头晕失眠等肝的症状。从脏腑辨证而论，应属肝脾同病而以脾病为主之证。[9]从论治的角度来看，《难经·七十七难》说："见肝之病，则知肝当传之于脾，故先实其脾气。"张仲景赞成此说，于《金匮·脏腑经络先后病篇》说："师曰，夫治未病者，见肝之病，知肝传脾，当先实脾，四季脾旺不受邪，即勿补之。"根据这一宝贵的理论，治肝炎应注意"实脾"，是一个十分值得注意的问题。笔者在"实脾"这一思想指导下，积累了一些经验，拟一方名"慢肝六味饮"：党参（或太子参）15～30克，茯苓15克，白术12～15克，甘草5克，川萆薢10克，黄皮树叶15～30克。本方取四君子汤补脾气健运脾阳以"实脾"，用黄皮树叶以疏肝解毒行气化浊，川萆薢入肝胃两经升清而降浊。[9]

3．补脾治肺。肺气肿之患者，咳嗽屡作，有些病例除痰而痰不减，止嗽而嗽不已，颇为棘手。笔者认为肺气肿者其肺必虚，绝大多数患者舌质嫩而有齿印，或脉大而无力，乃肺脾两虚所致。笔者治此病，喜用四君子汤加五爪龙，培土生金以治其本，合三子养亲汤顺气除痰以治标，若气喘重者加鹅管石以降逆气，再根据寒热兼挟加减用药，久治有效。五爪龙即五指毛桃根，有南芪之称，此药性味和平，益气而不提气，扶正而不碍邪，虽有外邪亦不忌。肺气肿患者，交秋之后于病情平稳之时，每周或半月炖服人参10克1次以增强体质，如此行之数年，可望根治。[10]

4．健脾补肾。慢性肾炎主要因脾肾两脏虚损所致，肾炎之水肿，主要是全身气化功能障碍的表现，与肺脾肾关系密切，以肾为本，肺为标，脾为制水之脏。若病至后期，与脾肾的关系尤为密切，此时脾阳虚衰证与肾阳衰微证往往同时出现，而表现为脾肾阳虚，水湿泛滥。治疗上脾肾同治，调补脾气为主。笔者认为脾虚是本病的共性，治疗过程中应时时注意调补脾气，保持脾气的健运，这是关键环节。慢性肾盂肾炎患者往往反复发作不愈，笔者每用四君子汤加珍珠草、小叶凤尾草及百部、桑寄生等药，能收到满意效果。其所以反复不愈者乃脾虚之故也。[8]

（二）脾胃虚损，五脏相关

五脏是一个整体，治一脏可以调四脏，调四脏可以治一脏[1]。这是把朴素的辩证法思想运用于医疗实践的一个例证，是中医学千百年总结出来的精华部分之一。

重症肌无力的病机主要为脾胃虚损，然而与他脏关系亦密切。脾病可以影响他脏，而他脏有病也可影响脾脏。从而形成多脏同病的局面，即五脏相关。但矛盾的主要方面仍然在于脾胃虚损。脾胃虚损，则气血生化乏源。肝乃藏血之脏，开窍于目，肝受血而能视；肾主藏精，"五脏六腑之精，皆上注于目而为之精"，肝血不足，肝窍失养，肾精不足，精明失养，"精脱则视歧，视歧见两物"。故见复视、斜视或视物模糊，易倦。脾胃为气机升降之枢纽，气出于肺而根于肾，需脾于中间斡旋转运，使宗气充足以司呼吸。脾胃虚损则枢机不运，聚湿生痰，壅阻于肺，故见胸闷、疼痛、气促等。脾病及肾，肾不纳气，气难归根，甚或大气下陷，而出现肌无力危象。声音嘶哑，构音不清，吞咽困难等，亦与脾胃肺肾的病理变化关系密切。有些患者尚有心悸、失眠等症，则是由于脾胃虚损，心血不足所致。[11]

（三）调理脾胃治未病

"脾旺不易受病"，健脾与免疫有密切的关系。因此，预防疾病需要重视正气，而顾护正气首重脾胃，突出了脾胃在"治未病"中的重要价值。

"上工治未病"要求重视疾病的预防，强调在"未病"时、在疾病发生前采取积极措施。中医学在长期医学实践的积累过程中，对"治未病"

逐步形成了样式多种、角度各异、简验便廉的干预手段。中医学除了使用中药或中成药保健预防外，更重视通过养性来调畅情志，规律而适度运动，辨体质施膳食，辅以针灸、沐足、按摩、导引等方法内外综合调整身心。正如《内经》所言："其知道者，法于阴阳，和于术数，饮食有节，起居有常，不妄作劳，故能形与神俱，而尽终其天年，度百岁乃去。"中医养生的理论核心是"调和阴阳"，通过协调阴阳、保阳益阴，重视保养"精、气、神"，坚五脏，通经络，调气血以达养生之目的。[12]

李东垣认为内在元气是人体健康最重要的因素。养生当贵元气，元气不充，诸病可由此产生。而元气的充足与否，视乎脾胃之气有无损伤。李东垣这一论点，可以看作是张仲景"四季脾旺不受邪"理论的深化，既指出了脾胃健旺则百病不生，又指出治病必须注意脾胃有无损伤。[1]

想要脾胃强健，关键在于重视饮食习惯与适量运动，具体方法如下。[13]

饮食有节。俗话说"暴饮暴食易生病，定时定量得安宁"，说明饮食要有节制，过分的肥甘厚味，或过饥过饱、食无定时，易损伤脾胃，脾胃一伤，则诸病丛生。中医认为，脾胃是人的后天之本，营养物质的消化、吸收，气血的化生，都有赖于脾胃的运化功能，故有"脾胃为气血生化之源"之说。只有气血旺盛，人才能健康成长。

杂食不偏。笔者一贯主张进食宜杂不宜偏，五谷杂粮、酒肉果蔬都可进食，但不可过量。每种食物都有寒热温凉之四性，更有酸苦甘辛咸之五味，缺之则易使人体气血阴阳失衡。笔者有个习惯，每次出差时，必会品尝当地的土特产，一方面可以大饱口福，另一方面对纠正身体之偏胜有一定帮助。

宜温不宜凉。现在得慢性消化道疾病的人非常多，其中部分原因在于长期进食寒凉食物，日久耗损脾胃阳气，导致脾胃运化功能失常，从而影响营养物质的吸收和利用，结果变生诸疾。所以，饮食宜温不宜寒凉。

动以养脾。中医认为，脾主四肢，脾气虚弱则四肢疲软乏力、精神倦怠不适、饮食不振，适当锻炼能使精力充沛、四肢有力，进食也觉甘美。

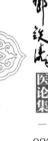

从某种角度来说，适当运动可调养脾胃。运动的种类很多，可分外功与内功两大类型。体操、跑步等属外功；五禽戏、太极拳、八段锦等属内功。若以强壮身体为目的，内功、外功均可；若从养生角度来考虑，尤其是对老年人来说，则以内功为好。内功用意不用力，以意为主，以意领气，以气运肢体，不偏不倚，不会伤气耗血。基于此，笔者最喜欢的运动是八段锦，从50岁开始练习至今，受益匪浅。[13]

四、对脾胃学说研究的设想

李东垣的脾胃学说来源于实践又能指导实践。但如何通过实验研究，阐明这一理论及脾胃的实质，通过什么途径治脾胃的方药能治那么广泛的疾病，是值得我们深入研究的。[4]调补脾胃可以增强免疫功能，值得在实验研究方面做深入的探讨。健脾与免疫、防病、防衰老等的关系，值得用现代的科学方法做一步的研究。[1]应用复方四君子汤，更能增强这一功能（免疫），或产生另一功能，达到保卫机体的效果。这方面的深入研究，可能在基础理论方面闯出道路。[3]

中医的脾胃实质是什么？这个结论要等将来中西医结合大量研究后才能做出。若要提个假设的话，笔者认为，从生理、病理来看，中医的脾胃应包括整个消化系统的功能与有关的体液。若从治疗脾胃的角度来看，范围就更大，可以说，调理脾胃能治疗各个系统的某些有脾胃见证（甚或没有脾胃见证）的范围相当广泛的疾病。[2]

脾胃学说自《内经》至近代历2 000多年，内容十分丰富，所涉及的领域较广，对临床医学贡献很大，就当前来看，对预防医学、基础医学（如有关免疫问题）有很大的启发，值得深入钻研，估计今后脾胃学说的研究，将对中西医结合，创造我国统一的新医药学做出较大的贡献。[2]

（刘成丽整理）

参考文献

[1] 邓铁涛.浅论脾胃学说[J].上海中医药杂志,1980(5):22-23,29.

[2] 邓铁涛.学说探讨与临证[M].广州:广东科技出版社,1981:67-72.

[3] 邓铁涛.脾胃学说对消化系统疾病的应用初探[J].新医药学杂志,1979,3(3):7-9.

[4] 邓铁涛.脾胃学说在临床应用上的体会[J].新中医,1973(1):11-15.

[5] 邓铁涛.李东垣的科研成果、方法与启示[J].新中医,1999,31(6):8-9.

[6] 邓铁涛.耕云医话·四十六、甘温除大热[J].新中医,1990(12):42-44.

[7] 贾得道.中国医学史略[M].太原:山西人民出版社,1979,1:188.

[8] 邓铁涛.李东垣学说的临证体会[J].新中医,1999,31(7):9-10.

[9] 邓铁涛.耕云医话·五、传脾[J].新中医,1986(5):46.

[10] 邓铁涛.耕云医话·十、咳嗽[J].新中医,1986(11):43.

[11] 邓铁涛.邓铁涛医集[M].北京:人民卫生出版社,1995:62-64.

[12] 邓铁涛.上工"治未病"[N].人民日报海外版,2007-01-11(7).

[13] 邓铁涛.我的"四养"之道[J].癌症康复,2011(2):65-69.

论气血痰瘀相关

一、学术沿革

（一）《内经》《伤寒论》有关气血理论的阐述

中医学，早在古代已重视"气"与"血"。《内经》不论在生理上、病理上、治疗上，对于"气""血"的讨论都极为着重。其他且勿论，如《素问·至真要大论》说："谨守病机，各司其属，有者求之，无者求之，盛者责之，虚者责之，必先五胜，疏其血气，令其调达，而致和平。"这就是说治病的主要关键之一是疏其血气，令其通调畅达而致于正常。[1]《素问·调经论》说："孙络外溢，则经有留血。"就是说邪气盛于孙络，孙络盛溢入经脉，经脉就会有蓄血现象。《灵枢·刺节真邪论》说："宗气不下，脉中之血，凝而留止。"就是说气为血帅，气滞致使血行受阻，经脉中之血则会凝滞而成瘀。[2]又如《素问·阴阳应象大论》说："审其阴阳，以别柔刚，阳病治阴，阴病治阳，定其血气，各守其乡；血实宜决之，气虚宜掣引之。"凡治病必求其本，病之本，本于阴阳失其平调，而阴阳的具体往往表现于"气""血"。所以古人有凡病皆生于气与血之说，《内经》所谓"血脉和利，精神乃居"，而血脉之和利又必"气"亦和利。[1]"血实宜决之，气虚宜掣引之。"就是说血实证要用泻血法，气虚证要用提气、行气法。《素问·腹中论》还提到"血枯"病（即闭经）以四乌鲗骨一藘茹（茜根）丸治疗。茜根有活血祛瘀的作用。可见《内经》时代对"瘀"与"祛瘀"的认识还浅，对瘀血问题，没有直接的论述。

汉代对瘀血的辨证和治法，有一些可贵的经验，其理论与经验有些沿用至今。值得做进一步的研究。具体内容见于《伤寒论》与《金匮要略》二书。其所讨论的病证有蓄血证、瘕病、产后腹痛等。

1. 畜血证

（1）热结膀胱引起蓄血，证见：其人如狂，少腹急结，小便自利。用桃仁承气汤。

（2）太阳病引起瘀热在里，证见：其人发狂，少腹硬满，小便自利；或其人如狂而兼见发黄，少腹硬，小便自利等。用抵当汤。

（3）阳明病本有久瘀血，证见：其人善忘，屎虽硬，大便反易而色黑。用抵当汤。

桃仁承气汤：桃仁三钱，大黄（后下）四钱，甘草二钱，桂枝二钱，芒硝（冲）二钱。

抵当汤：水蛭三十条，虻虫三十只，桃仁二十粒，大黄（后下）九钱。

2. 瘕病

妊娠兼肿瘤患者，用桂枝茯苓丸。

桂枝茯苓丸：桂枝、茯苓、丹皮、桃仁、芍药各等分为末，蜜丸，每服三钱。

3. 产后腹痛

治疗产后腹痛，可先用枳实芍药散，服枳实芍药散无效，是内有瘀血，用下瘀血汤。

枳实芍药散：枳实（烧令黑勿太过），芍药等分为末，每服三钱，麦粥送服。

下瘀血汤：生大黄（后下）三钱，桃仁七粒，土鳖虫（去足）七个，炼蜜和丸，以酒煮丸顿服，便血下如猪肝色。

除上述三证之外，还有治疟疾的鳖甲煎丸、治血痹虚劳的大黄蟅虫丸、治肠痈的大黄牡丹皮汤等，都是祛瘀方剂，其中大黄牡丹汤对于急性阑尾炎有良效，鳖甲煎丸对于疟疾脾肿大有效，亦有用于肝病而致肝脾肿大者。

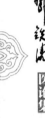

（二）明清时期及其以后医家对气血痰瘀相关理论的研究与临床发挥

什么是蓄血证？明代《证治准绳》说："发热如伤寒，而其人从高坠下，跌扑损伤，或盛怒呼叫，或强力负重，无何而病，小便自利，口不甚渴，按胸胁脐腹间有痛处，或手不可近者，蓄血也。"清代沿用此说，主张分上、中、下三部不同治法。如《类证治裁》说："如吐衄停瘀，属上部，必漱水不欲咽，犀角地黄汤；血结胸膈属中部，必燥渴谵语，桃仁承气汤；少腹硬满，大便黑，属下部，必发狂善忘，抵当汤。"

自汉代以后，祛瘀法的研究续有发明，至清代王清任而大为发展。王清任继承前人的成就，结合自己的临床经验，总结出一套治瘀的理论与方剂，在临床上有一定的效果。[2]全书不足一百页的《医林改错》，在清代医学成就中占据相当重要的地位，王清任差不多用了几十年的精力，把毕生最突出的经验载在《医林改错》中。

王清任以气血为治病要诀而不偏执，谈到王清任在治疗学上的贡献，我们很容易就联想到王清任的逐瘀与补气的疗法。不错，王清任治病重视气血，他说："治病之要诀，在明白气血。无论外感内伤，要知初病缘何物，不能伤脏腑，不能伤筋骨，不能伤皮肉，所伤者无非气血，气有虚实，实者邪气实，虚者正气虚……血有亏瘀，血亏必有亏血之因，或因吐血、衄血，或溺血、便血，或破伤流血过多，或崩漏产后伤血过多，若血瘀有血瘀之症可查。"王清任于血瘀之症经验特别丰富，他以隔膜为界，划分疾病部位。"立通窍活血汤，治头面四肢周身血管血瘀之证；立血府逐瘀汤，治胸中血府血瘀之证；立膈下逐瘀汤，治肚腹血瘀之证。"

全书33方（除古方外）大部分用的是通瘀活血法。其次是补气活血法。似乎王清任偏于补气消瘀，其实并非如此，这不过是王清任临床研究的收获之一，而这一个研究的成果足以补前人所未备，所以他特别把它总结出来。王清任的立论是比较正确的，他在序言中写道："病有千状万态，不可以余为全书，查证有王肯堂《证治准绳》，查方有周定王朱橚《普济方》，查药有李时珍《本草纲目》，三书可谓医学之渊源；可读可记有国朝《医宗金鉴》，理足方效有吴又可《瘟疫论》，其余名家，虽未见脏腑而攻发补泻之方，效者不少。余何敢云著书，不过因著《医林改错》脏腑图记，后将所治气虚血瘀之症，记数条示人以规矩，并非全书。不善读者，以余之书为全书，非余误人，是误余也。"

王清任的学术并不是无源之水，无根之木，尤其是偏重于气血的治疗方法，正是继承了古人的学说而加以发扬的结果。《素问·阴阳应象大论》"血实宜决之"，就是导之下流如决江河，正是祛瘀之大法。"气虚宜掣引之"正是王清任重用黄芪之所本。而治血又往往与理气相连，理气又常与治血相合，此又王清任人参、黄芪与桃仁、红花同用，桃仁、红花、赤芍与柴胡、枳实、延胡索、香附等同施之根据也。

王清任全书自创新方31方，另修改古人妇产科2方。其中包括的病类有：内科病、传染病、儿科病、妇产科病、精神病、外科病等。立方指导思想不离逐瘀补气，而变化多端。启发后代临床学者实属不少，如近代名医张锡纯受王清任的影响很大。

1. 逐瘀法

逐瘀疗法早在汉代张仲景已经确立了，但王清任把这个治疗法则大大加以补充，丰富了这一治疗方法，有功于仲景有功于后世。王清任以逐瘀的名方有：①舌下逐瘀汤；②会厌逐瘀汤；③血府逐瘀汤；④膈下逐瘀汤；⑤少腹逐瘀汤；⑥通经逐瘀汤；⑦身痛逐瘀汤；⑧通窍活血汤；⑨龙马自来丹。

王清任以血府逐瘀汤、膈下逐瘀汤、少腹逐瘀汤分治体腔的横膈膜以上、横膈膜以下和少腹等上、中、下之部分的瘀症，这是合乎科学而又很新颖的治疗法则。根据经验，血府逐瘀汤的确能治疗一些由于瘀血所致的胸部病症，如胸痛，胸膜炎等症。王清任的两个治验病案：一女子，胸任重物，仆妇坐胸才能入睡；一男子，胸不任物，必须露胸才能入睡，而用同一药方——血府逐瘀汤治愈，相信不是虚构的。总之胸部有瘀热的病候都属有效。

膈下逐瘀汤治腹部瘀热作痛，痛不移处或有积块的确有效。

少腹逐瘀汤对妇科多种疾患都有奇效，如少腹积块疼痛或痛经之喜按

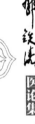

者，经水过多或断续淋漓不止者，均有效。有血崩注射不止不是虚证，用此方（蒲黄用炭）一服血大减，三服而血止者。

2. 补气疗法

补气之法古已有之，但如王清任这样运用的却少见，王清任善用黄芪，的确有丰富的经验，而且补气疗法，仍与消瘀法相结合，更是新创。

王清任补气方有：①补阳还五汤；②黄芪赤风汤；③黄芪防风汤；④黄芪甘草汤；⑤黄芪桃花汤；⑥保元化滞汤；⑦助阳止痒汤；⑧足卫和营汤；⑨急救回阳汤；⑩可保立苏汤；⑪止泻调中汤。

补阳还五汤是一张特别著名的效方。张锡纯虽然批评了王清任对于治疗半身不遂过于强调阳气不足之论，认为痿证有虚仍有实，补阳还五用之要得当，但张锡纯不能不说："补阳还五汤其方实甚妥善也。"此方用于痿证实属有效，不过必须耐心久服才能收效。笔者屡用此方治卒中后遗症、手足不遂者均有效，用于小儿麻痹症之截瘫者亦收效。不过对于治疗过迟者多不能十足复原，有恢复八成、五成的。黄芪必需重用至四两或四两以上方有效，其他药量亦应略为增加，特别是归身，可用至两许。

王清任用药规律：根据上述消瘀补气之方共19方（龙马自来丹只用马钱、地龙故不列入），列表整理分析，看到王清任在逐瘀方中用桃仁、红花、赤芍最多，分量也用得不轻，对于破血药并不如一般医者那么畏惧。祛瘀生新，寓补于破，全在于运用得当，诊断正确。

王清任于补气方中，无不重用黄芪，于行气补气当中，以活血相配合，药只数味而效果良佳，王清任这种创造精神是值得我们学习的。[1]

近几十年来对于祛瘀法比较重视的有张锡纯，在其《医学衷中参西录》中一再运用祛瘀法以治疗多种疾病，如对于肺结核病，除了重视补气养阴之外，喜用祛瘀药。其十全育珍汤（党参三钱，黄芪四钱，淮山四钱，知母四钱，玄参四钱，生龙骨四钱，生牡蛎四钱，丹参二钱，三棱钱半，莪术钱半）十味药中就用了丹参、三棱、莪术等三味活血祛瘀药。张锡纯治心虚怔忡（心悸）定心汤（龙眼肉一两，熟枣仁五钱，山萸肉五钱，柏子仁四钱，生龙骨四钱，生牡蛎四钱，乳香一钱，没药一钱），用乳香、没药以活血祛瘀。张锡纯治肢体疼痛，多认为与气血郁滞有关，除舒肝解郁之外，多用祛瘀之法。活络效灵丹（当归五钱，丹参五钱，乳香五钱，没药五钱）一方，笔者用于治腰腿痛每每见效。

新中国成立后，对活血化瘀的研究十分重视，尤其是近几年来，祛瘀法用以治疗多种较为难治的疾病，如硬皮病、烧伤瘢痕疙瘩、血栓闭塞性脉管炎、肠粘连、神经根粘连、脑血管意外后遗症、冠心病、急腹症、宫外孕、子宫颈癌等，都取得了可喜的成绩。特别是近年来，用现代科学实验的方法进行理论的探讨，阐明祛瘀方药在治疗过程中的作用，已取得初步成果，将使祛瘀法进一步发展。[2]

二、理论内涵

（一）气血痰瘀相关理论的提出

20世纪70年代，活血化瘀疗法防治心血管疾病在北方临床应用中取得良好疗效，并由此引申治疗各种疑难病证，以至于有"活血化瘀现象"的说法。瘀与痰关系怎样，笔者自20世纪70年代开始探讨这一理论问题，并从冠状动脉硬化性心脏病（简称冠心病）临床入手。[3]

20世纪70年代在论治冠心病时，提出了冠心病本虚标实，痰瘀相关的病机，本虚主要为心阳心阴内虚，标实主要为痰与瘀。因心主火，为阳中之阳，故阳气虚是主要方面。结合岭南土卑地薄，气候潮湿，脾土易受困而聚湿生痰的特点，广东地区冠心病患者一般以心气虚（阳虚）兼痰浊者为多见，到中后期或心肌梗死的患者则心阳（阴）虚兼血瘀或兼痰和瘀者为多见，治疗着重于补气除痰，通补兼施，总结出了冠心病四种分型（心阳虚、心阴虚、阴阳两虚、痰瘀痹阻）的治疗方药。[4]

20世纪80年代，在临床实践中再次证明益气、温心阳、除痰或益气、养心阴、除痰是治疗冠心病的大法，兼瘀者稍加三七末或丹参之属即可。至于舌脉瘀证甚者，然后以川芎、丹参、红花、桃仁之属治之，亦宜与补气或养阴之药同用。在对冠心病做了深入的研究后，笔者认为痰与瘀都是津液之病变，两者异中有同，[5]并提出了"痰瘀相关学说"，痰是瘀的早期阶段，瘀是痰的进一步发展。

（二）气血痰瘀相关理论的内涵

"瘀"是血流阻滞，蓄积于脉道之外。血瘀的形成过程，一般是血已离经，未出体外，停滞于内。如跌打损伤，或因病出血处理不当，或月经、产后致络脉受伤等，均可继发血瘀之证。气为血帅，气分受病亦引致血瘀之证。如因病气郁或气滞，使血行受阻，乃致血瘀；更有由于气虚，推动血行乏力，血行不畅，渐致血瘀。前者纯属实证，后者为虚中挟实证。此外，邪热入营入血，或湿热、痰火阻遏脉络不通，均能导致血瘀之证。[2]

冠心病患者大多以胸闷、心痛、气短为主要症状，同时兼有心悸、眩晕、肢麻、疲乏等不适。中医学认为年逾四十，形气虚衰。本病好发于40岁以后，其年高阳气渐衰可见，且有的患者病程缠绵、久病成虚，导致气血衰微。因此，气虚这一病机是值得重视的。这是冠心病的病机共性之一。当然，根据气为血帅，阴阳互根的道理，有些患者亦可因心阴不足而致病。而胸闷、心痛、眩晕、肢麻，或舌质黯红、苔腻等，皆是气滞血瘀、痰浊内阻心脉的表现。这些因素，在病理上共同形成了一个正气虚于内，痰瘀阻于中的正虚邪实病机。正虚（心气虚和心阴虚）是本病的内因——为本，痰与瘀是本病继续发展的因素——为标。前者属虚，后者属实，说明冠心病是一个本虚标实之证，而气虚、阴虚、痰浊、血瘀却构成了冠心病病机的4个主要环节。[6]

多数学者认为冠心病是标实本虚之证。两者往往同时并存，但其间有先后、主次、缓急之分，因而患者即有不同的症状表现。本虚虽指全身之虚，但心虚是其突出的矛盾，心虚必累及阴阳气血，因气属阳，血属阴，故可概括为阴阳。气血是阴阳派生的，因此，轻则反映为气虚血虚，重则为阴虚阳虚。心虚的特点：心主火，意味着人体能源之所主，心博一停，其他系统也就随之逐渐死亡。《内经》所谓阳中之阳心也，故全身阳气中最重要的是心阳。当然，还有个命门问题，但从五脏角度言，心应当占有更重要的位置。实，主要是"痰"和"血瘀"。虚与实孰先孰后，应该说是先有虚。由于心阳心阴俱虚，才引起气血失畅，气虚生痰，血滞成瘀。至于血瘀如何形成？瘀即血流不畅，气与血阴阳互报，所谓"气为血帅，血为气母"。故血瘀实由于气滞。血随气行，气行则血行，故气是主动，血是被动的。当然，血瘀也可导致气滞；痰湿等引起血瘀，亦可反作用于气。但冠心病一般是由气滞引起的血瘀为多，气虚也可引起血瘀，因气虚则无力推动血液流行。

现代血流动力学认为血液的推动力对流速、流量的影响是一个重要因素，这与中医所说的气的作用很相似。联系到胆固醇在血管壁内膜下的沉积，似可相等于痰的病证，这有待于我们进一步去研究。血管内的粥样硬化斑块进一步发展，便会影响血液的流通，产生中医所谓的瘀。从全国各地对心肌梗死症的治疗分析，大部分方剂是以祛瘀为主的。通常所见心肌梗死，亦以瘀证为多。说明冠心病的早期、中期以痰证为常见，而中期、后期则以瘀证为多了。从广东的病例来看，心气虚（阳虚）兼痰浊者为多见，特别是早期、中期患者，其后则兼瘀或兼痰瘀者为多。而心肌梗死患者则以瘀闭为主，亦有痰瘀相兼者。[7]

认识病机，目的是为了认识疾病的本质和指导临床。既然中医学认为冠心病是一个本虚标实之证，在治疗上就必然是着重补法与通法的结合运用。《金匮要略·胸痹心痛短气病脉证治》中用瓜蒌、薤白、枳实、法半夏等组成的几个宣痹化痰的方剂，以及用人参汤（人参、甘草、干姜、白术）治疗阳虚胸痛，正是前人运用补法与通法治疗胸痹心痛的先导，成为中医治疗冠心病的常用而有效方剂，人参汤是一张补气健脾、振奋阳气的方子。后世对胸痹的治疗更明确地提出"是虚则补之，是寒则温之，是痰则化之，是血则散之，是气则顺之"的治疗原则，可以说是既继承了前贤的经验而又有所发挥。考虑到南方气候，地处卑湿，容易聚湿生痰、痰浊中阻为病的特点，根据部分冠心病患者确实具有气虚与痰瘀闭阻的病机和症状，因此，拟订出补气、化痰、通瘀法作为治疗冠心病的原则。在临床上多选用温胆汤加参加减进行治疗，效果良好。[6]

（三）气血痰瘀相关理论的临床及实验研究

20世纪80年代笔者提出以"气血痰瘀相关"理论指导冠心病等心血管疾病的临床与实验研究，此后指导了多名学生开展相关临床及实验研究，证明了气血痰瘀相关理论的科学内涵。

对心血管疾病痰证患者血液流变学做初步研究。从文献整理中确认痰证是津液的病变，津液具有"流"和"清"的理化特性。津液成痰的病理形式表现为津液"停滞不前""凝聚集结""败浊不清"是津液理化特性的病理改变。该研究检测了30例心血管病痰证患者血液流变学的有关指标，与健康人组（73例）和未分型心血管患者组（162例）作了比较，并就痰证患者血液流变学的改变，应用中医学的理论进行讨论。实验结果显示血浆比黏度、甘油三酯、β-脂蛋白和血沉方程K值的异常增高是心血管病痰证患者较突出的血液流变学改变。其所反映的血浆流动性降低、聚集性增高和成分异常体现了中医关于津液成痰理论的唯物观和痰的物质性。认为血液流变学的这些改变是心血管病痰证的物质基础之一。而不同病种痰证患者具有相同的血液流变学改变可能是中医"异病同治"理论的物质反映之一。该组痰证患者血液流动性降低及聚集性增高的血液流变学改变，作为血的病理状态，符合中医血瘀概念。痰和瘀分别是津液和血的病理改变所形成，故痰证患者血液流变学改变所包含的津液和血的病理状况便反映了"痰中挟瘀"和"痰可致瘀"的现象。提示对心血管病痰证的治疗，在治痰的同时应考虑佐以化瘀或痰瘀同治的治则。[8]

以益气除痰法方药对52例冠心病患者进行临床疗效观察，结果痰证与非痰证患者组间疗效比较无显著性差别（P＞0.05）；对78例冠心病患者的血液流变性影响进行实验研究，结果痰证与非痰证患者的全血比黏度、血浆比黏度、血沉等指标均高于正常组（P＜0.05），痰证患者尚伴有红细胞聚集指数增高（P＜0.01），35例患者用益气除痰方药治疗后，症状改善与全血比黏度改善的符合率痰证为82%，非痰证为75%，提示益气除痰法治疗冠心病，无论是痰证患者还是非痰证患者均有一定疗效。[9]

通过对45例男性冠心病患者血浆性激素、血脂水平的对比观察，探讨了气虚痰浊型冠心病的发病机制，研究了益气除痰法及其代表方药对性激素、血脂环境的作用，实验研究表明：血浆雌二醇（E2），雌二醇／睾酮（E2／T）值的异常增高及血清三酰甘油（TG）的增高、T值的降低及高密度脂蛋白（HDL-C）的减少是其发病机制所在，可作为男性冠心病气虚痰阻型辨证的客观依据，而该型患者血液流变学的改变，是痰病致瘀、痰瘀同属津液病变的反映，从而肯定了益气除痰法对气虚痰浊型冠心病的疗效，表明了该法在冠心病治疗应用中的广泛性。[10]

以益气健脾化痰方药治疗26例冠心病痰证患者和13例高血压病痰证患者，结果冠心病痰证：心绞痛疗效，总有效率85.72%；心电图疗效，总有效率57.10%；一般症状疗效，总有效率92.3%，心绞痛；心电图疗效随病程延长有增加趋势。高血压病痰证：降压疗效，总有效率83.30%；一般症状疗效，总有效率94.4%；降压疗效也随疗程的延长有增高趋势。对119例确诊为冠心病、高血压病患者进行血小板聚集性与血脂水平的测定，结果：痰证、痰瘀证、瘀证患者的血小板最大聚集率明显高于其他证型组和正常组（P<0.01），痰证和痰瘀证的TG、LDL-C、AI比值明显高于正常组和其他证型组（P<0.01）及瘀证组（P<0.01），HDL-C数值偏低。44例冠心病痰症、高血压病痰证（包括痰瘀）患者以益气健脾化痰治则复方治疗后，血小板最大聚集率、TG、LDL-C、AI比值均明显下降，而HDL-C有所增高。[11]

三、临床应用

（一）自拟"温胆汤加参"法辨治冠心病

中医虽无冠状动脉粥样硬化性心脏病这一病名。但对本病早有认识，中医学书籍曾有"真心痛""胸痹""心悸""怔忡"等论述。兹就笔者的临床实践，对冠心病的辨证论治，提出一些不成熟的经验与体会。现就中医对冠心病病因、病机的基本认识和分型治疗意见，简述如下。

1. 对病因病机的认识

根据中医学的论述，结合笔者的实践，本病的病因病机如下图所示。

$$\left.\begin{matrix}劳逸不当\\七情内伤\\膏粱厚味\end{matrix}\right\}—\begin{matrix}正气\\内虚\end{matrix}\left\{\begin{matrix}心阳亏虚\\心阴受损\end{matrix}\right.—气血失畅—\left\{\begin{matrix}痰浊内阻\\血瘀内闭\end{matrix}\right.—痹阻心络—\boxed{\begin{matrix}冠\\心\\病\end{matrix}}$$

从内因与外因的关系来看，内因是决定性因素，因此正气内虚是本病的决定因素。五脏诸虚，都可引起疾病。今发病在心，正气内虚，必然首先是心阳、心阴之虚为病的根本。从临证的角度看，冠心病一般多有心阳不足或心阴不足的证候。心阳、心阴虚亏，导致气血失畅。气与血这一对矛盾，气往往是矛盾的主要方面，所谓"气为血帅"。心气虚于内或七情所伤气滞于中，都能使血行不畅，气血运行失畅，导致痰浊内阻或血瘀内闭，使心脉不通而引起一系列冠心病的症状。

心阳、心阴内虚是本病的内因——为本，痰与瘀是构成冠心病的继续发展因素——为标。痰与瘀在辨证上属实，故冠心病是标实而本虚之证。临证观察冠心病患者一般以心阳虚而兼痰浊者为多见，到中后期或心肌梗死的患者则心阳（阴）虚兼血瘀或兼痰和瘀者为多见。因此，对本病的治疗比较着重于补气除痰。除痰是一个通法，与补气药同用，通补兼施，有利于心阳的恢复。故本病心阳虚型常用温胆汤加参治疗。

当然，五脏是一个互相关联的整体，不能把心孤立起来。本病与肝、脾、肾都有密切的关系，如补心益气往往离不开健脾，除痰必先理脾；血压高又往往与肝、肾阴阳失调有关，都宜根据先后缓急，予以调理。总之，既要抓住矛盾的主要方面，又要注意矛盾的次要方面，这是辨证论治时不可忽略的原则。

2. 分型治疗

本病按全国冠心病座谈会所订的诊断标准确诊后，中医辨证分型如下。

心阳虚：胸闷，心痛，心悸，气短，面色苍白或黯滞少华，畏寒，肢冷，睡眠不宁，自汗，小便清长，大便稀薄，舌质胖嫩，苔白润，脉虚或缓滑或结、代。甚则四肢厥冷，脉微细或脉微欲绝。

心阴虚：心悸，心痛憋气，或夜间较显著，口干，耳鸣，眩晕，夜睡不宁，盗汗，夜尿多，腰痠腿软，舌质嫩红，舌苔薄白或无苔，脉细数而促，或细涩而结。

阴阳两虚：既有心阴虚证又有心阳虚证者。

痰瘀闭阻：舌苔厚浊或腻，脉弦滑或兼结、代者为痰阻；舌有瘀斑或全舌紫红而润，少苔，脉涩或促、结、代为瘀闭；若两者兼有则为痰瘀闭阻。痰瘀闭阻之症，可见于上述3型，凡疼痛严重者都应考虑到"痰"与"瘀"的问题。在辨证分型中，舌诊与脉诊常居于相当重要的地位。

关于治疗问题。《内经》说："背为阳，阳中之阳心也。"汉代继承这一论点，《金匮要略》论胸痹，认为阳气虚于上，痰湿等阴邪乘虚干扰而成病，治疗强调温阳除痰（湿）以恢复胸中阳气。其治胸痹诸方从瓜蒌薤白白酒汤到薏苡附子散，都是针对阳虚的。选用温胆汤加参正是根据《金匮要略》这一论点的。从临证实践来看，只知阳虚不知有阴虚是不全面的。心有阴阳两方面，而心阳则是这对矛盾的主要方面，即使是心阴虚，亦往往宜加补气之药。故本病心阴虚型常用生脉散加味即根据这个道理。正如肾有阴阳，而肾以阴为主，补肾阳，往往在补肾阴的基础之上，此为同一道理。

至于治标与治本的问题。急则治标，缓则治本，先攻后补，先补后攻，攻补兼施，攻多补少，攻少补多，根据具体情况，具体分析，具体处理。切忌一攻到底或只知补虚而忽视疏导痰瘀。

对各型常用的方药如下。

心阳虚：一般用温胆汤加党参（竹茹三钱，枳壳钱半，橘红钱半，法半夏三钱，茯苓四钱，党参五钱，甘草钱半）。此方对于期前收缩而舌苔白厚、脉结者有一定的效果。若心阳虚而兼瘀者，用四君子汤加失笑散（五分至一钱）冲服。若阳虚而心动过缓者，用补中益气汤或黄芪桂枝五物汤加减。若阳气虚衰，四肢厥冷，脉微细或脉微欲绝者，选用独参汤、参附汤或四逆加人参汤，并选加除痰和祛瘀药。

心阴虚：一般用生脉散（太子参六钱，麦冬三钱，五味子三钱）为主方，心动过速可加玉竹、柏子仁、丹参；期前收缩脉促者加珍珠层粉五分（冲服）。心阴虚兼痰者生脉散加瓜蒌、薤白；兼瘀者加毛冬青或三七末五分（冲服）。

阴阳两虚：用温胆汤合生脉散，或四君子汤合生脉散，或用炙甘草汤［炙甘草三钱，党参五钱，生地五钱，阿胶二钱（另溶），桂枝三钱，麦冬三钱，火麻仁三钱，大枣四枚，生姜三片］加减。

痰瘀闭阻：瘀证为主者一般用失笑散加冰片（五分至一钱），更辨其阴虚阳虚加减用药。痰证为主，温胆汤分量加倍，按阳虚阴虚加减用药，阴虚者可去法半夏加花粉、瓜蒌。[4]

其中，主要处方温胆汤加参（党参、丹参），基本方是：法半夏三钱，茯苓四钱，橘红钱半，枳壳钱半，甘草钱半，竹茹三钱，党参五钱，丹参四钱。方中用党参补气扶正，丹参活血通瘀，温胆汤除痰利气，条达气机，方中不用枳实而用枳壳者，是取其宽中下气，枳壳力缓而避免枳实之过分耗气破结。加减法：气虚明显加用黄芪、五指毛桃或吉林参各二钱另炖或嚼服人参五分，效果亦好。但党参不宜重用，一般不超过五至六钱，因本病虚实夹杂，多用反致补滞，不利于豁痰通瘀。如心痛明显，可合失笑散或三七末冲服；如脾气虚弱合四君汤；兼阴虚不足合生脉散；兼高血压加决明子、珍珠母；兼高脂血症加山楂粒、何首乌、麦芽；兼肾虚者加淫羊藿；兼血虚者加黄精、桑寄生。[6]

（二）健脾益气化痰法辨治气虚痰浊型高血压

中医无高血压病之病名，根据本病的主要症状及其发展过程，属于中医之"眩晕""头痛""肝风""中风"等病证的范围。

1. 病因病机

从高血压病的证候表现来看，其受病之脏主要属于肝的病变。肝脏的特性，前人的描述："肝为风木之脏，因有相火内寄，体阴用阳。其性刚，主动主升，全赖肾水以涵之，血液以濡之，肺金清肃下降之令以平之，中宫敦阜之土气以培之。则刚劲之质，得柔和之体，遂其条达畅茂之性，何病之有？"（见《临症指南医案·肝风》）足见肝脏之阴阳能相对的平衡则无病，而肝脏的阴阳得以平衡，又与其他各脏有密切的关系。

情志失节，心情失畅，恼怒与精神紧张，都足以伤肝，可出现肝阳过亢的高血压，肝阳过亢的继续发展，可以化风、化火而出现中风证候（脑血管意外）。肝阳过亢不已，可以伤阴伤肾，又进而出现阴阳两虚的证候。肝与肾的关系最为密切，前人用母（肾）与子（肝）形容两者的关系。先天不足或生活失节而致肾阴虚，肾阴不足不能涵木引致肝阳偏亢，出现阴虚阳亢之高血压。其发展亦可引起阴阳俱虚的高血压或中风等症。忧思劳倦伤脾或劳心过度伤心，心脾受损，一方面可因痰浊上扰，土壅木郁，肝失条达而成高血压；一方面脾阴不足，血失濡养，肺失肃降，肝气横逆而成高血压。这一类高血压，往往兼见心脾之证。

2. 辨治气虚痰浊型高血压

气虚痰浊型，临床表现为：眩晕，头脑欠清醒，胸闷，食少，怠倦乏力，或恶心，吐痰，舌胖嫩，舌边齿印，苔白厚或浊腻，脉弦滑，或脉虚大而滑。

本病与肝的关系至为密切，调肝为治疗高血压病的重要一环，但治肝不一定限于肝经之药。清代医家叶天士早已对肝风一类病有较丰富的经验。如华岫云为叶天士医案立"肝风"一证，总结叶天士治肝风之法。华岫云说："先生治法，所谓缓肝之急以熄风，滋肾之液以驱热。……是介以潜之，酸以收之，厚味以填之，或用清上实下之法。若由思虑烦劳身心过动，风阳内扰则用酸枣仁汤之类；若由动怒郁勃，痰火交炽则用二陈龙荟之属。风木过动必犯中宫，则呕吐不食，法用泄肝安胃，或填补阳明。其他如辛甘化风、甘酸化阴、清金平木，种种治法未能备叙。"这些论述，对于高血压的治疗，都值得重视和参考。

治疗气虚痰浊型，宜健脾益气。用赭决七味汤汤。［黄芪30克，党参15克，陈皮6克，法半夏12克，茯苓15克，代赭石30克（先煎），决明子24克，白术9克，甘草2克］。重用黄芪合六君子汤补气以除痰浊，配以代赭石、决明子以降逆平肝。若兼肝肾阴虚者加何首乌，桑椹、女贞之属，若兼肾阳虚者加肉桂心、仙茅、淫羊藿之属，若兼血瘀者加川芎、丹参之属。[12]

（三）温阳利水化瘀法辨治心力衰竭

心衰一般属于中医学"怔忡""心痹""心水""喘证""水肿""气衰阳脱"等病证的范畴。根据笔者的临床体会，对心衰的辨证论治，应该首先辨明病位，详审病机，同时宜与西医的辨病结合起来，从而找出新的规律，以提高辨证论治的水平。

1. 五脏相关，以心为本，他脏为标

辨证首先要辨明病位，不明病位则不知病之所处，治疗不能有的放矢，自然难望收效。心衰病位在心，但不局限于心，五脏是一个相互关联的整体，在心衰的发生发展过程中，肺、脾、肾、肝都与心互相制约，互相影响。将心孤立起来看待就不可能正确地认识心衰的病因病机。如久患肺病，失于肃降治节之功，通调水道不利，水津不布，痰水内结，则可遏伤心阳，阻碍心气；久患肾病，肾精亏乏，命门火衰，精亏不能生血以上奉于心，火衰则气化不利而水饮内停，以致心体失养，水气凌心；脾病不能为胃行其津液，气日已衰，脉道不利，这些都可能是诱发心衰或使心衰加重的因素。反过来，心衰又可以引起多脏腑的功能衰竭。如心衰时，血脉瘀阻，肺气怫郁而喘咳；母病及子，中阳不运而脘痞纳呆；水火不济，心肾两虚而水饮停积等。

辨证必须分清标本主次。正如《素问》所言："知标本者，万举万当，不知标本，是谓妄行。"就脏腑病位而言，也有标本之别。心衰虽关联五脏，但以心病为本，他脏为标，治疗应重点调理心脏的气血阴阳。

2. 本虚标实，以心阳亏虚为本，瘀血水停为标

病位确定，则应详审病机，心衰虽然病情复杂，表现不一，但病机可以概括为本虚标实，以心之阳气（或兼心阴）亏虚为本，瘀血水停为标。心主血脉，血脉运行全赖心中阳气的推动，诚如《医学入门》所说："血随气行，气行则行，气止则止，气温则滑，气寒则凝"。心之阳气亏虚，

鼓动无力，血行滞缓，血脉瘀阻，从而出现心衰，故心脏阳气（兼阴血）亏虚是心衰之内因，是心衰发病及转归预后的决定因素，标实则由本虚发展而来，阳气亏虚可以导致血瘀，也可以导致水饮停积。

心居胸中，为阳中之阳。心气、心阳亏虚，则见气短，喘咳倚息，劳动则甚；重者张口抬肩，汗出肢冷，舌淡胖，脉沉细，甚者浮大无根。若兼见口干心烦，舌嫩红、少苔，则气（阳）损及阴，致气阴两虚。阳虚水肿，则见水肿以下肢为甚，尿少，心悸，神疲，舌淡胖，苔白，脉沉细或虚数。甚则气促咳唾，胸胁胀痛，肋间饱满，形成悬饮。阳虚血瘀，则见心悸气促，胸中隐痛，咳唾血痰，唇紫，爪甲紫暗，颈部及舌下青筋显露，胁下痞块，舌质紫暗，脉沉细涩。

一般认为，水肿形成主要与肺、脾、肾三脏有关，所谓其标在肺，其本在肾，其制在脾。但就心衰而言，水饮停积的根本原因还是心阳不足。另外，水饮亦与血瘀有关，所谓"血不利则为水"。瘀血水饮虽继发于阳气亏虚，但一旦形成又可进一步损伤阳气，形成由虚致实，由实致虚的恶性病理循环。因此，截断这一恶性循环的关键在于补虚固本，在补虚的基础上兼以活血化瘀，利水祛痰消肿，绝不可标本倒置，专事攻逐，愈伤其正。

3. 阴阳分治，以温补阳气为上

根据上述的认识和辨证，治疗必须重点调补心脏的气血阴阳。而气属于阳，温阳即所以补气；血属于阴，滋阴即所以养血。因此，辨治心衰主要可分为两大类型，即心阳虚型与心阴虚型，故立温心阳和养心阴为治疗心衰的基本原则，代表方为暖心方（红参、熟附子、薏苡仁、橘红等）与养心方（生晒参、麦冬、法半夏、茯苓、三七等），前者重在温心阳，后者重在养心阴，分别用于阳气虚和气阴两虚的心衰患者。

二方均以人参为主药，培元益气，一配附子温阳，一配麦冬养阴，薏苡仁、茯苓健脾以利水，法半夏、橘红通阳而化痰，三七虽功主活血，但与人参同科，也有益气强心的作用。二方均属以补虚为主，标本兼顾之剂。除二方外，阳虚亦可用四君子汤合桂枝甘草汤或参附汤，加五指毛桃、黄芪、酸枣仁、柏子仁等；阴虚用生脉散加沙参、玉竹、女贞子、旱莲草、桑葚等。在此基础上，血瘀者加用桃红饮（桃仁、红花、当归尾、川芎、威灵仙）或失笑散，或选用丹参、三七、鸡血藤等；水肿甚者加用五苓散、五皮饮；兼外感咳嗽者加豨莶草、杏仁、紫苑、百部；喘咳痰多者加苏子、白芥子、莱菔子、胆南星、海浮石；湿重苔厚者加薏苡仁。喘咳欲脱之危证则用高丽参合真武汤浓煎频服，配合静脉注射丽参针、参附针或参麦针，以补气固脱。

阴阳为八纲之首，《景岳全书·传忠录》曰："凡诊病施治，必须先审阴阳，乃为医道之纲领。阴阳无谬，治焉不差，医道虽繁，而可以一言蔽之者，曰阴阳而已。"辨治心衰亦然。之所以阴阳分治，还有其病机根据。其一，心衰虽可累及五脏六腑，但以心病为本，调理心之气血阴阳，为治本之法。其二，心衰虽有气血阴阳虚损之不同，但气属阳，血属阴，辨明心阴心阳，则心气心血已在其中。其三，心气虚是心衰最基本的病机，在所有患者中都有不同程度的存在，乃心衰之共性。若进一步发展，则有气损及阴或气损及阳的两种可能，临床出现心气阴虚和心阳气虚两种证候。其四，标实证多以兼证出现，可见于各类型心衰患者，治疗也只能在补虚方药上加味。由此可见，虽然只分2证，但提纲挈领，概括其余。临证在辨明阴阳的基础上，可视脏腑虚实的具体情况，灵活变通，随症加减。

阴阳分治之中，又以温补阳气为上。《素问·生气通天论》说："阳气者，若天与日，失其所则折寿而不彰，故天运当以日光明。"心属火，为阳中之阳，人体生命活动有赖于心阳的温煦。心衰就是因为心阳气虚，功能不全，血脉运行不畅，以致脏腑经脉失养，功能失调。所以《素问·脏气法时论》说："心病者，日中慧，夜半甚，平旦静。"日中阳气盛，心脏活动增强，故患者一般情况尚好。而夜半，阴气盛，阳气衰，故心衰更为加重。故治疗重在温补阳气。

在用药方面，补气除用人参、黄芪、白术、甘草之外，笔者喜用五指毛桃，且用量多在30克以上。五指毛桃为桑科植物粗叶榕的根。性甘温，有补气、祛痰、除湿、平喘的作用。温阳可用桂枝、附片。但应注意，附片、桂枝大辛大热，一般只用于阳虚阴盛，形寒肢冷、面白肢肿的患者。寒象不明显者，则多用甘温之剂，或配合温胆汤，意在温通心阳。对于心阴虚患者，也宜在益气温阳的基础上，加用滋阴养血之品。这一点从养心方即可看出，方中用人参、茯苓、法半夏3药益气、祛痰、通阳，而仅用麦冬一味滋心阴，退虚热。若虚热已退，气虚突出之时，仍当以益气扶阳为主。

4. 病证结合，灵活变通

对于心衰的辨治，虽然强调辨证论治，但也不能忽视西医辨病对治疗的参考意义。必须病证结合，灵活变通。根据心衰的不同病因，适当调整治疗方案。病因为冠心病者，多见气虚夹痰，痰瘀互结，可用温胆汤加人参、白术、豨莶草、三七等益气祛痰，温阳通脉。若属阴虚，则多用温胆汤合生脉散加减。病因为风湿性心脏病者，每有风寒湿邪伏留，反复发作，治疗则在原方基础上加用威灵仙、桑寄生、豨莶草、防己、鸡血藤、桃仁、红花以祛风除湿，并嘱患者注意防寒避湿，预防感冒，防止风寒湿邪再次侵入为害。病因为肺源性心脏病者，可配合三子养亲汤、猴枣散，以及鹅管石、海浮石等温肾纳气，降气平喘。病因为高血压性心脏病者，大多数肝阳偏亢，则需配合平肝潜阳法，常用药物有决明子、石决明、代赭石、龟板、牡蛎、钩藤、牛膝等。若心衰尚不严重时，可先按高血压辨证论治，常常也可同时收到改善心衰的效果。原有糖尿病或甲亢的患者，证候多属气阴两虚，治疗一般以生脉散加味。糖尿病患者可加山茱萸、桑螵蛸、玉米须、仙鹤草、山药等，山药用量要大，一般用60～90克。甲亢者则加用浙贝母、生牡蛎、山慈菇、玄参等，以化痰、软坚、散结。[13]

（四）益气除痰祛瘀法辨治心律失常

心悸的证治，从文献来看，早见于张仲景《伤寒论》："伤寒脉结代心动悸，炙甘草汤主之。"炙甘草汤对于阴阳两虚而偏于阴虚的心悸证，能收到良好的效果。笔者1946年曾治一老人，因惊骇引起心悸，久未愈，

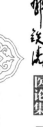

就诊时已发展至跳动不安，不能入睡已三日夜。诊其人瘦，脉细促无力，舌淡苔少，面带浮红，予炙甘草汤，一剂能睡，三剂而愈。但此方并不如有些医家所说，但脉结代者，当先用此方，应辨证而施，否则无效。当然炙甘草汤确是良方，《千金方》用以治虚劳不足，《外台秘要》用以治肺痿，《温病条辨》减去人参、桂枝、生姜、大枣，加白芍以治下焦温病之脉结代者。后世治诸虚不足之方剂，受此方影响甚大。

《金匮要略》用半夏麻黄丸治疗心下悸。心下悸是不是心悸，注家有争议，因还有五苓散治脐下悸之文。《金匮要略·痰饮咳嗽病脉证治篇》说："卒呕吐，心下痞，膈间有水，眩悸者，小半夏加茯苓汤主之。"故后世总结仲景治心悸辨证有二：一曰虚，二曰饮。唐宋学者多用之。

宋代《三因极一病证方论》辨惊悸分：因受惊在心胆经属不内外因；因事不从心，气郁涎聚，在心脾经，属内因；因冒寒暑湿，寒闭诸经，属外因。并强调五饮停蓄，闭于中脘者最使人忪悸。

明代《证治准绳》概括宋元时期之论，对悸的辨证大致分为心气虚，心血虚，阴精不足，相火妄动，郁火，水气凌心，痰。论治方面，王肯堂总括为："水停心下者，半夏麻黄丸，温胆汤或导痰汤；脉结代而悸，炙甘草汤；久思所爱，触事不意，虚耗真血，养营汤；阴火上冲，头晕眼花，齿落发秃，宜滋阴抑火汤或加养心之剂，久服降火药不愈，加附子或参芪；所求不遂，或过误懊悔，宜温胆去竹茹加人参、柏子仁下定志丸……"

《景岳全书》认为怔忡惊恐，辨证虽有心脾肝肾之分，然阳统乎阴、心本乎肾。虽指出宜辨寒热痰火，但强调养气养精，滋培根本。

清代大致继承了明代的论点，而在处方用药方面更加多样化。如《类证治裁》论怔忡惊恐，详引张景岳的理论和治法之后，认为：心火炽甚，用安景丸；心血虚热，用四物安神汤；心神浮越，酌用清镇汤；水衰火旺，心动不安，用天王补心丹；汗下后气虚，用益营煎；营卫俱衰，脉来结代，用养心汤；心动而卧不安，用枣仁汤；思虑烦劳，心动不安，用养营汤；忧思郁结，怔忡不已，用归脾汤；心虚怔忡自汗，用养营汤去木香加浮小麦；气郁不宣，怔忡不足，用加味四七汤加姜汁、竹沥；痰火怔忡，时作时止，用参胡温胆汤、金箔镇心丸；水停心下，用茯苓甘草汤、半夏茯苓汤；脐下悸动，为肾气上凌，用五苓散加辰砂；因痰饮而悸，用导痰汤加参桂。上述可见前人对心悸辨证的一斑。

从笔者粗浅的体会来看，今天对心悸的辨证宜与西医的辨病结合起来，从而找出新的规律，以提高辨证论治的水平。笔者这方面的经验还少，略举一二以抛砖引玉。

1. 冠心病的心悸

对于冠状动脉粥样硬化性心脏病的病机，从中医角度来看，心阴、心阳之虚为本，痰瘀闭阻为标，是标实本虚之证。辨证宜分心阴虚（兼痰或瘀）、心阳虚（兼痰或瘀）、阴阳两虚（兼痰或瘀），或以痰瘀闭阻为主，兼见阴虚或阳虚或阴阳俱虚。冠心病而见心律失常者亦应按此辨证。

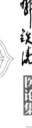

广东地处南方卑湿，至易聚湿生痰，故以心阳虚兼痰者最为多见。心阳虚兼痰证，除了冠心病共有证候外，心悸而脉滑或结或代，舌胖嫩有齿印，苔白厚润或浊或腻或舌中心有酱色苔。治则宜益气除痰以通心阳，笔者喜用《千金方》的温胆汤去生姜加党参。《千金方》着眼于温胆寒，故重用生姜，以治大病后虚烦不得眠。笔者用此方着重于益气，故以参易姜。其偏虚寒者，则去竹茹加桂枝或桂心；气虚甚者则加黄芪、白术或吉林参；兼瘀者加失笑散或三七末。

若心阴虚而兼痰者，除一般冠心病证候外，心悸脉弦滑或促或代，舌嫩红，苔白或中浊。治用生脉散合温胆汤，以胆星易法半夏加珍珠层粉（广东出产，价廉于珍珠粉甚多）。若兼瘀者（脉不滑而反涩，舌绛红或黯红，或舌边有瘀点瘀斑）加丹参、毛冬青或三七末之类。

上两类型兼有高血压者选加决明子，钩藤、牛膝或川芎、代赭石、杜仲之属。兼高脂血证者，酌加决明子，山楂、何首乌、布渣叶之属。心阴心阳虚兼瘀或痰者，酌情合并使用上述方剂加减化裁。心肌梗死合并心律失常者，多属痰瘀闭阻而兼虚，当以治标证为主，加入养心安神药随证治之。

2. 风湿病的心悸

风湿病引起心悸，可见于风湿性心肌炎及慢性风湿性心脏病。此病除应按痹证辨证之外，应重视心悸的辨证，注意邪与正的矛盾关系。正指心阴、心阳、心阴心阳之虚为本，风湿与瘀为标，亦属标实而本虚之证。治疗宜攻补兼施，以攻为补，寓攻于补，互相配合是治疗本病的关键。

风湿性心肌炎以心阴虚及风湿重者为多见。笔者常用生脉散以益气养阴，用威灵仙、桑寄生、蒺藜、木瓜之属以疗风湿。若兼瘀则以丹参、红花，桃仁之属以祛瘀。慢性风湿性心脏病则以阴阳两虚和瘀重者为多见。宜双补气血加养心安神以治本，用丹参、桃仁、红花或失笑散之属以治标。[14]

（孙海娇整理）

参考文献

[1] 邓铁涛. 清代王清任在临床医学上的贡献[J]. 中医杂志，1958（7）：450-452.

[2] 邓铁涛. 祛瘀法及其应用[J]. 新中医，1975（2）：25-29.

[3] 刘小斌，郑洪. 国医大师邓铁涛[M]. 北京：中国医药科技出版社，2011：57.

[4] 邓铁涛. 冠心病的辨证论治[J]. 中华内科杂志，1977，2（1）：40-41.

[5] 邓铁涛. 耕耘集[M]. 上海：上海中医学院出版社，1988：83.

[6] 赵立诚，李贵芬. 邓铁涛老师治疗冠心病经验[J]. 新中医，1978（6）：12-14.

[7] 邓铁涛. "冠心病"辨证论治的认识与体会[J]. 浙江中医杂志，1981，16（2）：58.

[8] 丁有钦. 心血管病痰证患者血液流变性的初步研究[D]. 广州：广州中医学院，1982.

参考文献

[8]　方显明．益气除痰法对冠心病的临床疗效及其血液流变性影响的初步研究[D]．广州：广州中医学院，1988．

[9]　陈立典．冠心病中血浆性激素、血脂的变化及益气除痰法治疗的影响[D]．广州：广州中医学院，1989．

[10]张英民．益气健脾化痰法对冠心病、高血压病的疗效观察及其对血小板与血脂的影响[D]．广州：广州中医学院，1989．

[11]邓铁涛．高血压病辨证论治的体会[J]．新中医，1980（2）：10-11．

[12]邓铁涛．邓铁涛临床经验辑要[M]．北京：中国医药科技出版社，1998：22-27．

[13]邓铁涛，赵立诚，李贵芬．略谈心悸的辨证论治[J]．新医药资料，1978（4）：47-48．

论辨证论治

一、释义

　　症与证在文字学上二者没有什么区别。但现代中医已明确把二字区分。"症"指疾病的症状，一个症状或多个症状言。"证"指患者的自觉症状及医生的诊察，故亦称"证候"。"证"有证据之意，患者自诉之症状，经过医生的核实；"候"，有候脉、候色、候舌等之义。"辨证"指医生收集患者提供的症状与医生对患者的望、闻、切等所得之资料，根据中医之理论加以归纳、分析得出诊断的结论之谓。[1]

　　辨证论治，亦有人称之为辨证施治，论治与施治表面上只一字之差，20世纪60年代在高等院校统一教材编写时，曾做过讨论，但一直未趋统一。笔者认为这一名词，在提倡中医规范化的今天，有予以统一之必要。

　　施治与论治，在文字学上来看是有差别的。"施"《广雅释诂》予也，"论"《说文》议也。施与论还有其他解释，施治之施是给予治疗之意，论治之论是议论之后议订治疗方法之意。由此可见"论治"比之"施治"用意更深更符合中医理论之精神。因为辨证论治包括两个辨证思维的过程，即"辨证"是诊断的思维过程，"论治"是治疗的思维过程。从四诊、八纲到卫气营血、脏腑经络、六经、三焦等辨证过程，是辨证思维的过程。"论治"是继诊断思维之后，进行标本缓急、脏腑经络先后、治疗原则、治疗方法等治疗方面的辨证思维。"辨证施治"，则经过诊断思维之后便给予相应之治疗，没有突出第二个辩证思维之旨。[2]

二、源流

辨证论治之精神，来源古远，但加以提倡宣扬，是在新中国成立之后、中医学院成立之初，第二版中医学院教材编写之时。郭子化副部长在庐山教材会议上提出把辨证施治之精神写入教材之中。后来经时间之推移，大多数学者同意定名为"辨证论治"。这是名称提倡之由来。

辨证论治是什么？它是中医药学中临床医学的灵魂，是总的指导思想，而不仅仅是一个简单的方法问题。千万别把其应有的地位降低了。辨证论治的思想孕育于《内经》，发挥于《伤寒杂病论》，《伤寒论》提倡"六经辨证"，《金匮要略》提倡"脏腑经络先后病"。"辨证论治"的内涵由此奠定基础。其最主要的内容是无论"外感"与"杂病"的病证，都不能凝固地、一成不变地看待疾病，疾病的全过程是一个变动的过程。这一主导精神与《易经》一脉相承——"易"者变易也。这一观点又与中医另一个精髓论点"整体观"相结合，外感病之变化概括于"六经"整体之中，"杂病"之变化概括于"脏腑经络"之中。"传变"之论，中医学并不禁锢于仲景时代，到了清代温病学说的长成，发明了"三焦辨证""卫气营血辨证"等论，从而对发热性流行性传染病的认识与治疗从19世纪到20世纪的前半叶达到世界的最高峰，在抗生素发明之前西医治发热性疾病，与中医之疗效相去甚远也。

实践是检验真理的唯一标准。谁掌握好辨证论治之精髓谁的疗效就好。疾病谱正在日新月异，有深厚的辨证论治理论基础，又有实践经验的中医学者可以通过辨证论治的途径去研究新的疾病并进而治愈之。[3]

三、四诊是基础

辨证论治是中医学的精华，而四诊又是辨证论治的基础，四诊的准确程度直接影响着辨证论治的质量。因此，临证时必须在四诊上下功夫。中医善于在疾病的变动中辨证。例如，20世纪50年代的初期石家庄发生流

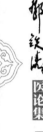

行性乙型脑炎，病死率高，后来中医通过四诊辨证，认为热重于湿，而采用白虎汤治疗，效果很好，大大提高了治愈率。隔年北京又发生流行性乙型脑炎，又用白虎汤治疗，效果就不好。于是请老中医辨证，认为是湿重于热，改用化湿汤方，效果又有提高。为什么先用白虎汤很好后来又不灵了呢？主要是人与环境关系至为密切，病、舌、脉象也同当时的气候、环境、病邪相应地发生变化。不掌握气候、地理、病邪的变化，不通过四诊，具体问题具体分析，一成不变地对一个病就使用一个方剂是不行的。北方有一个哮喘患者每发作时服小青龙汤即可治愈，后来出差到南方，由于舟车劳顿，哮喘复发，服小青龙汤不见效，而请当地中医看病，通过四诊辨证，认为脉有虚象，改用补气健脾方药，哮喘乃止。以上例子均说明四诊时必须注意到当时的气候、地理环境、病因变化等情况。[4]

根据"四诊合参"的原则，辨证不能只凭一个症状或一个脉象，便仓卒下诊断，而必须把望、闻、问、切四诊所得资料结合起来，作为辨证的依据。四诊不全，便容易偏差，甚至误诊。

四诊已运用了，还应注意每一诊是否做到详细、准确，这也十分重要。证候是诊断的证据，证据越充足，下辨证的断语就越准确。因此，要求四诊应尽可能把疾病的证候详细地掌握而无遗漏。当辨证还有可疑之处时，便应掌握辨证的线索，细致地加以诊察，务必把患者所有的证候都找出来。否则，四诊虽具而不完备，辨证的基础，还是不牢固的。

四诊的证候，是依靠医生在患者身上观察得来的。因此，所谓准确性，还要求医生客观地进行四诊，不能以主观臆测或疑似模糊的印象，作为正确的证候。这就要求我们能熟练而准确地掌握四诊的方法。[5]

四、辨证论治的内涵

（一）辨证包含辨病

最近有文章拟将辨证论治改为辨病论治。笔者认为不妥，且无此必要。因为这个问题，早在高校二版教材——《中医诊断学》中已阐述清楚。辨证论治包括辨病，不排斥辨病，但比辨病高一筹。第五版《中医诊断学》教材142页"辨证要点"中提出：①四诊详细而准确，是辨证的基础；②围绕主要症状进行辨证；③从病变发展过程中辨证；④个别的症状，有时是辨证的关键；⑤辨证与辨病的关系。

辨证与辨病的关系中，详细论述了"病"与"证"的关系，并指出：如果说辨证是既包括四诊检查所得，又包括内外致病因素及病位，全面而又具体地判断疾病在这个阶段的特殊性质和主要矛盾的话，那么，辨病不同之点是：按照辨证所得，与多种相类似的疾病进行鉴别比较，把各种类似的疾病的特征都加以考虑，因而对患者的证候进行一一查对，查对的过程中，便进一步指导了辨证，看看有没有这些疾病的特征，再把类似的疾病一一排除掉，进而得出最后的结论。在得出结论之后，对该病今后病机的演变，心中已有一个梗概，在这个基础上进一步辨证，便能预料其顺逆吉凶；而更重要的是经过辨病之后，使辨证与辨病与治疗原则与方药结合的更加紧密，以达到提高治疗效果，少走弯路之目的。

辨证—辨病—辨证，是一个诊断疾病不断深化的过程。

大学生读的教材对辨证与辨病已论述很清楚，现在要改名辨病论治以取代辨证论治，有什么意义呢？辨证—辨病—辨证这一诊断过程，足以说明：辨证论治可以概括辨病论治，辨病论治不能概括辨证论治。"辨病论治"论者，可能是想引进西医之说以改进中医，因为西医对疾病的诊断至为重要。不知如此一来便把中医之精华丢掉了。[3]

（二）八纲辨证是辨证核心

八纲即阴、阳、表、里、寒、热、虚、实。八纲是对病理、诊断与治疗都起指导作用的一种基本理论。就诊断而言，如果说辨证论治是中医药学的特色，是中医学的重要构成部分，则八纲又是辨证的核心，从诊断角度来说，是现在所运用各种辨证纲领的总纲。

寒热、虚实、表里、阴阳的内容及其涵义。早见于《内经》，在理论上奠定了基础。深入一步运用于辨证论治，是汉代张仲景，其名著《伤寒杂病论》已具体运用于伤寒与杂病的辨证论治，并为后世所师法。从表面上看，仲景之《伤寒论》以六经为辨证纲领，《金匮要略》（杂病论）以脏腑经络为辨证纲领，但六经辨证与脏腑经络辨证都有八纲在内。后世便从六经辨证与脏腑经络辨证中进一步抽出八纲这一更高一级的纲领，成为各种辨证的总纲。在这一方面做出贡献的首推明代张景岳。张景岳《景岳全书》首卷《传忠录》的第一篇《明理》说："夫医者一心也，病者万象也，举万病之多，则医道诚难，然而万病之病，不过各得一病耳……苟吾心之理明，则阴者自阴，阳者自阳，焉能相混。阴阳既明则表与里对，虚与实对，寒与热对。明此六变，明此阴阳，则天下之病，固不能出此八者。是篇也，列门为八，列方亦为八。盖古有兵法之八门，予有医家之八阵，一而八之，所以神变化，八而一之，所以溯渊源。"第二篇《阴阳篇》和第三篇《六变辩》对八纲分别加以评论。张景岳之论对临床医学贡献不少，且经清代程钟龄《医学心悟》再加以提倡，这样，八纲经过历代医学理论上的研究与实践上的验证，成为中医理论体系中的重要内容之一。

八纲的主要内容可概括为病理方面和诊断方面……八纲辨证就是以八纲这一理论，对千变万化的疾病进行分析与归纳，通过辩证思维，为各科临床辨证提出高度概括的判断。根据这一判断再和各科有关的辨证结合，或更进一步为辨病结合，便为"论治"提供了充足的依据。……总而言之，八纲是各种辨证的总纲，它充满着辩证法因素，是中医理论精华之一。

1. 四对矛盾

表证与里证，寒证与热证，虚证与实证，阴证与阳证，合起来就是四对矛盾，几乎所有的疾病均可以这四对矛盾概括。

（1）表和里，是鉴别疾病病位的内外和病势的深浅的两个纲领。一切疾病无不有病位的内外与病势的浅深之别。这两个纲领对于外感发热性疾病（伤寒病与温病）的诊治，更为重要。它不是机械地指体表及发病的时间，而是通过千百年对外感发热疾病的观察，根据证候的表现，掌握其变化规律而订定的。

表里辨证

分类	表	里
部位	皮毛，经络	脏腑
证候	恶寒发热，头痛身痛，鼻塞，四肢酸痛	壮热，神昏烦躁，口渴，胸疼，腹痛，便秘或下利，弱短赤
脉象	浮	沉
舌苔	薄白	黄或灰黑

（2）寒和热，是鉴别疾病属性的两个纲领。《素问·阴阳应象大论》说："阳性则热，阴性则寒"。寒热证候是人体阴阳二气偏盛偏衰的具体表现之一。辨别疾病的寒热，在治疗上有重大意义。在治疗上"寒者热之""热者寒之"，两者治法迥不相同。从证候表现也可见两者刚好相反。

寒热辨证

四诊	寒	热
望	喜缩足蜷卧，沉静，面色苍白，目清闭目不欲见人，唇淡白或青紫，爪甲青紫，舌无苔或有白苔，滑而湿润，舌质淡胖嫩，痰多稀白	喜伸足仰卧，身轻易转，烦躁不安，面赤目赤，开目欲见人，唇焦干或红肿，爪甲红紫，舌苔粗而黄干，或生芒刺，或干黑，舌质坚敛苍老，痰多稠黄
闻	静而少言	烦而多言
问	不渴，喜热食，唾液多，小便清长，大便溏泄	口渴，喜冷饮，唾液少，小便短赤，大便秘结
切	脉沉细迟缓无力。手足厥冷	脉浮洪数急有力。手足温暖

（3）虚和实，是辨别病体邪正盛衰的两大纲领。虚指正气不足，实指邪气有余。《素问·通评虚实论》说："邪气盛则实，精气夺则虚。"在治疗上，实证宜攻，虚证宜补，若辨别不真而论治，便犯"实实虚虚"的错误。但虚证和实证有单纯的纯虚、纯实证，也有虚实错杂证。

虚实辨证

分属	虚证	实证
心	心虚：心虚多悲	心实：神志失常，喜笑不休
肝	肝虚：目盳盳无所见，或阴囊缩，筋挛，善恐	肝实：两胁，少腹痛，多怒
脾	脾虚：四肢不用，饮食不化，腹痞满，善忧	脾实：腹胀满便秘，身肿
肺	肺虚：少气息微，皮毛不泽	肺实：起逆喘咳
肾	肾虚：头昏眼花，腰酸痿厥，大便虚秘，小便失禁或不通，遗精，五更泄泻	肾实：下焦壅闭，或痛或胀

（4）阴和阳，是八纲辨证的总纲。根据临床证候所表现的病理性质，一切疾病均可分为阴阳两个方面。例如表证、实证、热证可概括为阳证；里证、虚证、寒证可概括为阴证。这是广义的阴证与阳证。当疾病到了严重关头，或根本有所损伤的时候，或某一脏腑阴阳失调时又往往以阴阳直接命名，如真阴不足、真阳不足或亡阴、亡阳、心阴虚、心阳虚，肾阴亏、肾阳虚等等乃比较狭义的阴证与阳证。

阴阳辨证

四诊	阴证	阳证
望	面色苍白或暗淡，身重蹉卧，倦怠无力，萎靡不振，舌质淡而胖嫩，舌苔润滑	面色潮红或通红，身热喜凉，狂躁不安，口唇燥裂，舌质红绛，苔色黄或老黄，甚则燥裂，或黑而生芒刺
闻	语声低微、静而少言，呼吸怯弱，气短	语声壮厉，烦而多言，呼吸气粗、喘促痰鸣，狂言叫骂
问	大便气腥臭，饮食减少，口中无味，不烦不渴，或喜热饮，小便清长或短少	大便或硬或秘，或有奇臭，恶食，口干，烦渴引饮，小便短赤
切	腹痛喜按，身寒足冷，脉象沉微细涩迟弱无力	腹痛拒按，身热足暖，脉象浮洪数大滑实而有力

2. 矛盾的主要方面

疾病有单纯的，也有复杂的，而且复杂的占多数。因此，一个患者往往不止一种病或一种证，而是有几种病或证同时存在，称为"错杂"证。

（1）表里错杂。疾病往往既有表证，又有里证，错杂出现。表里错杂，可分两类：一是表证及里，或里证及表；二是本病未愈，又兼标病，如本有内伤，又加外感，或先有外感，又伤七情或伤饮食。

表里错杂证的表现，往往与寒热虚实互见，而有表里俱寒、俱热、俱实、俱虚和表热里寒、表寒里热、表虚里实、表实里虚之分。

（2）虚实错杂。凡虚证中夹有实证，或实证中夹有虚证，以及虚实齐见的，都是虚实错杂证。例如，表虚里实、表实里虚、上虚下实、上实下虚等。

（3）寒热错杂。寒和热的证候各不相同，但疾病除了有单纯的寒证或热证之外，还有寒热错杂证。例如，表寒里热、表热里寒之类，便是寒与热的证候同时出现的。此外，还有上寒下热、上热下寒，或经络脏腑之间各有寒热错杂的证候。

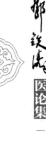

八纲辨证除了要鉴别表里错杂证的表里先后之外，还要判别其标本缓急（如本有内伤，又加外感，或先有外感，又伤七情或伤饮食）。

如寒与热同时并见，除了要分清表里、上下、经络、脏腑之外，还要分析寒热的孰多孰少和标本的先后主次，这些鉴别十分重要，是用药的准绳。

又如虚实错杂，由于虚和实错杂互见，所以在治疗上便有攻补兼施法。但在攻补兼施中，还要分别虚实的孰多孰少，因而用药就有轻重主次之分。

总之，"错杂"之证，必须分别标本缓急，也就是要抓疾病矛盾的主要方面。在这一思想指导之下，总结出一套行之有效的方法。何谓标本？从人体的正气与致病因素来说，人体的正气是本，致病的邪气为标；以疾病的病因与症状来说，病因是本，症状为标；从疾病的新病旧病来说，先发之病为本，后发之病为标；从疾病的部位来说，病在下在内为本，病在上在外为标。辨证论治，诸证并见，应分别是标是本，一般原有旧病又感外邪，宜先治标后治本；表证里证同见，一般先解表后攻里，但亦可表里双解；若里证急则先救里后解表。总之，要根据具体的情况抓住主要矛盾加以治疗，务使达到高效、速效为目的。

3. 现象与本质

前述八纲辨证，是辨证的常见者，症、脉、舌所反映之情况比较一致，即现象与本质一致。但疾病是活动变化的过程，有时会出现假象。八纲便有真假辨别之法。为了说明问题，详述如下。

（1）寒热真假。如前所述，寒证热证，表里、上下错杂出现，诊断辨别仍不太难。当疾病发展到寒极或热极的时候，有时会出现一些假象，这些假象常见于患者生死存亡的严重关头，如不细察，往往容易误诊，不可不特别加以注意。

关于寒热真假，前人有宝贵经验。《景岳全书·传忠录·寒热真假篇》辨得很清楚。

关于假热，张景岳说："假热者，水极似火也。凡病伤寒或患杂证，有其素禀虚寒，偶感邪气而然者；有过于劳倦而致者；有过于酒色而致者；有过于七情而致者；有原非火证，以误服寒凉而致者。凡真热本发热，而假热亦发热，其证则亦为面赤躁烦，亦为大便不通，小便赤涩，或为气促，咽喉肿痛，或为发热，脉见紧数等证。昧者见之，便认为热，妄投寒凉，下咽必毙。不知身虽有热，而里寒格阳，或虚阳不敛者，多有此证。但其内证则口虽干渴，必不喜冷，即喜冷者饮亦不多；或大便不实；或先硬后溏，或小水清频；或阴枯黄赤；或气短懒言；或色黯神倦。或起倒如狂，而禁之则止，自与登高骂詈者不同，此虚狂也。或斑如蚊而浅红细碎，自与紫赤热极者不同，此假热也。凡假热之脉，必沉细迟弱，或虽浮大紧数而无力无神，此乃热在皮肤，寒在脏腑，所谓恶热非热，实阴证也。凡见此内颓内困等证，而但知攻邪，则无有不死，急当……填补真阳以引火归原，但使元气渐复，则热必退藏而病自愈。……故凡身热脉数，按之不鼓击者，此皆阴盛格阳，即非热也。"

关于假寒，张景岳说："假寒者，火极似水也。凡伤寒热甚，失于汗下，以致阳邪亢极，郁伏于内，则邪自阳经传入阴分，故为身热发厥，神气昏沉，或时畏寒，状若阴证。凡真寒本畏寒，而假寒亦畏寒，此热深厥亦深，热极反兼寒化也。大抵此证必声壮气粗，形强有力，或唇焦舌黑，口渴饮冷，小便赤涩，大便秘结，或因多饮药水，以致下利纯清水，而其中仍有燥粪及矢气极臭者。察其六脉必皆沉滑有力，此阳证也。……若杂证之假寒者，抑或为畏寒，或为战栗，此以热极于内，而寒侵于外，则寒热之气两不相投，因而寒栗。此皆寒在皮肤，热在骨髓，所谓恶寒非寒，明是热证。但察其内证，则或为喜冷，或为便结，或小水之热涩，或口臭而躁烦，察其脉必滑实有力。凡是此证，即当以凉膈、芩、连之属，助其阴而清其火，使内热既除，则外寒自伏，所谓水流湿者，亦此义也。故凡身寒厥冷，其脉滑数，按之鼓击于指下者，此阳极似阴，即非寒也。"

程钟龄《医学心悟·寒热虚实表里阴阳辨》说："病中有热证而喜热饮者，同气相求也，有寒证而喜冷饮，却不能饮者，假渴之象也。有热证而大便溏泻者，挟热下利也；有寒证而大便反硬者，名曰阴结也。有热证而手足厥冷者，所谓热深厥亦深，热微厥亦微是也；有寒证而仅烦躁欲坐卧泥水之中者，名曰阴躁也。有汗而为实证者，热邪传里也；有无汗而为虚证者，津液不足也。有恶寒而为里证者，直中于寒也；有恶热口渴而为表证者，温热之病自里达表也。"

《景岳全书·传忠录》试寒热法说："假寒误服热药，假热误服寒药等证，但以冷水少试之。假热者必不喜水，即有喜水者，或服后见呕，便当以温热药解之，假寒者必喜水，或服后反快而无所逆者，便当以寒凉药解之。"

（2）虚实真假。虚证和实证，也有真假疑似之分，辨证时要从错杂的证候中，辨出哪些证只是疾病的假象，哪些证才是疾病的本质。治疗时要弃假求真，与虚实错杂证绝不相同。兹举例说明如下。

假实。《景岳全书·传忠录·虚实篇》说："病起七情，或饥饱劳倦，或酒色所伤，或先天不足，及其既病，则每多身热、便秘、戴阳、胀满、虚狂、假斑等证，似为有余之病，而其因实由不足。"《顾氏医镜》

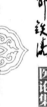

说："心下痞痛，按之则上，色悴声短，脉来有力，虚也；甚则胀极而不很食，气不舒，便不利，是至虚有盛候。"

大抵虽腹满而不似实证之不减；腹虽胀急，但时胀时不胀，不似实胀之常急；腹满按之不痛，或按之痛减，脉弦硬多与沉迟并见等；都是假实。

假虚。《景岳全书·传忠录·虚实篇》说："外感之邪未除，而留伏于经络，食饮之滞不消，而积聚于脏腑；或郁结逆气，有所未散；或顽痰瘀血，有所留藏。病久致羸，似乎不足；不知病本未除，还当治本。"

《顾氏医镜》说："聚积在中，按之则痛，色红气粗，脉来有力，实也，甚则嘿嘿不欲语，肢体不欲动，或眩晕昏花，或泄泻不实，是大实有羸状。"

大抵虽有嘿嘿不语，然语时多声高气粗，泄泻而得泻反快；虽不食，亦有思食或能食之时；虽倦怠，而稍动则觉舒适；胸腹满，按之痛剧，或痛处不移等，都是假虚。

总的来说，辨别虚实真假，应注意下述几点：①脉象的有力无力，有神无神；浮候如何，沉候如何。②舌质的嫩胖与苍老。③言语发声的高亮与低怯。④患者体质的强弱，发病的原因，病的新久，以及治疗经过如何。

上述四点，是辨别真假虚实的要点。此外，还要注意在症候群中的可疑症状与"独处藏奸"的症状，则虚实真假更无遁形了。

从上述可见，八纲重视现象与本质的辩证关系。

4. 相互转化与联系

正气与邪气的斗争，阴阳脏腑之间的盛衰消长，使疾病不断地运动变化，因此，八纲的运用，十分重视掌握病机的相互转化关系。例如表证和里证，既有由表入里之证，亦有由里出表之证，其辨别之法如下。

（1）表证入里。凡病表证，而小便清利，可知邪未传里。若见呕恶口苦，或心胸满闷，不食，是表邪传至胸中而渐入于里。若见烦躁不眠，渴饮谵语，大便不通，或腹痛自利等证，便是邪深入里的证候。

（2）里证出表。内热烦躁，咳逆胸闷，继而发热汗出，或见疹瘤，或出斑疹，是病邪由里达表的证候。

一般来说，凡伤寒、温病入里一层，病深一层；出表一层，病轻一层。详细鉴别方法，必须熟悉伤寒的六经辨证、温病的卫气营血辨证与三焦辨证等方法，才能进一步掌握。

八纲辨证，并不意味着把各种证候划分为八个区域，它们是互相联系不可分割的。如表里与寒热虚实相联系，寒热与虚实表里相联系，虚实又与表里寒热相联系。如表证，就有表寒、表热、表虚、表实之分；还有表热里寒、表实里虚、表寒里热、表虚里实等错综复杂的关系。表证如此，里证、寒证、热证、虚证、实证也如此，阴证、阳证也无不如此。因阴中有阳，阳中有阴，故疾病可以由阳入阴，也可以由阴出阳，又可以从阴转阳，从阳转阴，所以八纲辨证，必须灵活运用。[6]

表里的寒热虚实辨证

证候		症状	脉象	舌苔
表	寒	发热恶寒，有汗或无汗	浮或浮紧	薄白而润
	热	恶风身热，有汗或无汗	浮数	苔薄白，舌尖边红
	虚	自汗恶风或漏汗不止	浮缓无力	舌质淡
	实	表证，无汗	浮而有力	舌苔白
里	寒	畏寒，口和不渴，恶心呕吐，腹痛泄泻，肢冷	沉迟	舌淡苔白
	热	发热、口渴少津，眦赤唇赤，烦热扰乱	沉数	舌赤苔黄
	虚	气弱懒言，肢冷，大便自利，心跳头昏，疲倦	沉弱	舌胖嫩，苔淡白
	实	气粗谵语，手足出汗，大便秘实，腹痛，心烦，发狂	沉实	舌质坚老，苔黄燥

（三）外感辨证、杂病辨证是两大纲领

各种辨证方法以八纲为总纲，还包括：病因辨证、六经辨证、卫气营血辨证与三焦辨证、气血津液辨证、脏腑辨证，以及十二经脉辨证……前述七种辨证方法是从各个不同方面掌握疾病的辨证规律。这些辨证方法是从各

家各派学说在临床实践中总结出来的，它们之间有互相补充、相辅相成的作用。八纲辨证居于各种辨证方法之上，又寓于各种辨证方法之中。……从疾病角度来看，内科、外科、妇科、儿科等临床各科，各有本科的诊断特点例如痈、疽、疮、疡的鉴别，是外科皮肤病独有之诊断，内障、外障、五轮等是眼科之诊断，属于辨病之范围。……若从辨证角度来看，则各科有其共通的辨证方法。为了执简驭繁，应将诸种辨证方法加以统一归纳，其法可按张仲景的疾病分类，划分为外感辨证与杂病辨证两大类。就是说，在熟悉前七种辨证方法的基础上，再根据自己的临床实践经验融会七种辨证方法为两大辨证纲领，这样就更便于运用和进行辨证论治了。[7]

（四）外感辨证主张寒温统一

外感热病的辨证法，历来主要可分为伤寒学说与温病学说两大类。在温病学说中又有三焦辨证法与卫气营血辨证法之分。近年来中医基础理论教材，又增加了六淫辨证法之内容。这些都是前人理论与经验的总结，但学者则有多歧之患。如何使这一宝贵的中医学遗产整理、提高，取长弃短，使之统一，成为一个较前更完整、更紧密的新的中医外感热病辨证法，是必要的，也是可能的。

历史上，伤寒学派与温病学派有争论。新中国成立后，多数学者同意伤寒学说与温病学说都是中医学的宝贵遗产，温病学说是伤寒学说的继承与发展。这一说法已在大量的临床实践中再三得到证明。

既然伤寒学说与温病学说有一脉相承的关系，其所研究的对象又同是外感热病；近十多年来，在广州、上海、浙江、江西等地都有人提议把伤寒学说六经辨证法与温病学说辨证法统一起来；笔者在1971年参加编写《中医学新编》时，已试编成《发热性流行性病的辨证论治》一节。对此编写，有人赞成，也有人不赞成。经过十年，看来研究这一问题的时机和条件都已比前成熟，故今再次提出，并把必要性与可能性略陈于下，供进一步讨论。

1. 从历史发展过程看统一

《伤寒论》是我国第一部治疗外感病的专著。可以相信，张仲景是根据《内经》之"今夫热病者皆伤寒之类也"及《难经》"伤寒有五"之说，把这本著作定名为《伤寒论》的。仲景的这部书已包括温病之辨证论治。然而，时过境迁，疾病的种类可能增多，医学水平也不断提高；到宋代，不少医学家感到光靠《伤寒论》以治温热病不够用。于是，有王安道的《伤寒立法考》之作。又如刘河间主火，朱丹溪养阴等学说产生，为温病学说打下了基础。从明代到清代，温病学派与伤寒学派并立。温病学说对病因、病机及辨证的看法与《伤寒论》有同有异。如叶天士说："温邪上受，首先犯肺，逆传心包，肺主气属卫，心主血属营。辨营卫气血病与伤寒同，若论治法则与伤寒大异也。"外感病从六经辨证到卫气营血辨证，是一个从合到分的过程，是一个发展。自清代到民国，出现如《伤寒指掌》《通俗伤寒论》之类著作，书中吸收温病之法与方，而仍名之伤寒。这是从分到合的一个尝试。笔者认为，伤寒学说六经辨证法与温病学说辨证法经过大家的讨论和议订，最后使之统一起来，是今天中医学者研究的课题，也是一个发展。

2. 从病因看统一

晋代之前，论外感病因主要有下列几种说法：①冬时触冒风寒。②感寒即病为伤寒，不即病至春发为温病。③冬不藏精至春得病为温病。④非其时而有其气之时行病。归纳起来，无非是环境与气候的变化和人体不能相适应而发病。其病机为外邪自皮肤而入。

至明代，学者们认为外感、疫病的病因是戾气（厉气）、杂气，是肉眼看不见的致病物质乘正气之虚从口鼻而入。

清代吴鞠通对病因的看法是：①外界环境及气候的变化。他既承认气候的变化，亦强调灾荒兵火的影响。②人体有弱点，给外邪以可乘之机，把冬伤于寒与冬不藏精合起来看，并以一切能耗损人体精力者为"不藏精"，不专指"房劳"。③致病物质（戾气）的伤害。以上3点为发病的三大关键，而其中第2点为关键的关键。

在今天，对外感热病的病因，光承认生物因素不承认气候、环境等因素是不够的，不注意人体"正气内存"这一决定性的因素就更不全面了。吴鞠通之病因论在今天来看，也是比较进步的。这一理论于外感六淫也可通用。这是辨证统一的基础。

3. 从病机看统一

伤寒分六经，从三阳至三阴是一个由表及里的过程。温病的卫气营血与三焦辨证也是一个由表及里的过程。这是两者共通点之一。

刘完素倡六气皆从火化之说。伤寒学说的阳明病证与温病学说的气分证及中焦证，从理论到立法与处方，都有共通之处，只不过温病学派补充了很多内容就是了。这是共通点之二。

根据笔者个人临床的体会，六气不但可以从火化，亦有从寒化者（温病、暑温、湿温等均有之），但比之从火化者较少罢了。可见伤寒与温病之病机基本上是一致的。

4. 从辨证看统一

伤寒的六经辨证法，对寒邪发病的论述比较详细，对外感热病常见证如热入营血、邪陷心包，热盛风动，伤阴、动血等没有详论。六经辨证法为中医辨证论治奠定基础，其功甚伟。但无可否认，它未能全面地掌握外感热病的发病规律，则是事实。叶天士创立卫气营血辨证纲领。新中国成立以来，对传染病的辨证，多采用叶天士之法，临床实践证明有效。但叶天士卫气营血辨证，只有大纲，未有条目，未作系统之论述，故仍有不完备之处。吴鞠通创三焦辨证法，其优点是结合病邪之不同（九种温病）与侵犯之脏腑（上焦心、肺，中焦脾、胃，下焦肝、肾）共同辨证，有纲有目，较之叶天士卫气营血更为详细，但在临床运用上，却不及卫气营血辨证法易于掌握。新中国成立后全国中医学校试用教材对卫气营血辨证法做了较为详细的修改和补充。

以上所述，可知三种辨证法各有优缺点。温病学说辨证法是在伤寒学说六经辨证法基础上发展而来，后者补充了前者的不足。将三者综合起来，拟订一个统一的辨证纲领以掌握外感病的发病规律，是完全可能的。

5. 从实践看统一

新中国成立后，中西医结合进行传染病的治疗研究，取得很多成绩，如流行性乙型脑炎、麻疹、流行性脑脊髓膜炎、钩端螺旋体病、登革热等，发表的文献甚多，其中大多数是以温病学说指导临床而取得成果。1979年5月重庆市中医研究所对2 391例内科热病的治疗进行了总结，写成《卫、气、营、血在内科热病的辨证论治规律探讨》一文（报告资料）。其中绝大多数病例用卫气营血辨证论治，亦有应用《伤寒论》六经辨证法及脏腑辨证法的。其辨证比较如下表。

辨证	卫气营血辨证	六经辨证	脏腑辨证
例数	1 896	170	325
%	79.29	7.11	13.60

治疗结果：共2 391例，治愈1 560例，有效515例，总有效率为86.78%，无效316例，无效率为13.22%，死亡200例。

用不同的辨证法治疗的效果如下表。

辨证	卫气营血辨证	六经辨证（三阳证）	脏腑辨证
治愈	1 423例	114例	23例
有效	336例	54例	125例
有效率	92.77%	98.28%	45.54%
死亡	86例	——	114例
总数	1 896例	170例	325例

上述三组治愈率之所以有显著的差异，他们认为："其原因可能是，脏腑辨证多数是患其他慢性病后继发感染者，故无效及死亡的病例也较多。"

他们还认为根据"病毒感染""细菌感染""继发感染"的感染的病原不同其见证有异。病毒之为病，卫分特多，气分其次，营分最少；细菌之感染以气分为多，卫分次之；继发性感染则以脏腑辨证之杂病为冠，气分次之，卫分又次之。三种感染，除多见卫、气、营、血诸证外，还有7.11%的病例表现为《伤寒论》之三阳病证，而三阳病证中又以少阳病证为多见。

重庆市中医研究所这个研究成果，有力地证明了：外感热病适用温病之卫气营血辨证法者占绝大多数。且该文中属于传染病者仅8个病种，365例，占数甚少。若按其他传染病统计来看，则以温病辨证法为主者属90%以上。如陕西省中医研究所总结治疗钩端螺旋体病657例，他们是按温病的湿温、暑温、伏暑、温燥、温毒、暑痉等证辨证论治的。20世纪60年代治流行性乙型脑炎、流行性脑脊髓膜炎等亦如此，不一一引证了。由此可见，从实践的检验来看，卫气营血辨证对外感发热性流行性病的辨证论治是比较适用的，但仍不够全面。

从上述中西医结合、应用温病学说辨证法及六经辨证法治疗传染病都有不同程度的疗效这一事实，证明这两种外感病辨证法都可随意取用。如前所论，两种辨证法互有联系，有同有异。如果把它们融会贯通，取长弃短，经过全国同道们的集思广益，研订出一个行之有效的统一的外感病辨证法，岂不更好。

据了解，近年主张把外感病几种辨证法统一起来的人不在少数（当然也会有反对的）。因此，再次提出这一建议，以引起注意和讨论，相信这对继承和发扬中医学将是有益的。[8]

如何统一，过去有几种方案：①以六经为统一纲目。②以卫气营血为统一纲目。③以表里寒热虚实为统一纲目。……为了便于统一，用取长补短之法，拟订外感病统一辨证纲领表如图4。

外感病的病变过程，有其演变的规律，前人名之为"传经"或"传变"等。这是中医学在"动态观""天人相应观"与"整体观"的指导下总结出来的宝贵理论。疾病的传变取决于以下条件：①邪气的性质与环境的影响。②患者的体质。③调摄护理与治疗之得失。以上诸因素的影响使疾病'传变'的证候表现变化多端，若能灵活掌握上述之纲要，进行辨证，则可纲举目张。

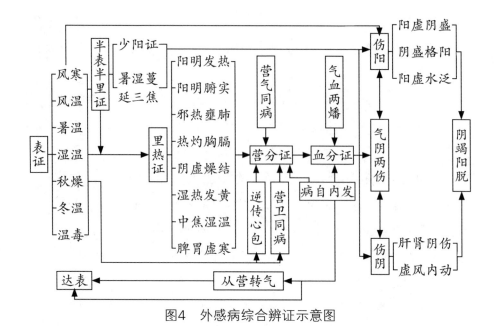

图4　外感病综合辨证示意图

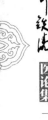

　　上图所示是由表及里的传变过程。亦有从里出表之证，这是辨证时必须重视的。如春温证，往往无表证可见，发病即见气、营之证。又如伏暑之证，往往起病即昏迷抽搐，治疗后邪由营分转出气分，甚至出卫分而后愈。前人对这一类病，名之为"伏气"。"伏气"问题，至今在认识上、理论上，还未统一，但临床所见，应承认"伏气"的存在。

　　上图有偏于温病之嫌，从实践来看，例如重庆中医研究所之统计，的确如此。实践是检验真理的标准，希望通过更多的临床实践，来拟订一个更全面而完整的接近标准化的外感病辨证纲领。[9]

（五）杂病辨证以脏腑辨证为总纲

　　有关杂病的辨证方法有：病因辨证（六淫辨证除外）、气血津液辨证、十二经脉辨证、脏腑辨证等。这四种辨证，各从一个侧面根据生理、病理特点与致病原因的作用所出现的证候来分析的，可以适用于除外感病以外的临床各科之辨证——杂病之辨证。四种辨证如何执简驭繁、融会贯通、灵活运用，试述如下。

1. 以脏腑辨证为总纲

从藏象学说来看，气血津液、十二经脉俱统属于五脏六腑。当然气血津液、十二经脉之病证又有其本身的特点，辨证时亦不能不加以注意，但辨证也好，论治也好，都与脏腑有关。病因辨证中之七情所伤、饮食劳倦所伤必然伤及脏腑。试以七情所伤而论：喜伤心，怒伤肝，忧伤肺与脾，思伤心与脾，悲伤心与肺，恐伤肾，惊伤心。七情所伤不离五脏，其余亦可类推。故杂病辨证，可以脏腑辨证为总纲。就是说熟练地掌握脏腑辨证，并以其他有关辨证为补充，就可避免在辨证时头绪纷繁了。

2. 以脏腑相关学说为指导

脏腑相关学说即研究各个脏腑之间的生克制化的理论，亦即五行学说。要能灵活掌握脏腑辨证，特别是在论治方面达到高明的地步，就必须在脏腑相关学说的指导下运用脏腑辨证论治方法。

五脏是一个整体，相互之间关系密切。虽然杂病的脏腑病证不如外感病之有明显的、迅速的"传变"，但是杂病亦不是只在一脏一经一腑不移，而是也有互相影响、互相传变的关系。从《难经》至《金匮要略》都有"见肝之病，知肝传脾，当先实脾"之论。这就启示我们在辨证论治时必须注意五脏相关的问题。

五脏之间的生克关系，在治疗上更是有其妙用。《难经》就有泻南补北之说。《难经》说："经言：东方实，西方虚，泻南方，补北方。"其意是对一个肝木盛实、肺金虚衰的患者，应该如何论治可有三种方案：①平肝补肺。②平肝补脾（脾土为肺金之母）。③泻心火补肾水。根据《难经》的意见以第三个方案为好，不论针灸、用药都可采用这一方案。在《难经》这一治则的提示下，后世又有"隔一隔二"论治之法。所谓"隔一隔二"之治，就是本脏有病不治本脏，而治与之有相生之脏或相克之脏之意。

兹就五脏相互关系之证举例如下：

（1）肝：①肝木乘脾。症见胁痛，脘腹痛，呕吐，泄泻等。②木火刑金。症见咯血，胸疼，易怒，潮热等。③木盛火炽。症见出血，易怒，头痛剧烈，甚或发狂等。④肝虚及肾。症见头晕目干，腰膝酸软，咽干喉痛，盗汗，男子梦遗，女子月经不调等。

（2）心：①火旺烁金。症见心烦，口舌生疮，咳嗽，痰血等。②血不养肝。症见心悸，失眠，目视欠明，头晕，头痛，肢麻，筋挛痛等。③火不生土。症见畏寒肢冷，心悸，心慌，气怯声低，纳减，怠倦，便溏，浮肿，溺少等。④心肾不交。症见失眠，盗汗，遗精，夜多小便等。

（3）脾：①脾虚肺弱。症见气怯声低，动则气短，善太息，困倦，纳减，或咳久不愈，咳喘无力，痰多稀白薄等。②土壅木郁。症见胀滞不适，纳呆，头晕，易怒，脘满等。③脾虚肝横。症见食少，脘腹痛，吞酸，吐酸，易怒，多噩梦或月经不调等。④心脾两虚。症见神疲怠倦，头晕，心悸，失眠，健忘，四肢乏力，纳减，便溏等。⑤脾虚不能制水。症见水肿，畏寒，肢冷，腰腹冷痛，纳减，便溏，尿少等。

（4）肺：①肺虚及脾，痰水凌心。症见气喘气短，甚至不得卧，心悸，心慌，痰多，咳嗽等。②肺虚气不化精而化水，致肾水泛滥而症见水肿。③肺虚及肾。症见潮热，盗汗，气短而喘，或咳咯痰血，腰酸腿软，梦遗失精，月经失调等。④肺虚不能平木。症见咳嗽气短，吐血，衄血，胸胁刺痛，易怒，失眠或月经不调等。

（5）肾：①肾阴虚肝阳亢。症见头晕，头痛，目眩，耳鸣，失眠，烦躁易怒，腰酸，头重脚轻等。②命门火衰，脾阳不振。轻则精神不振，面垢少华，面目、四肢浮肿，怠惰嗜卧，小便清长，腰酸痛，阳痿，滑精等；重则心火亦衰，症见四肢厥冷，脉微欲绝。③肾水不能上济心火。症见虚烦不得眠，口舌生疮，小便短黄等。④阴阳互根，肾阴肾阳为人身之元阴元阳，与心脏同为生命所系。若肾阳下竭，则阴无所守，五脏之阳亦绝，症见大汗淋漓等亡阳危候，若肾阴衰竭，则阳无所附，五脏之阴亦绝，症见汗出如珠等亡阴危候。

上述五脏相关之辩证关系，只是举例，并不全面，若能举一反三，多加实践，始能达辨证论治熟练之境界。[7]

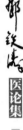

（六）论治包括治则、治法与方药

中医临床的核心理论是辨证论治。辨证包含病因、病机、四诊与辨证。论治包含治则、治法与方药。

一般笼统言治法，其实治则与治法二者涵义不同。治法从属于治则，因为治则是对治疗疾病总体上的规律性认识，是用以指导治疗方法的总则。治法则是在这样认识的基础上，针对具体病证而选定的治疗方法。一切具体的治疗方法应从属于一定的治疗法则。

治则的基本内容：①治未病。②治病求本。③扶正祛邪。④调整阴阳。⑤因人因时因地制宜。

治未病。包括未病先防，已病防变两种含义。未病先防，属于养生学范围，养生首要在于调神，以调摄精神意志为宗旨。所谓"恬淡虚无，真气从之，精神内守，病安从来"。此外还要顺应天地阴阳的自然规律，适从四时寒暑的变化，饮食有节，起居有常，不妄作劳，节欲保精等一套摄生保养之法。

治未病的另一内容是既病防变。中医用运动变化的观点认识疾病，不把疾病看成是固定不变的。重视掌握疾病的由表及里，由浅入深，由简单到复杂的变化规律，才能掌握治疗疾病的主动权，将疾病消除于轻浅阶段，如伤寒病的六经传变，温病的卫气营血及三焦传变等，掌握其规律，及早防止其转变。笔者对乙型肝炎的治疗，就是按照《难经》和张仲景所提出的"见肝之病，知肝传脾，当先实脾"的理论，除了注意病毒邪气之外，始终注意健脾，往往能收到较好的效果。光知什么药有抗肝炎病毒的作用是不够的。

治病求本。就是不能只顾头痛医头，脚痛医脚，必须透过现象抓住疾病的本质。所谓疾病的本质，不仅在"病"上，有时更在"证"上，所以有"异病同治"和"同病异治"的法则。例如，1956年石家庄乙型脑炎流行，属于暑热证，用白虎汤为主，治愈率达90%以上，而西医治疗流行性乙型脑炎当时的水平死亡率达30%以上。1957年北京流行性乙型脑炎流行，用白虎汤疗效不佳，改用芳香化湿法治疗，疗效又达90%以上。

"七五"攻关项目——中医治疗流行性出血热之研究，南京周仲英用清气凉营法治疗812例，病死率为1.11%，而西医药对照组315例的病死率为5.08%。江西万友生用治湿毒法治疗273例，病死率为3.7%，西医药对照组140例的病死率为10.7%。

今天治病求本应是辨病与辨证相结合，即采用西医的辨病结合中医的辨证，应该是治病求本的进一步发展。

当然治病求本并不丢掉"标"，标与本是一个相对的概念，凡病因与症状，先病与后病，正气与邪气，病位的内与外等，都有标本的关系存在。以病因与症状言，则病因为本症状为标；以正邪而言，则正气为本，邪气为标；先见的病为本，后发的病为标；病在内为本，病在外为标。一般情况标根于本，病本能除则标亦随之而解。但在特殊的情况下，又有标本、缓急之分，所谓急则治其标，缓则治其本，或标本同治等。总之治病求本法则，主要是分清病证的主次先后，轻重缓急，以确定治疗的重点与步骤。

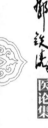

又由于疾病有时会出现假象，如病由于内热极盛而表现一派寒象，或内虚已极而表现为实证，于是在治法上又有"正治"与"从治"之法。正治法即常规的治法，寒者温之，热者清之。从治法指与常规相反的治法，如寒者用清法，热者用温法。又有一种病属寒证，该用温药，但服药吐而不纳，改为冷服不再格拒，亦属从治法，这都是前人的宝贵经验，说明除了化学因素之外，还有物理因素值得注意。

扶正祛邪。疾病的过程，是正气与邪气双方互相斗争的过程，扶助正气祛除邪气是指导临床治疗的重要法则。邪气与正气的消长足以判断疾病的轻重。邪气盛则实，精气夺则虚，实者攻之，虚者补之。根据虚实的复杂关系有祛邪法、扶正法、有扶正祛邪并用，或先祛邪后扶正，或先扶正后祛邪，或补多攻少，或攻少补多。更有用补法达到攻之目的，用攻法达到补的目的。用攻法达到补之目的者谓之"寓补于攻"，用补法达到攻之目的者，谓之"寓攻于补"。总之抓住邪正斗争的主要矛盾，选择最佳的治法。在实践方而，前人有很多宝贵经验，散见于各家医案之中。前者笔者也有点滴之体会。20世纪70年代笔者在某专区医院事教时，会诊一胎死腹中（过期流产）的患者。死胎之于母体已转变为致病之物——邪，病属实证，先按常法用平胃散加芒硝攻之，两剂不应。其所以不应因患者舌嫩，中有剥苔；脉大而数，重按无力，是气津两虚，乃虚实夹杂之证。后改用王清任的加味芤骨散〔黄芪120克，当归30克，川芎15克，血余炭9克，龟板24克（缺药）〕煎服。下午4时服药，6时开始宫缩，8时加用针刺中极穴约15分钟，11时产下脐带缠颈之死胎。这是一个寓攻于补的例子。

调和阴阳。阴阳是辨证的总纲，疾病的各种病理变化，均可用阴阳失调加以概括，故凡能纠正病理变化的许多治法，如寒热温清、虚实补泻、调和营卫、调整气血以及解表攻里、滋阴潜阳、壮火制水等法，都属调和阴阳法则的范围。

因人因时因地制宜。这是天人相应观点在辨证论治中的体现。在拟订治法时，必须体察患者的体质，患病时的季候，患者所处的地理环境等因素。西医一见发热，首先考虑的是感染，而中医对外感发热，首先考虑的是季节时令，再次是地点、体质，结合四诊决定治法。笔者去年在某大医院会诊一位70多岁老妇，发热半月多不退，多种抗生素都用过了，热（38℃左右）就是不退，体质越来越差，神智欠清。时属盛夏，脉濡软，苔白，处以清暑益气之剂，调整而愈。其始笔者说是暑证，家属说已开空调机，笔者说应关掉空调，有利于解暑药作用的发挥。古人说"暑当予汗出勿止"，这是经得起实践检验的理论。

治法的理论，其重要者首推"八法"。八法的内涵在《内经》《伤寒杂病论》《金匮要略》等书已有论述，历代有所发挥，使之成为纲举目张之系统理论者是清代的程钟龄。程钟龄《医学心悟》根据辨证的阴、阳、表、里、寒、热、虚、实把治疗大法归纳为"八法"，即汗法、吐法、下法、和法、温法、清法、补法、消法，大大完善了中医学的治疗理论。后人在此基础上，总结出各种更为具体的治疗方法。比如汗法，有辛温发汗、辛凉发汗、透疹等法之别，比西医发汗退热法细微得多。早在汉代就已知道发汗退热切忌大汗淋漓。《伤寒论》说："不可令汗水流漓，病必不除"，认为微似有汗出为最佳的祛邪之法。麻疹病毒性肺炎，透疹乃救命的良法。汗法的具体运用，还要因应时、地、人而施。

其他具体治法从略。

划分外治法、内治法、手法、推拿按摩法、针灸法、蒸法、浴法等，属治疗分类，与上述之治法理论不同。[10]

（七）辨证论治三段十步法

在辨证论治过程中，如何才能做到有条不紊，辨证精细准确，治疗收到良好效果，除了熟悉本书（指《实用中医诊断学》）前面各章所论述的内容之外，还要讲究思维方法与步骤。

首先探讨这个问题的是清代名医喻嘉言，他在《寓意章》中提出《与门人定议病式》讨论了病史的搜集与辨证论治思维的全过程以及对疾病治疗效果的推测等。这是十分可贵的遗产。近代也有有关这方面的论著，对辨证论治的步骤方法，提出不同的见解和方法。有的主张分三步，有的主张分八步，有的主张分七步和十二步，见仁见智，各有千秋。

辨证论治是中医的临床思维，"辨证"和"论治"是两个思维阶段。辨证属于诊断思维，论治则是在诊断思维的基础之上的治疗思维。但辨证思维只是诊断中的一个重要部分，还不是中医诊断思维的全部。辨证必须有客观证候作思维基础，所以在辨证思维之前还有重要的一段，这一段就是四诊。详细而准确的四诊是辨证的基础。因此辨证论治的全过程应该分为三个阶段，即：诊察—辨证—论治。

第一阶段——诊察。诊察病情靠四诊，四诊要合参，但步骤有先后。具体的步法是：①问诊；②望诊；③闻诊；④切诊。问诊先行，一如本书前述四诊之顺序，故第一阶段包含四大步。

第二阶段——辨证。前述辨证方法计有七种，各有特点，都属于辨证的重要内容，为了执简驭繁，本章又概括为外感辨证与内伤辨证。在这一基础上，辨证的步骤如下。

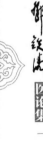

第一步，辨外感病与杂病。经过四诊收集之证候，对于所病为外感病与杂病，经过初步分析已经有些眉目了。故先辨外感与杂病。

第二步，分类辨证。外感病按外感辨证纲要辨证，杂病按脏腑辨证纲要辨证。这些总结前人辨证的辨证纲要，使我们能胸中有数，辨证迅速而准确。

第三步，辨标本先后缓急。疾病往往复杂多变，所以对待各种病证，必须辨别其标本先后缓急，治疗才能恰到好处。如辨证属风寒外感，表证未罢，里热实证又起，此时应先解表而后攻里，抑或先攻里而后解表，抑或表里双解，这就需要衡量其标本先后缓急了。也就是说，凡病证有两个矛盾以上者，必须辨别其主要矛盾所在，分清主次，针对主次论治，才能收到较好之效果。

第三阶段——论治。论治的内容十分丰富，既有理论，又有原则、方法与方药。广义的论治是中医的治疗学，这里谈论治乃着重于方法与步骤而言。这一阶段可概分为三步。

第一步，选法与立法。何谓选法？就是选择用哪种方法、措施，即选用药物、按摩、针灸抑或综合应用，这是首先要考虑的问题。例如，现有脱臼患者，若辨证无其他内脏损伤，则首先应手法复位，然后适当固定，或再加汤药治之。这是选择治疗措施。立法，就是确立相应的治疗方法问题，如对风寒表实证患者，选用辛温发汗法之类便是。对运用推拿按摩、针灸治疗的患者当然也包括所选的手法和补泻等在内。

第二步，处方遣药。在确定治法之后，选用前人之成方或按自己的经验处方，应加以考虑，并规定调制与服食等有关事项。针灸、按摩及外治法也同样有处方、选穴、规定疗程等问题。

第三步，食养调摄，所谓食养就是饮食宜忌，调摄就是生活起居应注意之事项。根据疾病的需要，医生应给予这方面的指导，在治疗中充分发挥其重要作用。《素问·五常政大论》说："大毒治病，十去其六，常毒治病，十去其七，小毒治病，十去其八；无毒治病，十去其九，谷肉果菜食养尽之，无使过之，伤其正也。不尽行，再如法。"这是论治中值得重视的原则，治病不能只顾攻邪，还应注意培养和调动患者的抗病能力与恢复功能。

上述辨证论治三段十步法，乃一般常规。疾病是既复杂而又多变，因此它不能一成不变，需要灵活掌握，既要知常又要知变。譬如一般病例先行四诊然后辨证，但当疾病比较复杂，在辨证过程中发现可疑之点时，还要重行诊察。又如疾病比较单纯，则多是一边诊察，一边辨证，诊察完成之时，辨证已得结论。再如经过论治，效果不佳，又需要反过去再进行辨证思维。蒲辅周先生有一医案，很发人深省，他说："我在某医院会诊一女孩，十五岁。高热，关节痛已半年余，三次住院，多种抗生素、激素皆用上，也服了一些中药，一直没有解决问题。我细问得知：初春淋雨，衣服湿透，而后起病。结合关节疼痛、白带、闭经、舌苔白腻，求知病因为寒湿闭郁潜伏，有化热外透之势。从寒湿论治，通阳宣痹除湿而愈。"此案说明前服中药亦经过辨证论治，其辨证论治估计无大差错，但不见效，才引起蒲辅周老先生细问事起因。得知初春淋雨，正由于这关键性一问，重新辨证论治才迎刃而解。前人这些经验值得我们学习。[7]

（八）专方专药、效不更方也是辨证论治

有人以为用专方专药治病就不是辨证论治，这是误会。专方专药用在辨证之后，治疗用药有大方、小方、奇方、偶方、复方，专方专药是论治上的取舍。试举例言之。如张锡纯倡用鸦胆子以治痢疾。《医学衷中参西录》卷三曰："沧州友人滕玉可，壬寅之岁，设教乡村，于中秋下赤痢，且多鲜血。医治两旬不愈。适愚他出新归，过访之，求为诊治。其脉象洪实，知其纯系热痢。遂谓之曰：此易治。买苦参子百余粒，去皮，分两次服下即愈矣。翌日愚复他出，二十余日始归。又访之，言曾遍问近处药坊，皆无苦参子。后病益剧，遣人至敝州取来，如法服之，两次果愈。功效何其神哉。愚曰：前因粗心言之未详，苦参子即鸭蛋子，各药坊皆有。"先父读其书，不知鸭蛋子为何物，乃去函烦为代购，始知就是鸦胆子。试用之治痢疾多验。方法单用鸦胆子一味，去壳选其子粒饱满完好者

（破烂者不取），以滑石粉为衣，治疗痢疾每用20～50粒，开水送服，疗效甚佳。笔者于20世纪30年代曾患痢疾，服20粒，3次而愈，未再复发。粪便中发现有成粒鸦胆子排出。后之研究者，认为鸦胆子对阿米巴痢疾有特效。鸦胆子治痢，价廉效高，应予推广。辨证论治进入微观，应是一种进步，不能因此推翻辨证论治。

有人认为要经常转换方药才是辨证论治，这也是一种误解。证变则方亦随之变，证不变则效不更方。当然若对慢性病，服药时间较长，根据患者的证情，加减一二味，亦每每有好处，但治疗之大原则未变。[11]

五、辨证论治需与时俱进

西医的一些检查，大多借助于生化学、物理学之手段，这些检查也可以为中医之辨证论治服务，我们不可拒而不用，应该看到采用现代科学技术能帮助发展中医学。例如，血液流变学与血流动力学检查，可以为我们对血瘀证的辨证提供指标。中医医院的仪器设备越新越好，但必须说明的是借用西医的诊断仪器和方法，其目的在于发展中医的技术与理论，使中医的经验总结更易于为人们所接受。[12]

所以笔者赞成四诊改为五诊，即望、闻、问、切、查。这个"查"不是笔者最先讲的，是干祖望老先生讲的，因为他是五官科，他就借用了那些仪器。笔者用的"查"是借用他们更重要发明，发明检查的方法就像俞院士（俞梦孙）一样的睡眠监测法。其实西医好的，不损害患者的这种检查方法，笔者赞成接受。[13]

中医辨证论治理论与实践将随着时代的发展借助于新科技而不断深入、不断提高。千万不能因为有所提高，即拿过来否定中医的理论。把中医学禁锢在一百年前的模样。中医与西医一样，正朝着现代化的道路前进。但中医药学必须走自己的道路，走按照自身发展规律的道路。不能走拿西医理论改造中医、以现代化之名去化掉中医之路，否则将成为中华宝贵文化的败家子，成为炎黄子孙的千古罪人！[11]

六、辨证论治的学习方法

要掌握好辨证论治的理论与技术。要学好中医，光读临床各科教科书是不够的。自从1956年中医学院成立以来，特别是第二版中医学院统一教材的出版之后，中医学院有了一套系统的教材，为培养新的中医，收效良好。但作为源远流长、历经数千年发展的中医学，与这些教材相比较，显然中医大学教材只是为中医学的学习打基础，不能以掌握这些教材的内容为满足。如果有人以为中医学就是那么些内容，那就错了。在教材之外，还要深入去读名家医案，读各家学说，读名家著作。中医学源远流长，不断发展，不断在量变之中，因此历史名著甚多。另外现代的名老中医之学术成就，也是中医学精华部分，近年这类书出版不少，也要向他们学习。学习之外，更重要的是临证。中医的理论大多源于临床，不是来自实验。学中医要多临证，早接触临床，也就是，读书—临证—读书—临证，这是符合哲学《实践论》螺旋上升式认识世界的方法的。[14]

七、结语

辨证论治是中医理论精华之一，历经无数医家2 000多年之努力，不断得到充实与提高。今天正须大力加以研究以促进中医学的飞跃发展。[15]

（黄子天整理）

参考文献

[1] 邓铁涛. 中医辨证法漫谈（摘要）[J]. 国医论坛，1986（1）：16-18.

[2] 邓铁涛. 耕云医话·十八、论治[J]. 新中医，1987（8）：42.

[3] 邓铁涛. 辨证论治[J]. 新中医，1999，31（2）：8-9.

[4] 邓铁涛，靳士英. 略谈四诊[J]. 新医药学杂志，1978（6）：25-26.

[5] 邓铁涛. 学说探讨与临证[M]. 广州：广东科技出版社，1981：175.

[6] 邓铁涛. 八纲[C]//全国名老中医学术报告汇编. 长沙：中华全国中医学会湖南分会、中华全国中医学会湖南分会内妇儿科学会，1984：7-15.

[7] 邓铁涛. 实用中医诊断学[M]. 北京：人民卫生出版社，2004.

[8] 邓铁涛，张发荣，钟嘉熙. 中医外感热病辨证法应不应该统一起来[J]. 新中医，1982（8）：46-51.

[9] 邓铁涛. 外感病辨证统一小议[J]. 北京中医学院学报，1983（3）：6-7.

[10] 邓铁涛. 治则治法谈[J]. 中药药理与临床，1997，19（1）：47-48.

[11] 邓铁涛. 再论辨证论治[J]. 新中医，1999，31（4）：8-9.

[12] 邓铁涛. 继承整理中医学术经验培养造就更高层次中医人才[J]. 中医药学刊，2002，20（3）：262-264.

[13] 邓中光. 邓铁涛新医话[M]. 北京：中国医药科技出版社，2014：146.

[14] 邓铁涛. 中医成才之道[J]. 新中医，2000，32（11）：11-12.

[15] 邓铁涛. 耕云医话·三十五、辨证[J]. 新中医，1989（2）：41-42.

论辨证论治

论中国医学史

一、论中国医学史研究原则

（一）以唯物史观指导中国医学史研究

医学属于自然科学，史学属于社会科学，医学史可以说是边缘学科，但到底应属于社会科学范畴。……史学，有史料与史论部分，史料要求准确而全面；史论要符合历史唯物主义与辩证唯物主义的要求。[1]

要研究中医学必先从历史发展去看问题，要用唯物史观去看待中医学。[2]

（二）中国医学史研究不能脱离临床实践

文献研究人员不能完全脱离临床工作。中医理论源于临床实践，这是不争的事实，古往今来，任何一种中医学术观点、学术流派、学术理论的形成都是基于临床的实践心得和经验的升华。……后人研究这些前人医籍，若没有自己临床切身的应用与体会，又怎样客观地、真实地保存、考据、校勘、研究。[3]

笔者认为搞医学史，不懂中医，不搞临床，你的判断往往会错。……临床很重要，不能随便对你还不了解的学说下断语。[4]

有些名家的一家之言，应该拿到临床上去验证，不能草率地批判抛弃。一家之言，有些好像是一块璞玉，经过加工，晶莹乃见。例如，李东垣阴火之论，张景岳曾给以严厉的批评。但李东垣治阴火之法，是值得重视的，而且其源实出于张仲景，只是说理上有些失当之处罢了。至于有些人说他的甘温除热法是骗人的，这只因批评者自己缺乏经验罢了。[5]

二、对近代中国医学史研究的几点意见

研究近代中国医学发展的历史，编写一部《中国医学通史》近代分卷，是一项艰巨的任务，要做好这项工作，首先要有正确的指导思想。医学史是介乎自然科学和社会科学之间的一门学科，作为社会科学研究讲求立场观点，而自然科学研究则不能违背客观规律。我们编写中国近代医学发展史必须实事求是，决不能人为地篡改历史。研究近代中国医学史要树立正确的观点。我们要以符合党和人民利益为准则，要为社会主义建设服务，为振兴中医服务。研究医学史要以辩证唯物主义和历史唯物主义作为指导思想，以翔实的史料为依据，正确分析和论述近代中国医学发展的历史进程，努力探索和揭示它的客观规律，并总结经验教训，对后人有所启示。

近代中医的命运是和鸦片战争之后中国的历史、社会背景紧紧相连的，所以要写好中国医学通史近代这一部分，必须吃透我国近代的历史背景，要与近代史研究合拍。

中国在经历了清代的闭关锁国之后，一旦门户开放，外来的冲击就波及中国传统文化的各个领域。近代西洋医学大规模地输入中国，在人体解剖等方面我们显然是落伍了。面对着世界先进的科学技术，中国国民开始反思，认识到要发展前进必须吸收外界最新的技术。经过反思，起先是想搞点汇通，旨在吸收外来的新知识。汇通者意识到我们自己有不足之处，他们希望"以西补中"，出发点是好的。

余云岫等提出废止中医案，此时中医已处于生死存亡的严峻关头。全国中医界为了生存乃奋起抗争。消灭中医不仅仅涉及中医的利益，而且是一件涉及国计民生的大事。因为当时全国西医人数只不过数千人，广大城镇的医疗保健工作主要依靠中医来承担。在维护中医药的抗争运动中中医为求得生存与西医论争，争论的实质问题是对于中医学遗产，这一民族文

化的结晶是加以发扬还是废弃。如果把中医这个民族遗产丢掉了，那将是历史的罪人。近代中国社会上，一批买办阶级大肆宣扬民族虚无主义，对我国传统文化全盘否定，所以说中医受到摧残这是半殖民地社会下的必然命运。

近代中医界有识之士为了捍卫中医，与余云岫等展开旷日持久的论战，这一代人的精力都放在抗争和论战了，必然疏于学术研究，使中医在冲击面前停滞不前。当然，中医在外界冲击下得以保存于世，在斗争中求生存之路是一种发展，尽管很缓慢，比起当时科学技术突飞猛进的潮流可以说它是停滞不前的。新中国成立后，中医事业蓬勃发展，20世纪80年代中医开始走向世界，试想如果没有国家的大力支持，现代中医能够取得如此辉煌的成就吗？相比之下，新中国成立前中医备受摧残，处于自生自灭状况，与西医的境遇大不相同，因此我们不能否认近代中医事业之所以停滞不前，是有其社会因素的。当然若从中医学自身对比，中医学术还是有所进步的，但和世界医学的突飞猛进比，我们便显得停滞不前了。

在近代中国社会，中医在医疗保健中占据什么样的地位呢？我们史学工作者要给予客观的评价，要恰如其分地记述其历史事实。中医在明代以后科技落伍，逐步与世界上先进国家拉开了距离。但是中医学的发展与我国其他自然科学不同，直至清代中医仍然处于发展的高峰期。鸦片战争后，则是中医学受压走下坡路的开始。清代温病学说的发展，对传染病的治疗达到世界高峰。西洋医学传入我国，在人体解剖学等领域较为先进，然而从治疗学水平以及临床疗效而言，中医仍然比较高。例如麻疹，特别是麻疹合并肺炎，中医疗效远远高于西医。又如对霍乱的治疗，王孟英的经验非常宝贵。新中国成立前夕，西医人数只不过一万多人，广大城镇医疗保健工作主要靠中医。我们应该正确估价近代中医学术水平及其对人民的贡献。西医广泛应用抗生素还是第二次世界大战以后的事，有了抗生素并不见得中医方药就逊色，中医治疗还很有疗效。如老年肺炎，中医主张扶正与祛邪并用，这个办法效果好，很多例子可以说明不是有了抗生素对于传染病及感染性疾病就不要中医药了。

即使在医学理论和指导思想方面，中医仍然有很多精华，这些往往为西医所不道。至于中医理论精华所在，不搞临床的人很难领会。中医不仅在治疗水平方面有一定造诣，而且基础理论也绝不是可有可无。虽然解剖学等中医确实落伍了，但中医的脏象学说就很有道理。况且，在未解开中医理论深奥机理之前，还要依靠固有的经典理论去指导临床，遵照中医理论进行辨证论治才能取得好疗效，所以对中医理论评价要得当。近代中医的历史是处于低潮时期，跌入马鞍形的低谷，从某种意义上说，处于低谷也意味着孕育更新发展高度的起点。

必须弄清楚中医学发展的动力。近代中国中医能够生存，其生命力是它富有合理的辩证法内涵，中医的阴阳学说、八纲辨证等学说自发地符合唯物辩证法。也有人说过，西医合乎机械唯物论的地方不少。余云岫坚持以机械唯物论的观点看问题，主张废止中医，否定《内经》理论，陆渊雷和余云岫论争时，由于不懂得运用辩证法这一武器，似乎斗不过他。而杨则民用辩证法的思想武器去论战，情况就不一样了。杨则民在近代中国医史上应该突出介绍，他是我党地下工作人员，接受党的教育，掌握唯物辩证法。由于运用了先进的哲学指导思想钻研中医理论。在维护中医学上做出了很大的贡献。

讲到辩证法，中医理论中不乏例子。如阴阳、五行、八纲辨证，对立统一辩证地讨论医学问题。我们要以中医固有理论为基础，去创造现代化的最新的实验研究，以揭示其科学机理，从而创获新的理论。

有些同志剖析近代史上中医停滞不前的因素时，一味认定在中医理论落后上找原因，而否定历史背景与社会原因，忽视民族虚无主义者对传统优秀文化的打击。笔者认为中医理论不少是超前的。如脾的功能。中医1 000多年前就讲"脾旺不受邪"，现在证明很有道理。脾旺不得病，是与机体免疫有关，中医在很早就有这个论点，不是很超前的理论吗？又如经络系统，是很了不起的学说。我们要以中医理论为基础，创造现代化的实验研究方法。要正确评价中医理论，中医是从临床实践中总结出来的，即从控制论中的黑箱论的信息反馈而总结出来的，因此不依赖解剖学

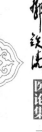

的发展而能获得深邃的科学的理论。

关于中西医汇通。近代中医受压，汇通旨在求得自我发展，出发点无疑是好的，但没有多少成就留给后人，汇通"成效甚微"。有关中西医汇通的一些问题，还有待进一步研究探讨。中西医汇通代表一种思潮，但不是所有的人都是汇通派，是在教材编写时才给这种思潮定出来的名词，起先汇通是一种反思，一些先驱者要把西医知识引荐给中医界，中医部分学者是在受到压制以后引进西医知识，要搞中西医汇通，想借用西医原理解释中医。试图接受外国的先进东西补自己的欠缺，想"以西补中"，以后就分化了。很不幸有些人走到了废医存药的斜路上去了，个别近代名中医，抛弃中医理论指导，成了废医存药论者（当然这些名医经验还是很丰富的，疗效也很好，那是因为早先均受过严格的中医理论培养，功底深，所以晚年虽然表面上否定中医理论体系，实则仍然治疗有效）。有位医家甚至说："中医若存无天理，中药若亡无地理"，这是最典型的废医存药论。余云岫想从否定《灵枢》《素问》来否定整个中医理论体系，企图从根本上消灭中医。

"中西医汇通派"应该从广义上还是从狭义上理解，这个问题可以讨论。汇通的含义很广泛，但中医还有经方派、时方派，应该说近代中医的主流不是汇通派，特别是临证上极少能汇通者。从汇通人物讲，要从整个历史来看，要根据一个人前后发展的动态来分析，不能只引用几句话就说他一生在搞汇通。总之，汇通派有一些代表性的人物，有些学者还很有名望，但不能说他们是近代史时期的代表。代表中医学术的主流的，仍然是传统的中医理论体系。

这一主流的医学家有：伤寒派、温病派，杂家、家传、一技之长等。如恽铁樵、陆渊雷亦可划入伤寒派，张锡纯最大的成就不是衷中参西而是一位临床药理学家，其所得之成就是运用中医系统理论之结果。[6]

三、漫谈中医近代史

1840年世界上第一个禁烟运动引起中英鸦片战争，结果签订了第一个丧权辱国的《南京条约》，接着是《天津条约》《北京条约》《中法新约》《马关条约》以至八国联军入京签订的《辛丑条约》，这一系列的不平等条约，使有四万万伍千万人民的中华民族从此一蹶不振，被称为"东亚病夫"！1912年推翻了满清政府，继而是军阀混战、国民党执政、抗日战争、解放战争，直至1949年中华人民共和国成立，才结束了中华民族这100多年的痛苦与磨难。1840—1949年，这就是中国的近代史。

中医作为民族文化的瑰宝，在这100多年中，与国家同呼吸，共患难，也经历了各种各样的磨难与锻炼，值得我们回顾与沉思。

中国的近代史，是在广东揭开序幕的，中西医文化的冲撞也是由广东开始的。文化的交流本是好事，但鸦片战争以后医学也被利用作为政治手段，其典型人物是美国来华的传教士彼得·伯驾（Peter Parker，1804—1888），他在广州以眼科手术刀打开传教的大门，他既是医生和传教士，更是美国的情报人员，后来的职位是美国公使，曾多次鼓动美国占领台湾，只是未获美国政府通过。尽管不是每一个传教医师都如此，也有真心维护中国的人物，但透视传教士医师群体，可以肯定，传播医学绝非他们的主要目的，特别是在帝国主义国家侵华时代。

西医学的传入促使中医学者思想革新，从而出现中西汇通思潮，企图将中西医学融会贯通，后人称之为"汇通派"。中医之革新在19世纪已经开始，而世人往往错误地认为中医保守，不知中医自我改革已进行100多年。最早进行中西医汇通的知名人士有陈定泰、陈珍阁、朱沛文等，都是广东人。汇通思想的确立人物则首推唐宗海（1846—1897），中西汇通之名亦由他始。他认为："中医长于气化，西医长于解剖。"他接受西医解剖学说，在理论上仍主张尊经崇古，认为中西医理一致。他在临床医学方面则有所创新，特别是他的《血证论》可以说是一部中医科研论著，既有继承又有创新，今天仍然值得好好学习。张锡纯（1860—1933）是民国时

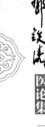

期著名汇通派人物，著《医学衷中参西录》。他主张"采西药之长，以济中医之短""以西药治其标，以中药治其本，则奏效必捷"，可见张锡纯走的临床汇通之路。在理论上，他认为"中医之理多包括西医之理"，同时主张要学西医之所长（如实验、器械、化学等）。张锡纯重视药物的研究，甚至以身试药。讲求验证，实事求是是张锡纯的特点。

从整个中西汇通这一思潮来看，他们的主导思想，明显受"中学为体，西学为用"的思想影响。中西汇通派是中医界的开明人士，希望吸收西医之长以加强自己，其志可嘉，但由于中西医学理论系统差别太大，当时的科技水平实在无法使之"汇通"，所以收效甚微。新中国成立前数十万中医用以维护人民健康者，靠的仍然是传统之理论与经验。抛弃中医之理论走入废医存药之途者乃极少数耳。汇通派的历史证明中医学界有人试行改革已连续100多年了。

中医之受压迫与摧残，不在于外国侵略，而在于当时执政的政府。中医受打击开始于民国元年。1912年7月北洋政府教育部举行第一届临时教育会议颁布《中华民国新法令》，没有将中医教育纳入教育系统。引起中医界的反抗，组织"医药救亡请愿团"，引发中医近代史的首次抗争请愿活动。经过斗争，国务院及教育部明确表示无意废弃中医，准许各地中医学校立案。但中医教育实际一直未能被纳入国家教育系统。

国民党南京政府于1929年2月，由卫生部召开第一届中央卫生委员会议，通过了余云岫提出的"废止旧医以扫除医事卫生之障碍案"，这就是有名的"废止中医案"，此案若得以实施，全国中医便将不复存在了！

1929年3月17日，全国医药团体代表大会在上海召开，反对卫生部废止中医案。经过反复的请愿斗争，得到广大人民的支持，在强大的社会舆论面前，南京政府不得不做出让步，把废止中医案搁置起来。此后中西医界就以3月17日作为中医的纪念日。

中医药求生存之斗争此后从未停止，其中影响较大的全国性抗争请愿活动有十次之多，局部性的斗争活动则不可胜数。这些抗争活动对于保存和发展中医起到了重要的历史性的作用。较明显的成果是争取成立中央国医馆。国医馆是半官半民的组织，起不到行政决策的作用，但自成立之后，在维护中医药的合法权益、发展中医教育、整理中医学术等方面，做了大量的工作。其中经过3年的斗争，争取南京政府立法院通过《国医条例》并迫使其予以公布，从而为中医争取到合法的地位，是一项重大的胜利。

处于近代时期的中医，既要谋生，又要为生存而抗争，还要进行学术之研究、出钱出力办学校、出刊物，其活跃与艰辛的情况是古今中医无法比拟的。这一时代的前辈值得我们敬仰。

兹引述广东高等教育出版社出版的《中医近代史》中对中医药抗争运动的历史意义的一段话，以便我们对此有一个正确的认识。《中医近代史》第331页："近代中医药抗争运动，无论从保存中国传统文化遗产，反对民族虚无主义方面而言，抑或抵制帝国主义经济、文化侵略方面而言，都具有非常重要的意义。中医药界通过抗争，不但保存了中医学一线命脉，使其免遭灭顶之灾，而且使中医药学得到一定的发展。"这一评价是符合历史事实的，是正确的。

中医近代史，还有针对主张废止中医的干将余云岫的学术争论，和由近代文史大师们引发的中医内部进行的关于阴阳、五行、六气存废的讨论，也是一场既热烈又深入的对中医基本理论存废之争。限于篇幅，暂不谈论。笔者之所以写此文，正是澳门过两天便要回归，当此彻底洗雪百年国耻的光辉日子到来之际，心潮澎湃，故写此文。[7]

四、研究中医近代史的意义

作为中国人，对中国历史，特别是近代史必须细读谨记，才会奋发图强。中医的近代史也是一部使人心酸的学术史！必须熟知，以史为鉴才会明白中医学术兴废继绝的责任之重大。把历史的重担变成动力，没有这种动力的人，会视中医药的存废与己无关，就不会坚决为中医之振兴贡献自己的一切。[8]

（黄子天整理）

参考文献

[1] 邓铁涛. 关于《近代中西医论争史》的意见[G]//邓铁涛, 刘小斌. 中医近代史论文集. 广州: 广州中医药大学, 2000: 155-163.

[2] 邓铁涛. 如何研究整理祖国医学遗产——与崔宏同志商榷[J]. 广东中医, 1961, 6（4）: 165-169.

[3] 邓铁涛. 谈古籍整理工作[M]//邓中光, 刘小斌, 邱仕君, 等. 邓铁涛新医话. 北京: 中国医药科技出版社, 2014: 213.

[4] 邓铁涛. 从科研角度看中医药学之发展——为1997年广州中医药大学大学生科技文化节所做的讲座[C]//广东省第五届医史学术会议暨第三次岭南医学研讨会论文集. 广州: 中华医学会广东分会, 1998: 3-9.

[5] 邓铁涛. 万里云天万里路[J]. 山东中医杂志, 1982（6）: 357-359.

[6] 邓铁涛. 对近代中国医学史研究的几点意见[J]. 中华医史杂志, 1992, 22（2）: 65-67.

[7] 邓铁涛. 漫谈中医近代史[J]. 新中医, 2000, 32（4）: 7-8.

[8] 邓铁涛. 寄语21世纪青年中医（续）[J]. 新中医, 2003, 35（9）: 12-13.

论中国医学史

论岭南医学

一、岭南医学概况

岭南地处祖国边陲，距中原甚远，交通不便，文化与医学落后于中原，岭南医学跃然而起乃是清代以后的事，近300年方有较快之发展。据不完全统计，广东中医药文献（不含民国时期著作）约278部、其中230部为清代著作。清代广东名医据不完全统计有157人。[1]岭南医学继承了中医学的理论和经验，又结合岭南地区的特点，为中医学的一个重要分支，其特点深值研究。

岭南之开发甚早，秦代经营已具规模。赵佗（？—公元前137年）曾为南海郡龙川县令、南海尉。秦末赵佗兼并桂林、南海、和象三郡，遂建南越国，汉代于公元前196年封其为南越王[2]。唐代在岭南地区置道，为贞观十道，开元十五道之一。辖区约为广东、广西大部，越南北部。治所在广州[3]。岭南又称岭表、岭外，由于五岭横亘于湘赣与粤桂之间，形成一个特殊的地理环境，不仅气候风土人情与中原有异，人的体质、疾病亦不尽相同，遂逐渐形成了以研究岭南地区多发疾病为主要对象的岭南医学。其中既有生于斯、寓于斯、业于斯的医家的努力，又有客籍而热心研究岭南医学的医家的贡献。岭南医学有近2 000年的历史，唐代曾有所发展，当时岭南道各州府均有医学博士、助教一人，都督府、上州又有医学生二十人，中下州又各有医学生十五人、十人[4]。《唐书·艺文志》载有《岭南急要方》三卷、郑景岫《南中四时摄生论》一卷，李暄《岭南脚气论》一卷、李继皋《南行方》三卷[5]。《郑樵通志》尚载有《治岭南众疾经效方》一卷、《广南摄生方》一卷。以上六种岭南方，今均佚。《宋史·艺文志》载，宋代尚有《南行方》、《广南四时摄生论》，又有宋人李璆、张致远《瘴论》两卷[6]。据《岭南卫生方》[7]所辑文献，知宋元时期尚有王棐《指迷方瘴疟论》，汪南容《治冷热瘴疟脉证方论》，章杰《岭表十说》，继洪《卫生补遗回头瘴说》《治瘴用药七说》《治瘴续说》《蛇虺螫蠚诸方》及《集验治蛊毒诸毒方》等。

二、岭南医学的渊源

（一）晋唐以前

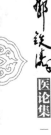

岭南地处五岭之南，又名岭表、岭外。岭南之名始于唐代贞观时期的十道之一，其所辖范围约当今之广东、海南及广西大部和越南北部。"岭南派"一词，《辞海》指现代画派之一，而不及其他行业。另有"岭南三家"一词则指清初之屈大均、梁佩兰、陈恭尹三大诗家。"岭南医学"这一名词近代以前似未见诸文字，但唐代有李暄《岭南脚气论》，元代有《岭南卫生方》，则医学与"岭南"挂钩，为时已有千余年了。广州名医吴粤昌编著《岭南医徵略》记述的时限"岭南医学"从晋代开始，笔者赞成这一划分法。吴先生说："历史时限起于晋代，但不能据此认为晋代以后岭南始有医家……只由于地域以及文化发展方面的关系，形成岭南医学史料阙如，以致无文献可资征引。"估计晋代以前民间医药，蕴藏亦必丰富。笔者赞成吴粤昌的看法。当然，从中国文化发源来看，中国文化的主流，相比之下，古代岭南文化应落后于中原。以晋代岭南名医而论，《岭南医徵略》提出4人：支法存、葛洪、鲍姑、仰道人。支法存新疆人，长在广州；葛洪江苏人，公元326年到广东研究炼丹与医药，罗浮山有葛洪炼丹灶及洗药池遗址；鲍姑原籍有三说，也不是广东人，但她一生的医疗活动在广东；"仰道人，岭表僧也"，仰道人则是地道的广东人。不论4人出生地是否广东，但他们都在广东进行医疗活动，便有了岭南地域的特色。

此时岭南医学的特色有二：①研究脚弱病（脚气病、维生素B_1缺乏症）成果突出。唐代《备急千金要方·卷七》论风毒状第一说："论曰，考诸经方往往有脚弱之论，而古人少有此疾，自永嘉南渡（公元313年），衣缨仕人多有遭者，岭表江东有支法存、仰道人等，并留意经方，偏善斯术，晋朝仕望多获全济，莫不由此二公。"可见岭南医学善于创新。②从《备急千金要方》《外台秘要》《肘后备急方》等书还可见支法存等对蛊毒、沙虱（恙虫病）、疟疾、丝虫、恙片虫等传染病的治疗方药。所谓岭南多瘴、疟的特点，岭南医学对传染病的研究成就亦较为突出。这些成就不可能由中原带来，是吸取民间医药，加以总结得之。如鲍姑善用灸法，取材于越秀山野生的红脚艾。《肘后备急方》治疟用青蒿，治急腹症用捏脊按摩及诸多治急症的方法，应该是采集于当地民间的结果。特别使人惊讶的是《肘后备急方》治卒腹痛第九节有："又方，使患者伏卧，一人跨上，两手抄举其腹，令患者自纵重，轻举抄之，令去床三尺许，便放之，如此二七度止。拈取其脊骨皮，深取痛引之，从龟尾至项乃止。未愈更为之。"近来急腹症之研究，用颠簸疗法治疗肠扭转是非手术治疗急腹症的方法之一，效果良好，其所用手法与《肘后备急方》前一段记载手法完全相同，后半所述即今之捏脊疗法。捏脊可以治急腹痛，临床用之的确有效。捏脊法不仅可治腹痛、疳积，还可治小儿外感发热，这种疗法就是中医的特色，应该予以推广。青蒿素治疗疟疾，是近20多年来一大成果。但最初提纯之青蒿素，并无治疟效果，后来研究人员从《肘后备急方》找到了出路。《肘后备急方》治寒热诸疟方第十六说："第二方，又方青蒿一握，以水二升渍，绞取汁，尽服之。"原来青蒿不用煎煮才有效。于是改变了提取工艺才产生有疗效的青蒿素。

唐代岭南医学发展缓慢，名医不多。

（二）宋元时期

宋代开始人才辈出，先有陈昭遇，开宝初年至京师为医官。陈昭遇、王祐、王怀隐等3人，历时11年编成《太平圣惠方》。又与刘翰、马志等9人编成《开宝新详定本草》20卷。绍兴年间（公元1137年）潮阳人刘昉著

《幼幼新书》，为岭南儿科的发展奠定了良好的基础。至元代，释继洪撰《岭南卫生方》，说明具有岭南特色的方药学已初步形成。

（三）明代

至明代各地方志所记名医日益增多。尤其是浙江人王纶所著《明医杂著》是在广东布政司任内完成的。张景岳的《景岳全书》一再印行传世，均在岭南。这些著作对岭南医学的影响很大。

（四）清代

清代岭南医学是一个大发展的年代。如对全国有较大影响的医家何梦瑶，被誉为"南海明珠"。何梦瑶《医碥》批判了受景岳学说影响，治病过用温补之弊。该书200年来多次翻刻印行，足见其影响之大。清末，西洋医学传入我国，岭南首当其冲，因而出现朱沛文等主张中西汇通之医家。朱沛文对华洋医学的看法——各有是非，不能偏主。他主张：①以临床验证为准则。②综合汇说，不必强通。③实事求是，纠正《医林改错》。《医林改错》有关临床部分，对岭南医家影响深远直至现在，朱沛文纠正的是解剖部分耳。

19世纪，政治变革波及医界。或者说医者参与政治活动。比较突出的人物有太平天国的洪仁玕，他对于太平天国的卫生工作，采取许多进步措施，如办医院、疗养院、重视环境卫生（扫街、灭鼠、灭臭虫）、禁烟、禁酒、禁娼、禁缠足、禁溺婴等。主张变法的康有为，不仅是文学家、政治家，同时也是医学家。他熟谙岐黄之学，刘海粟几次生病，康有为亲自为之开中药方治愈。梁启超研究《内经》的成书年代，认为非一时一人之作、成书于汉代之论点，为清代以后医家所接受。医学考据学受康有为、梁启超之影响不少。

岭南医学的小儿科，自刘昉《幼幼新书》开其端，1750年又刊行了罗浮山人陈复正的《幼幼集成》，该书除了采集文献资料之外，采入不少民间验方和外治法，重视指纹诊察，对天花的叙述较详，对后世的影响颇大。

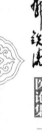

儿科学由博返约更具特色者首推程康圃，他著《儿科秘要》，该书把儿科证候概括为8门（风热、急惊风、慢惊风、慢脾风、脾虚、疳证、燥火、咳嗽），治法约以6字（平肝、补脾、泻心）。程康圃学说掌握了小儿科诊治之精要，举一反三，给人以极大的启发。民国时期儿科名医杨鹤龄，继承程康圃学说，著《儿科经验述要》。杨鹤龄在育婴堂从17岁独立主诊病婴，积累了丰富的治疗危重病儿的经验。婴堂停办，自己开业，日诊二三百人。西医张公让曾不断观察其诊证，说不能不佩服其医术之精也！南药的研究与推广更是岭南医学一大特色。这方面有何克谏的《生草药性备要》《增补食物本草备考》，肖步丹的《岭南采药录》。

从上述可见岭南医学至清代夹其岭南之特色，已达相当高的水平。

（五）民国时期

岭南医学之发展达到高峰则在民国时期后。具体说是开始于光绪初年（1906年）医学求益社成立之后。医学求益社，相当于今天的医学会。该社于1913年解体。但有继承者——广州医学卫生社，举办一如医学求益社，及至1924年，改为教育机构，创办广东光汉中医学校。广东医学教育，始于1913年。广州医药界人士认为振兴中医药，必须兴办中医教育。于是公推卢乃潼先生为主席筹办中医药专门学校，1916年设立广东中医药专门学校筹办处，至1924年9月15日开学，前后费时10多年。培养的学子，遍及两广与东南亚各国。自1909年广东创办《医学卫生报》以后，中医期刊前后出版20种之多，对岭南医学的繁荣起到重要作用。

回顾岭南医学发展的脉络，晋代中原移民带来先进的学术与岭南地区医药相结合，宋代以后，长江流域的医药学术被带入岭南，又促进岭南医学的发展，岭南医学成为有浓郁的岭南特色的医药学派。随着广东得改革开放之先，全国各地之人才流向岭南，估计在不久的将来，岭南医学将会有一个飞跃的发展。[8]

三、岭南医学的特点

（一）重视岭南地区的多发疾病

岭南医学继承《内经》异法方宜论的思想，认为南方环境异于中原，疾病不同，治法应因地制宜。《岭南卫生方》指出："岭南既号炎方，而又濒海，地卑而土薄。炎方土薄，故阳燠之气常泄，濒海地卑，故阴湿之气常盛。""阳气常泄，故四时放花，冬无霜雪，一岁之间，暑热过半，穷腊久晴，或至摇扇，人居期间，气多上壅，肤多汗出，腠理不密。盖阳不返本而然。阴气盛，故晨夕雾昏，春夏雨淫。一岁之间，蒸湿过半，三伏之内，反不甚热，盛夏连雨，即复凄寒，或可重裘，饮食衣服药物之类，往往生醭，人居其间，类多中湿，肢体重倦，又多脚气之疾，盖阴常偏胜而然[9]。"这种观点有一定的代表性。

许多岭南医家重视岭南地区这一地理环境的特殊性，努力阐发其特殊疾病和多发病，从而丰富了中医学的内容。如晋代的葛洪（约281—341年），是客籍岭南医家第一人，他虽为江苏句容人，但两次到广东，最后"止罗浮山炼丹……在山积年，优游闲养，著述不辍"，南方食米区的脚气病，他最早报告了它的流行病学，描述了典型的临床症状和分为干、湿、脚气冲心3种类型。在《肘后方》中说："脚气之病，先行岭南，稍后江东，得之无渐，或微觉疼痛，或两胫小满，或行起忽弱，或小腹不仁，或时冷时热，皆其候也。不治即转上入腹，便发气则杀人"[10]。他又是世界上第一位发现恙虫和报告恙虫病的医家。他对恙螨的形态、生态，对恙虫病感染途径、典型症状都有准确的描述。当时他把恙螨称之为沙虱，恙虫病称为沙虱病[11]，这一贡献已为世界所公认。他对疟疾也有深入的研究、区分为疟病、温疟、瘅疟、老疟、劳疟等多种类型，所列38方中，1方为青蒿绞汁、13方均用常山[12]，至今均有确效。此外还专门讨论了岭南多发的虫蛇咬伤问题。葛洪的这一贡献对后世的影响很为深远，宋元时期的《岭南卫生方》专门讨论了"瘴疟"问题，指出瘴疟与伤寒不同，认为岭南"草木水泉，皆禀恶气，人生其间，元气不固，感而为病，

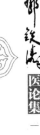

是为轻瘴；寒热往来，谓之冷瘴；重者蕴热沉沉，谓之热瘴；尤重者一病失音、莫知其所以然，谓之哑瘴"。此书早吴又可《瘟疫论》300余年，对于流行于岭南的传染病在认识上已有很大进步。明末清初江南有多次疫病流行，清代岭南医家何梦瑶（1693—1764）亲自防治瘟疫积累了丰富经验，他认为瘟疫的病源是"天地之疠气也，邪自鼻入内"，详细论述了该病的汗、斑、苔、脉变化的临床意义及汗、下、下后变证、兼证、妇人、小儿瘟疫，瘟疫后遗症。对白虎、举斑、黄龙等汤症从临床症状，辨证要点到立法用药都做了详细的分析，其内容多系经验之谈[13]。何梦瑶对瘟疫的诊治方法，对温病的发展是有一定贡献的。

（二）重视岭南地区特产的药材和民间经验

岭南地区气候温和，雨量充沛，动植物资源极为丰富，许多种类为中原所少见，流传于民间的应用经验又多，所以一向为岭南医家所重视。嵇含（263—306）曾为晋之广州刺史，惜未到仕即被刺身死。他在赴任前编写了《南方草木状》（304年）一书。此书是世界上公认最早的地区植物之专著之一，受到国内外学者的推崇，认为此书有很大的科学价值。全书共载分布于岭南的植物80种，其中药用植物20种并记载了许多药效。如豆蔻花即草豆蔻"破气消痰"，蒟酱即荜拨"可以调食"，留求子即使君子"治婴孺之疾"，菖蒲"采服仙去"，诃梨勒"变白髭发令黑"，益智"杂五味中芬芳"，蕙草即广藿香"可以止疠"，槟榔"以扶留藤、古贲灰并食，则滑美，下气，消谷"，并说："出林邑，彼人以为贵，结婚会客必进，若邂逅不设，用相嫌恨，一名宾门药饯也。"他最早记载了岭南人吃槟榔这一民俗。此外还记载了沉香、乳香的生成过程，以及苏木、蔓荆、罗勒、石斛、牡荆、麻黄、芍药等药物。这部专著对开发岭南的药材做出了重要贡献。据考证葛洪曾是嵇含的挚友和先行官。《南方草木状》序文中写到"以所闻诠叙"，葛洪可能提供过资料，并保存过此书的草稿[14]。葛洪不但对岭南草药有丰富的知识，并搜集了许多民间的验方，《肘后方》多有记载。如用拔葜、松节、松叶之治脚气；乌血根、漆树叶之治五尸；蓼之治霍乱；桃枝，桃白皮之治心痛；蘘荷叶，桐皮之治时气发热；羊桃叶，虎杖汁之渍时气手足肿毒；荇菜、蛇莓之治时气下部生疮；女萎、云实之治病匿下不止；赤苋、马齿苋之治射工毒等。此外还记载了蜀椒、钩吻、莨菪、苦瓠、野芋、踯躅、野葛、蕈等中毒，并曾选用黄藤、都淋藤、白花藤等解毒。宋代王棐《指迷方瘴疟论》也载有民间治法，如热瘴，说："南方谓之中箭，亦谓之中草子。然挑草子法乃以针刺额头及上下唇，仍以槠叶擦舌，皆会出血，徐以草药解其内热，应手而廖。"

清代儿科医生陈复正特别重视民间经验，所著《幼幼集成》（1750年）中最早载用鸦胆子治疗冷痢久泄，名曰"集成至圣丹"，认为"百方无验者，一服即痊"，他说："此物出闽省云贵，虽诸家本草未收，而药肆皆有，其形似益智子而小，外壳苍褐色，内肉白而有油，其味至苦，用小铁锤敲碎其壳，壳破肉出，其大如米，破碎者不用，专取全仁用之。三五岁儿，二十余粒；十余岁者，三十余粒；大人则四十九粒，取天园肉包之。"[15]至何梦瑶《医碥》（1751年）则前进了一步，为了克服鸦胆子的副作用，主张捶去油作霜用，以免令人吐[16]。

清末民初的广东八大名医程康圃、易巨荪、陈伯坛、潘兰坪、黎庇留、吕楚白、吕安卿、杨鹤龄等在临证中也都注意地区特点，喜用岭南地道药材。如杨鹤龄喜用白莲花、玫瑰花、素馨花等花药；吕楚白喜用锦地罗、天香炉治痢，宽筋藤、石楠藤治筋骨痛；吕安卿喜用罗汉果、龙脷叶、鹿含草治疗咳嗽等[17]。

（三）重视吸收新知

岭南医学继承了中医学传统的理论，又通过汲取新的知识、新的经验，在某些领域又发展了中医学。特别是广东濒海，海外交通发达，清代以后逐步从闭关锁国走向开放，西洋文化传入较早，所以衷中参西，中西汇通之学者出现不少。虽然此路不通，但他们仍是我国中医现代化的第一批勇敢探索者。陈复正继承了潮州刘昉《幼幼新书》的传统，网罗了古代儿科的主要成就；又根据自己的实践提出许多创见，著成了《幼幼集成》，他对小儿的指纹诊法既不赞成完全否定，又不赞成繁琐"至于怪诞不经"，坚持"但当以浮沉分表里，红紫辨寒热，淡滞定虚实，则用之不尽当矣"。"新立误搐、类搐、非搐分门"，实际是把小儿惊风一证概括为搐，区分为伤寒痉病、杂病致搐、竭绝脱证三类，这与小儿惊厥在鉴别诊断中今人常区分为高热惊厥、感染性惊厥、不发热惊厥等是基本一致的。对新生儿破伤风的先兆提出"三朝一七，看两眼角黄""乳内有核"的传统说法不确，认为"小儿不时喷嚏，更多啼哭，吮乳口松是真候也"。这是经验之谈。对小儿梅毒，他是我国第一个提出由于父母胎毒传染所致的医家。

与陈复正同时代的何梦瑶学识渊博，不仅精通诗文、算术、音律、历法，对西历、平弧、三角、八线等法亦有研究。在医学上重视基础理论和诊法。《医碥》开宗明义首论脏腑，五脏六腑的解剖位置与相互关系基本不差。对三焦以为是体腔，不赞成"捕风捉影、毫不所指"。在病因上强调南方"凡病多火"、多湿，用药有独到之处，在临症中他指出"食鱼脍生肉不化，每成癥瘕"。这可能是广东喜食鱼生引起的华支睾吸虫病的早期记录。在疯腮中指出："外有发热，忽生疯腮，疯腮并睾丸胀者，耳后属胆，胆受风热生疯腮。热移于肝故睾丸胀。"这可能是流行性腮腺炎合并睾丸炎的早期记载。他还指出岭南脚气的特点："岭南人嗜酒者，每多此病，名酒风脚。由酒之湿热伤脾，不能运化，因而下坠，结为痰涎，不得解散所致。其痛不可忍，虽蚊蝇着脚，重若石压，治此鲜有效者。"强调了嗜酒与脚气的关系。

18世纪南海邱浩川精于种痘术，1805年从澳门返乡传授种痘十余载，著《引痘略》（1817年）一书，风行海内。1846年日本以"引痘新法全书"为题出版[18]。邱浩川所传为种牛痘法，书中有点穴图说、列取少阳三焦经消烁、清冷渊二穴以及种牛痘穴分图式等。新会陈定泰学术源于王清任。王清任传《考真脏腑十一图》于王昭孚，王昭孚旅居羊城又传陈定泰。陈定泰偕梁璘山访洋医，得解剖图本于1844年写成《医谈传真》，新绘脏腑洋图16幅。其孙陈宝光于1886年去新加坡英皇大医院考察3年修成《医纲总枢》一书，强调学医之法，当先识脏腑，次考药性，然后辨证，两书均为授徒教本，求医者甚众。佛山朱沛文，自幼随父学习中医，也研读当时传来之西医书籍，并亲自到西医院看人体解剖，著《华洋脏象约篡》（1892年）一书，详细介绍了西方的生理解剖。其学术观点主张中西参照，取长补短，认为中医"精于穷理，而拙于格物"，西医"逐物太过，而或流于固"，是我国早期开明的中西汇通医家之一。

综上所述，岭南医学的三个特点是由于岭南地区的社会、地理、历史条件逐步形成的，它丰富了祖国医学的内容，在促进祖国医学发展上起了积极作用。我们广东医家尤应深入发掘岭南医学和岭南医家之特点，研究其历史渊源、学术思想、具体成就，为发展岭南医学而努力。[19]

四、岭南医学研究

（一）研究意义

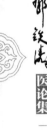

我国幅员辽阔，由于地理环境的差异和历史上开发的先后，各个地区的情况千差万别，医学发展也表现出明显的不平衡性，岭南医学就是具有地方与时代的特色。五岭以南旧称岭南、岭表、岭外，包括现在的广东、海南、广西大部地区。由于五岭横亘于湘赣与粤桂之间，形成了一个不同于中原的地理环境，不仅气候、风土、人情有异，人的体质、疾病亦不尽相同，因此岭南医学重视南方炎热多湿、地处卑下、植物繁茂、瘴疠虫蛇侵袭等环境因素，着眼于南方多发、特有疾病的防治，勇于吸取民间经验和医学新知，充分利用本地药材资源。这就逐渐形成了以研究岭南地区医疗保健药物资源为主要对象的岭南医学。岭南医学是祖国医学的普遍原理和岭南地区医疗卫生保健实践相结合的产物，研究岭南医学的意义及其研究之成果，不仅可以表现岭南地区医学发展的特殊性，通过对这些特殊性的研究，反过来也有助于认识整个中医学发展的全过程。那种认为地方医学研究成果只适用于局部，其实是一种误解。所以深入研究地域性医学，并不是只局限于一个区域，而是与中医药学的整个发展全局有关的问题。

（二）研究范围

从中国文化发源来看，与中国文化的主流相比，古代岭南文化应落后于中原，岭南医学也可以看成是中国文化的一个分支，近代以广州为核心，以珠江三角洲及其周边城市为范围的区域，它们是研究岭南医学的主要地域。

（三）研究内涵与外延

岭南医学研究有着丰富内涵，如岭南草药、岭南温病、岭南骨伤科、岭南经方派、岭南儿科、岭南妇科、中西汇通、中医教育、中医社团等，都蕴藏着别具一格与他处不同之学术风格及其特点，构成近代中医创新发展的重要部分。岭南医家，善于总结，很厚的一本书，经过广东人细读结合自己临证，即成为薄薄的精装本。如明代金坛王肯堂《证治准绳》乃大部头医著，清代南海何梦瑶参考其说著作《医碥》；清代山东黄元御《四圣心源》11卷，近代新会卢朋著辑其要点为《四圣心源提要》一册；清代姑苏叶天士《临证指南医案》连同徐灵胎评注约51万字，近代番禺潘兰坪浓缩其为《叶案括要》；明代万全《万密斋医学全书》著作10种计108卷（其中7种为儿科内容），清代岭南程康圃（高明人）把它总结为《儿科秘要》"儿科八证治法六字说"，从中体现岭南医学之继承性、务实性、包容性、创新性的实质内涵。

岭南医学如果就地域来说，新加坡中医学院李金龙先生有一段话值得参考。他说：亚细安中医与岭南医学有血缘关系，亚细安（即东盟六国）2 000多万华侨人口中，粤籍人士约占60%，还有40%是福建人，粤籍中医当然是岭南的一个分支，今后将加强对岭南医学这个分支的历史研究。可见岭南医学的外延，含义也很广，它不单单是广东。

五、岭南医学著作整理

岭南中医古籍的出版，这是开展岭南医学研究必不可少的基础性先行性工作。回顾《岭南儿科双璧》出版十多年来，这一基础性先行性工作越来越重要。据统计，广东省各级立项的有关岭南医学研究的项目，目前已达12项。早期出版刊印的《医碥》（1981年广东科技出版社及1994年人民卫生出版社）、《岭南医征略》（1984年广州市卫生局）、《岭南儿科双璧》（1987年广东高等教育出版社）、《广东中医育英才》（1988年广东省卫生厅）已经成为这些科研课题的重要参考书目[20]。

（一）岭南儿科双璧

《岭南儿科双璧》，乃合清代程康圃《儿科秘要》、民国年间杨鹤龄《儿科经验述要》而成。

程康圃，名德恒，高明（今广东省高明县）人。生卒年月不详，查《广东通志》《广州府志》《高明县志》《鹤山县志》等，均无其传。惟从程氏著述《儿科秘要》刊版年份（1893）、印书人序言、后跋中略知，程康圃生于19世纪，为清代道光至光绪年间（1821—1908）人。程康圃世家业医，尤精儿科。自言："余幼读书，年才弱冠，即专业医门，惟凭祖训，今五十年来，所取信于人者，首以小儿之症。"又曰："我家六代业医，幼科最良。"可见程康圃祖辈，在当地是很有名望的小儿科医生；而程康圃本人，行医达半个世纪，直至晚年，才敢著书立说，把祖传六代的儿科经验及自己临证所得，传于后人。故是书又名《小儿科家传秘录》。

杨鹤龄，大埔（今广东省大埔县）人，生于1875年（清光绪元年），卒于1954年（在香港病逝），享年79岁。杨鹤龄亦医学世家，祖父杨湘南，庠生出身，儒而通医，于医学素有心得。父亲杨继香（？—1907），承先祖之学，往省城在各善堂及广东育婴堂当官医生职。杨鹤龄自幼即随父研读医书，长即在善堂帮同诊视，年仅17岁，考取前清医官。光绪三十三年（1907年），其父继香公殁，据清两广盐运使司谕文谓：查杨继

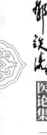

香之子杨鹤龄年32岁，考其医学，颇有心得，于儿科尤精素谙，当即饬令其到堂试诊，取阅所订药方，尚属稳慎，以资接充广州东山育婴堂内儿科医生职。育婴堂内收养婴幼共分七栅，其中一栅住危重患者，杨鹤龄把握机会，细心诊治，任职前后6年，积累丰富之儿科经验。1912年清室倒，民国立，育婴堂停办，杨鹤龄乃于广州旧仓巷（现中山四路一内街）十七号设"杨吉祥堂"，重操幼科专业，日诊二三百人，着手成春者无算，名声显赫羊城。晚年应学生邹复初之请，将50年来儿科经验加以整理，写成《儿科经验述要》一书。

程康圃与杨鹤龄，都是广东近代著名的儿科学医家，他们的著作《儿科秘要》《儿科经验述要》，乃其毕生丰富临床经验之结晶。近人对两位名医著述早有所注意，广东省医药卫生研究所中医研究室编写的《广州近代老中医医案医话选编》（1979年由广东科技出版社出版，共收入8位已故的广州近代名医的论著）曾将两人的学术思想及临床经验做过简介，并强调指出程康圃《儿科秘要》、杨鹤龄《儿科经验述要》两书"现已绝版"。一代名医宝贵的著作，任令绝版，实在是件令人惋惜而又痛心的事情。

为发掘中医学遗产，近几年来，我们开展了对岭南地区医书版本的搜集，发现程康圃《儿科秘要》、杨鹤龄《儿科经验述要》，清末民初乃至新中国成立前夕，在岭南地区流传较广，目前广东、香港一带至少各存有两个版本以上，既有底本，又有校本，这就具备了点校医书最起码的条件，应尽快地将它们整理出版，使名医著述不致湮没，我们责无旁贷。

程康圃《儿科秘要》，成书于清光绪癸巳年（1893年）以前。最早的版本，是清光绪癸巳年（1893年）广州麟书阁永成堂刊本（简称"麟书阁本"）。麟书阁本首有南海人罗崧骏（芹生）为刊印是书写的序言、凡例各一篇。至"民国"八年（1919年），又有广州九耀坊守经堂刊本（简称"守经堂本"）。守经堂本与麟书阁本正文内容基本相同，但在书末增补入了苍梧（今广西梧州）谢允中（心一）后跋一篇。迨"民国"二十五年（1936年），有广西黄奕勋、肖九成等人重刊本（简称"民国广西刊本"）。此外，广东省中山图书馆特藏参考室还藏有民国十六年（1927年）手抄本（简称"手抄本"），手抄本虽不录抄写人姓名，亦无序言、后跋，但对原书之错别字进行了径改。上述四种版本，我们选定麟书阁本作为点校底本（蓝本），守经堂本、手抄本、民国广西刊本均作主校本。至于参校本与旁校本，则不一一列举书目，凡其他医书引用《儿科秘要》内容者或《儿科秘要》引用其他医书条文者均是，如《广州近代老中医医案医话选编》《素问》《验方新编》等，请读者于正文或注释处见阅。

杨鹤龄《儿科经验述要》，成书于己丑年（1949年）春天，同年6月刊行，由广州旧仓巷杨吉祥堂出版，广州九耀坊文华印务局印刷，这是《儿科经验述要》最早的版本（简称"杨吉祥堂本"）。杨吉祥堂本附有清光绪三十三年（1907年）两广盐运使司、两广盐运使司经厅聘任杨鹤龄为广州东山育婴堂内儿科医生谕文两份，均为摄影制版件，有些文字模糊不清，不过仔细察看多能辨认。书中还有周绍光序、杨鹤龄自序、邹复初后跋各一篇。至1955年，张公让在香港对是书作评注，名《杨氏儿科经验述要评注》（简称"张氏评注本"）。张公让是中山大学医学院西医毕业生，但他对杨鹤龄运用中医中药治疗儿科危急重症十分钦佩，经常到杨鹤龄诊所"窥探其诊断法，又收集其处方以资研究"，认为"杨先生诊断甚高明，日诊二三百人，匆忙甚，一验指纹，即能报称其症候，几乎十不爽一"。张公让评注本用西医学知识对是书所作分析，有一定的参考价值。上述两种版本，我们选定杨吉祥堂本为点校底本（蓝本），张公让评注本为主校本。

整理的方法与体例。根据1983年8月卫生部古籍整理领导小组在山东青岛召开会议所制定之"中医古籍校勘整与编辑工作要求"进行校勘整理。

《岭南儿科双璧》中之《儿科秘要》，属古籍。《儿科经验述要》虽为近代医书，但该书用文言体写成，故亦仿照古籍校勘整理之方法处理。两书均按三类医书简体字横排本印刷。因书中有不少粤语方言，故进行必要注释，使读者易于明了。训诂字词，力求简明准确，避免繁琐考据。原书目录较凌乱，作重新编排，并补入有参考价值的序言、后跋、附录。其正文内容，未作增删。总之，以保持作者原书原貌为原则[21]。

（二）岭南名医何梦瑶《医碥》

何梦瑶，字报之，号西池，又自称研农，广东南海云津堡人（今广东省南海县西樵大沙村）。生活于清代康熙至乾隆年间（1692—1764年）。

何梦瑶自幼聪颖，十岁能文，十三工诗，三十八岁始成进士，除诗、文与医学之外，对音律、数学、历法都有研究。辛昌五序说："何氏与余极论西历、平弧、三角、八线等法。"则何梦瑶对西方文化亦有研究，足见其学问广博。纵观何梦瑶毕生之成就与贡献，对后世影响最大的还是医学。

何梦瑶历任广西阳朔、义宁、岑溪、思恩等县县官和辽阳州任官。在职期间不断为人治病，并写成《医碥》一书。当思恩县疫疠流行时，"西池广施方药，饮者辄起。制府策公，下其方与郡邑，存活甚众。"（《医碥》·赵序）何梦瑶于官途并不称心，乃离职归乡，悬壶自给。何梦瑶为医之外，还热心于教育工作。历任广州粤秀书院、越华书院、肇庆端溪书院等教席，在医学教育方面更卓有成效，学生分布两省四县，有些学生成为名医，为当地县志所收载。

何梦瑶生平著作医学与文学等共二十余种。其中医学著作计有《医碥》《人子须知》《伤寒近言》《妇科辑要》《婴科辑要》《痘疹辑要》《针灸吹云》等，《医碥》是其代表作。

何梦瑶医学宗王肯堂。辛序说："王金坛先生《证治准绳》脍炙人口，予友何西池称为近代医书之冠。虑其奥博难读，因作《医碥》以羽翼之。其书文约而义赅，深入而显出，当与《准绳》并存无疑。"王肯堂的医学特点，《四库全书总目》曾给予比较中肯的评价："于寒温攻补无所偏主。视缪希雍之余派，虚实不同但谈石膏之功；张介宾之末流，诊候未施光定人参之见者，亦得其平。"《医碥·凡例》说："河间言暑火，乃与仲景论风寒对讲；丹溪言阴虚，乃与东垣论阳虚对讲，皆以补前人所未备，非偏执也。后人动议刘、朱偏用寒凉，以温补，立论过当，逐开酷烈之门，今日桂附之毒等于刀锯。梦瑶目睹时弊，不得不救正其失，初非偏执，读者幸勿以辞害意。"王肯堂对四大家无所偏倚，何梦瑶继承王肯堂的主张，又针对当时的医家偏于温补的流风而立意写《医碥》的。所以他取名《医碥》的

"碥"字，既作医学的"阶梯"讲，又含针砭时医之"砭石"之意。

《医碥》虽说以《证治准绳》为蓝本，但全书贯穿着何梦瑶的超卓见解及丰富经验，对王肯堂既有所继承，而又有所发扬，兹就何梦瑶学术经验的主要特点试述为后。

1. 重视基础理论

《医碥》首论脏腑，用简括之笔叙述了五脏六腑的解剖位置，说得具体清楚而大致不差，二三百年前能做如此描述实属难得。对于三焦的有形无形，他同意张景岳的意见，认为即腔子："脏胞如物，腔子如囊之括物，人但知物之为物，而不知囊子亦为一物，其说甚通。"可见他对温补派的景岳学说有所钻研，并能取其所长而不偏执。

《医碥》对医学基本理论的介绍，除了作为入门简介外，有些地方提出了他独特的见解。生理上何梦瑶十分重视水与火的关系。他说："总之人身中润泽之气即水也，温暖之气即火也，一有偏胜，其致自饮食者，调之甚易，其禀于胎气者，治之甚难，故先天为重。然不以畏难而废治，全赖饮食以救弊补偏，故后天为要也。"又如五脏生克说，除了说明"亢则害，承乃制"等经典学说之外，他还同意赵养葵《医贯》"水能克火，又能养火，金能生水，水亦生金"等五脏相互影响的观点，何梦瑶并进而阐发："予谓五脏无一脏无血液，是皆有水也，无一脏无气，是皆有火也，无一脏不发生，是皆有木也，无一脏不敛，是皆有金也；有气有血，有发有润，是无一脏不和平，则皆有土也。知五脏各具五行，则其相互关涉之故，愈推愈觉无穷。而生克之妙，不愈见哉？"（《医碥·卷一》）此外，何梦瑶对阴阳、运气、虚实寒热、标本、表里、气血、补泻等论，文字简要而寓意深，可以说都是经过他在实践中加以运用提炼之后而成的。当然，由于历史条件的限制，何梦瑶对基本理论的介绍还不够全面，甚至有牵强附会的地方，如以八卦配五脏五行之说属牵强而不切实际者。

2. 重视基本功

《医碥·卷五》专谈四诊，足见何梦瑶十分重视医疗技术的基本功，《医碥》是一本专研杂病的临床医学著作，而另立一卷专谈四诊，这是针对当时医生基本功不足而设的。如果四诊功夫不能熟练掌握，前四卷的经验与理论就不易掌握。《医碥》这样编排，可谓独具匠心，使《医碥》成为一本可以作为教材的著作。本书《凡例》最后一条说："五卷四诊，宰思恩时辑以教邑医者，本自为一本，今附《医碥》之末。"从《医碥》印行的情况来看，本书作为入门的阶梯，对中医的普及教育曾经起过良好的作用，得到后人的推崇。何梦瑶被称为"南海明珠"实非过誉。

3. 治温疫有丰富的经验

据史料记载，清初南方诸省曾暴发几次大的瘟疫流行，何梦瑶生当其时，对瘟疫之研究，实为重要之课题。本书赵序："然其在思恩也，疠疫流行，西池广施方药，饮者辄起。"证明何梦瑶治疫成绩卓著，《证治准绳》关于疫病未加论述，而何梦瑶之《瘟疫病论》论瘟特详。何梦瑶继承吴又可之说，认为："瘟疫非伤寒也，此天气之疫气也，邪自口鼻入内。"（《医碥》卷二）他依据自己的经验与体会，对瘟疫的汗、斑、苔、脉的变化及临床意义都加以精确的论述，治疗方面主张立法应重在逐邪，介绍了瘟疫的汗法、下法、下后变证、兼证、妇人小儿瘟疫，瘟疫后遗症等经验。对如何使用白虎、举斑、黄龙等汤，从临床症状，辨证要点都做了分析和阐述，其中许多内容，确实是经验阅历之谈，值得重视和钻研。

4. 对温病和发热病方面的贡献

《医碥》卷二有：伤风寒、伤暑、伤湿、伤燥、春温等篇，虽然论温热之理法方药不如同时代之叶天士独树一帜，但上述各篇及温疫病论，对其后温病学派之发展不无影响。

卷一发热之论，专论杂病之发热，以为杂病之热有七：一为风寒郁热，二为饮食郁热，三为痰饮郁热，四为瘀血郁热，五为水湿郁热，六为肝气郁热，七为脾气郁热。上述七种发热，在治疗上还要分脏腑、经络、三焦、昼夜血气，虚实等，比较详细地论述内伤之发热，这是对于伤寒、温病辨证论治发热之外的不可缺少的补充。当然，由于历史条件的限制，书中有些内容带有时代的痕迹，有其局限性。总之，何梦瑶《医碥》的成就，是在总结前人学术经验的基础上，经过自己毕生的实践以及理论上的探讨钻研而取得的。

《医碥》自乾隆十六年（1751）成书问世，200年来，曾多次翻印再版，计有：同文堂刻巾箱本，光绪年间刻本，广东书局1918年出版《医方全书》收《医碥》七卷，上海千顷堂石印本1922年印行，1982年上海科技出版社刊行《医碥》横排本。

乾隆十六年，《医碥》首版之时，著者尚在，自当亲自校阅审订，该版印制质量颇高，字迹清晰优美，错漏极少，堪称上品。然而几经沧桑，非但原印版早已失传，且原版之书，也已硕果仅存。遍寻海内，仅得一套，惜乎缺损多处，实为本书传世之憾。

同文堂版和光绪版，不过是一版再印，唯其编排，略有不同，同文堂本编为八册，光绪本为十一册。

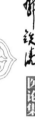

同文堂是清代同治、光绪年间，江苏扬州一家民间刻场。《医碥》同文堂本，系以乾隆本作底，翻刻而成。该坊刻印技术较差，审核亦嫌草率，错漏较多，印迹较粗陋。其目录、页次，仍依原版，故与该版内容不符，方目与门目倒置，编排欠当，查阅不便。虽有种种缺陷，而远逊于原版，然而该本作为继原版之后的最早版本，在本书刊行的历史上，自有着不可抹杀的地位，一则此版印数较多，广为流传，至今散布于各地图书馆和民间，不一而足；二则由于原版已失，版书难得，后世各版，均以同文堂本作底翻刻，为本书的继世传播，起了重要的作用。

鉴于同文堂本，年代较早，无残无缺，刻印大体清楚。此次校勘，仍以该本作底，乾隆本为主校本，后世各版为旁校，并参考其他有关医籍，补正错漏，重新编排，力求恢复乾隆本之原貌，庶几得原著者之真意传世。

1918年，广东书局印行《医方全书》，辑录了何梦瑶大部分著述，包括《医碥》七卷。

1922年，上海千顷堂书局印行石印本《医碥》。

《医方全书》和千顷堂本，均系以同文堂本作底制印，印质略高于同文堂本，然此两本，似未经校勘，同文堂本错漏之处，亦照录未改，且增加了新的错，较之同文堂本，去原本意远矣。

1982年，上海科技出版社印了横排本《医碥》，是以千顷堂本作底制版翻印的，有邓铁涛、徐复霖之代序一篇。

本书以往各版，均未加注释。为使读者能更好地学习阅读本书，对文中一些古字、通借字等，加以注释。对原书中缺、脱、漏、错之字，在点校中亦参考《准绳》《医籍考》《内经》《伤寒杂病论》《金匮要略》《脾胃论》等书，或据其前后文意，进行了补正。补正之处，均加注说明。为保持原书原貌，原方目、门目仍予保留[22]。

（陈凯佳整理）

参考文献

[1] 刘小斌 . 广东近代的中医教育[J]. 中华医史杂志，1982，12（3）：133-139.

[2] 翦伯赞 . 中外历史年表[M]. 北京：中华书局，1982：102.

[3] 刘昫，等 . 旧唐书·地理卷41排印本[M]. 北京：中华书局，1975：1711-1765.

[4] 刘昫，等 . 旧唐书·职宦卷44排印本[M]. 北京：中华书局，1975：1916-1919.

[5] 欧阳修，宋祁 . 新唐书·艺文志卷53排印本[M]. 北京：中华书局，1975：1565-1573.

[6] 脱脱，等 . 宋史、艺文志卷207排印本[M]. 北京、中华书局，1977：5303-5320.

[7] 继洪 . 岭南卫生方·目录影印本[M]. 北京：中医古籍出版社，1983：19-20.

[8] 邓铁涛 . 岭南医学[J]. 新中医，1999（08）：9-10.

[9] 继洪 . 岭南卫生方·李侍制瘴疟论影印本[M]. 北京：中医古籍出版社，1983：1-2.

[10] 葛洪. 肘后备急方治风毒脚弱弊满上气方影印版[M]. 北京：人民卫生出版社，1982：56-58.

[11] 葛洪. 肘后备备急方治卒中沙虱毒方影印版[M]. 北京：人民卫生出版社，1982：139.

[12] 葛洪. 肘后备急方治寒热诸疟方影印版[M]. 北京：人民卫生出版社，1932：44-46.

[13] 何梦瑶. 医碥·瘟疫病论卷二排印本[M]. 上海科技出版社，1982：71-82.

[14] 徐祥浩. 关于古籍南方草木状及其所载的药用植物[J]. 中药材科技，1984（6）：40-42.

[15] 陈复正. 幼幼集成·痢疾证治卷三、排印本[M]. 上海科技出版社，1978：45-146.

[16] 何梦瑶. 医碥·诸方卷七排印版[M]. 上海科技出版社，1982：356.

[17] 广东省医药卫生研究所中医研究室. 广州近代老中医医案医话选编[M]. 广州：广东科技出版社，1979：3-107.

[18] 小川鼎三. 医学的历史·近世的日本医学[M]. 东京：中央公论社，1982：146.

[19] 邓铁涛，靳士英. 略谈岭南医学之特点[A]. 广东历史分会成立大会论文选编[C]. 广州：中华医学会广东分会，1986：47.

[20] 清程康圃，民国杨鹤龄，著. 邓铁涛，等点校. 岭南儿科双璧[M]. 广州：广东高等教育出版社. 2002年第1版第2次印刷：再版前言

[21] 清程康圃，民国杨鹤龄，著. 邓铁涛，等点校. 岭南儿科双璧[M]. 广州：广东高等教育出版社. 2002年第1版第2次印刷：点校说明

[22] 邓铁涛，刘纪莎. 何梦瑶《医碥》点校后记[A]. 岭南医学文集[C]. 广州：中华医学会广东分会、中华中医学会广东分会，1988：6-9.

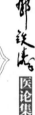

论怎样正确认识中医

一、中医药学是个伟大的宝库

中医药是中华文化的瑰宝，是几千年来中华民族同疾病做斗争的伟大成就。中医药不仅是中华民族的宝贵文化，也是世界人民文化的精华。

中医药学往哪里发展？这是一个值得深思的问题。有人认为中医学若不以西医学的方法来整理，难图发展；有人认为，应按中医原有的路子发展；有人认为，应在努力继承的基础之上与现代自然科学相结合而发展。笔者想，要解决好这个问题，必须先向历史请教。

（一）历史的回顾

大家公认《内经》为中医学的发展打下了良好的基础，为确立独特的中医学理论体系奠定了牢固的基石。历代名医无不取法经典，深研《内经》。可见《内经》蕴藏着强劲的生命力，时过2 000多年而不衰减其学术光辉。这种生命力到底是什么？笔者认为是朴素的辩证法与医学的结晶。

《内经》的成书年代，历史学家大都同意梁启超的判断——开始于战国时期，而成书于汉代，非一时一人之作。春秋战国时期正处于诸子蜂起，百家争鸣之时，也正值我国哲学思想丰富多彩之秋。特别是此时朴素的辩证唯物论已有惊人的成就。值得我们重视的是对古代哲学影响深远的《易经》，此书产生于殷周之际，虽然是卜筮之书，但其中包含着辩证法思想。中医阴阳学说之渊源来自《易经》，虽然《易经》中没有"阴""阳"二字，但已有阴阳对立的概念了。《易经》中的"—"与

"——"两个符号，称为"阳爻"和"阴爻"。《国语·周语上》（约春秋时）阴阳之词便出现了，如"阴伏而不能出，阳迫而不能蒸，于是有地震"。《左传》（约成书于战国初年）以六气：阴、阳、风、雨、晦、明来解释疾病的成因。而《易传》（约成书于战国末期）有关阴阳的论说就更多了，如"一阴一阳之谓道，继之者善也，成之者性也"。

殷末周初是社会变动、阶级矛盾十分尖锐的所谓"武王革命"的时代，这种社会变动不能不反映到《易经》中来，从而给《易经》带来了朴素的辩证法思想。根据周易专家之研究，多数学者认为《易经》虽然是卜筮之书，应列入唯心主义神学体系之中。但《易经》已有关于对立的观念，关于运动变化的观念，关于不断发展上升的观念，关于矛盾转化的观念等原始的辩证法思想。如果说《易经》仅仅有一些朴素辩证法思想的萌芽的话，那么成书年代约在奴隶社会崩溃、封建制度确立的战国时的《易传》，其中的辩证法思想，比之《易经》又大大发展了。

《易经》已认定"变"是世界的普遍规律，称之为变化之道。"道"有规律之意。《易传》认为自然界自身存在着对立矛盾，并且理解到矛盾的双方，有一方居于主要地位，起着支配作用；还认识到矛盾着的双方，是会互相转化的；还进一步了解到矛盾着的双方向其相反方向转化时，必须有一个量的积累过程。《易传》初步认识了矛盾的统一体是可以分为矛盾的双方的，又斗争又统一，才能使事物变化而构成万物。统一性和斗争性的结合使得一切事物的矛盾"日新"运动，从而生成万物，这就是《易传》交感的基本思想。

《易传》朴素的辩证法思想，在中国哲学史上产生重大影响，不论唯物哲学家还是唯心的哲学家，都各取所需，以建立各自的哲学思想体系。由于时代和阶级的局限，《易传》的对立统一的辩证法思想未能贯彻到底，在某些问题上不得不陷入形而上学。但《易传》还有唯物主义的认识论，承认在意识之外有独立存在的物质世界，主张人们用感觉器官观察世界，并认为世界是能够认识的，从而提出"观"的范畴，这是感性认识说；又提出"知"的范畴，便含有理性认识之意。可见《易传》已从感性

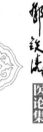

认识触及理性认识之边缘了。

战国是诸子蜂起，百家争鸣时期，老子、墨子、孙子等都有不少关于辩证法的见解，此外还有惠施与公孙龙的逻辑学和辩证法思想。而《内经》正诞生于这个伟大时期。《内经》一方面大量汲取《易经》《易传》以及诸子的辩证法思想；另一方面吸收《尚书·洪范》含有朴素唯物论的五行学说以及当时的自然科学如天文、历法、数学、地学、农学等学术成就，使之与医学实践的成就结合起来，从而奠定中医理论体系的基础。《内经》的精髓在于有辩证法思想的内涵，是有辩证唯物思想的医学理论。从马王堆出土的医书来看，其著作年代早于《内经》，足证《内经》定型于汉代之论是可信的。很可能是《汉书·艺文志》所说的医经七家的集成本，故名《内经》（这是个人的推论）。汉代名医张仲景运用《内经》的理论作为指导思想，勤求古训；对经方家的著作，在理论的指导下博采众方，进行筛选与整理，写成巨著《伤寒杂病论》。至此，中国医学从基础到临床的医学体系已经初步建成，这是一个成就辉煌的时代。

宋代自然科学发达，政府又组织人力校正医书，并大量印行，医学得以普及与提高。特别是哲学上唯心论与唯物论学派争鸣，带来了医学上的争鸣，从而产生了金元四大家（刘完素、张子和、李东垣、朱震亨）。笔者是不赞成把四大家归纳为河间学派与易水学派的，因为这种归纳只讲师承关系而未能反映学术之争鸣与四大家的突出成就。这个争鸣还与王冰把七篇大论纳入《素问》，"恢复"已散失之第七卷有关。在七篇大论影响下，宋代研究运气学说比较发达，乃有六气皆从火化及张元素"运气不齐，古今异轨"之论。在辩证思想的指导下，明、清两代医学不断发展。清代温病学的成就，对传染病与感染性疾病的防治，直至21世纪初仍然远远走在世界的前头，仍有重大价值。唐代、宋代、元代、明代、清代医学的发展，与其说是由于其他自然科学的发展带来的影响，不如说更重要的仍然是中医学的辩证唯物思想的继续影响。阴阳、五行学说，病因学上的"内因、外因"学说，以及整体观、内外环境统一观、衡动观、辩证论治等理论都在向纵深发展，从而在各临床学科领域中取得丰硕的成果。我国朴素的辩证唯物主义，在中国文化大系统中，唯有与医学结合，在医学领域中才能得到不断地发展，而且发展得很好。有些中医学理论可以说已饱含辩证唯物主义的思想。我们就拿中医辨证论治的总纲"八纲"来看，八纲即阴阳、表里、寒热、虚实，八纲就是四对矛盾。任何病证都可以用八纲去辨别。八纲还注意辨别矛盾的主要方面与次要方面。八纲的寒与热、虚与实还有真与假之分，如何透过现象抓住本质，八纲很重视这方面的辨证。正气与邪气的斗争，阴阳脏腑之间的盛衰消长，使疾病不断地运动变化，故八纲辨证还十分重视矛盾的互相转化与联系。这些都足以说明八纲有矛盾统一观的内涵，同时也再次证明，中医学已发展了古代朴素的辩证法，它是符合辩证唯物主义的医学。

鸦片战争给中华民族带来灾难，中医学也不能幸免。在民族虚无主义思想影响下，中医药学开始停滞不前。民国时期买办资产阶级在医学界的代表余云岫，以机械唯物论，批判中医的辩证法，而作《灵素商兑》。有些中医有识之士，在改良主义的思想影响下，提出中西汇通之主张，但由于没有以辩证唯物主义作思想武器，虽然做了一些尝试，仍然没有找到出路。有些人还陷入废医存药的歧途去了！"中医若存无天理，中药若亡无地理"的说法就是突出的代表，对中医理论体系已丧失信心。于是一些以西医理论为头身，以中医处方为手脚的著作随之出现，这是一个悲剧！中西汇通尽管出发点是好的，想为中医找寻出路，实际上却走投无路。我们必须明确的是，中西汇通派不能说成是当时中医学的主流，广大的高明的中医，在临床上运用的仍然是《内经》《伤寒论》与《温病条辨》乃至各种流派的传统理论与方法，而没有采用阿斯匹林加石膏的理论与方法。就以张锡纯先生的著作而论，他的主导思想仍然在辨证论治，他的主要成就在于对药物的研究。

新中国成立后，在党的领导下，不少中医接受马列主义思想，学习了辩证唯物主义。成立中医学院以后需要教材，于是发掘整理中医理论成为当时的主攻方向，投入了大量的人力、物力。应该看到中医教材的出版，是近百年来中医的一件大事，不少老中医（当时还不老）的理论水平提高了，中医的理论体系重新建立起来了，也培养了新一代中医。这些新中医，特别是"老五届"大都已成为中医事业的骨干力量。

二、中医面临的挑战

（一）中医发展现状

新中国成立以后，虽然党制定了正确的中医政策，但仍有人宣扬中医是"封建医""旧医"，导致中医长期内未能摆脱从属的地位。广州的广东省中医院建立于20世纪30年代，新中国成立后却要改名为实验中医院，只是实验性的！乃使整个中医界在实践方面，只守住了门诊阵地，丢掉了抢救急危重症的阵地，因为公费医疗，大量的患者只能往西医院送。中医学院先天不足，招生人数少，而附属医院的配套设施又很不完善，病床太少，这样一来，新旧交替，临床技术的传授中断了，到病床逐步有所发展时，老的老了，一代人已要告退了，中壮年只得自己去摸索。老一辈对危重病的治疗经验与理论，不能手把手地在抢救中传授，老中医的技术水平也得不到经常磨砺，亦有所下降！于是便出现后继乏术。乏术，不要仅理解为中青年乏术，若从学术发展周期的角度和老中医30年来应有之学术增长速度来看，都应同样被评定为乏术之列。乏术包括老年中医、中年中医、青年中医，许多壮年中医一听乏术就很反感。我们是马列主义者，是敢于面对现实，实事求是的。现在学术发展的周期越来越快，我们对中医学30多年来的发展能满意吗？

"文革"中提出中西医结合是唯一的道路，这个极左口号使中医机构受到裁并，老中医人员下放，损失是十分惨重的。全国中医医院经20多年之建设仍不超过几万张病床，在结合声中，更加残缺了！中医临床技术的发掘整理、老中医抢救经验等工作便落了空。中医临床教科书的理论与临床实践脱了节，教科书讲的理法方药，在病房中找不到，看不见，因此培养出来的学生，中医临床的水平较低甚至很低！当然，这里也有我们的责任。

自中国共产党第十一届中央委员会第三次全体会议以来，卫生部先后召开一系列会议，中医事业才逐步好转。加上新宪法规定了要在发展现代医学的同时发展传统医学，1986年12月成立了国家中医管理局，这是中医药史上新的里程碑。按照物极必反的规律，中医学发展的曲线已从马鞍形的底部向上回升，中医学已站在新的起点上，准备来一次划时代的飞跃。

（二）中医事业如何发展

1. 人才是根本

百年树人，必须把中医教育搞好。中医的大专院校应逐步创造条件，扩大招生人数。加强探索课程设置，要培养出在中医方面真正具有水平的人才，这种人才既不同于老中医，也不是中西结合医。此外还应大办中等中医药专业培训，培养中医药各专科人才。要抓紧抢救老中医学术经验等工作。办学还可以多样化，近10年内，容许老中医带徒，通过国家考试，应承认其学历。

2. 医院是关键

目前中医发展最薄弱的一环是医院。中医医院既少又小，与人民群众的需要很不相称。由于中医医院少，学生实习无门，临床课的学习、实习大受影响，中医乏术得不到解决。其次，已经为数不多的中医学院毕业生的分配，在有些地方也成了问题，亦因为没有中医医院容纳之故。一方面是队伍太小，一方面是毕业生分配困难，真使人啼笑皆非。这是中医事业发展的最大障碍。因此，中医医院应逐步健全和发展，使中医有"用武之地"，能大显身手。

3. 中医特色是方向

中医学院和中医医院，必须办出中医特色来，不然何必设立呢？如果偏离这一方向，中医学将名存实亡，我们将成为历史的罪人，我们必须把失去的岁月抢回来，万众一心去发掘、继承、总结、提高中医的临床水平。如果靠中医技术不能为人民解除疾苦，中医学就没有存在的必要了。靠西药治疗，硬多凑一副中药，不是浪费国家钱财以自欺欺人吗？这样下去怎能提高中医科学水平？有人认为抗生素发明之后肺炎的治疗中医已落后了；由于呋塞米的发明，利尿法已不及西医了。香港一位研究中药的化

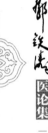

学家问笔者，你们治疗肺炎还用中药吗？好像凡是西医已经有的，中医的便可作废了。依笔者看，抗生素有它的优点，但现在越用越大量，越来越滥用，杀菌力越强副作用也越大。所以并不能因此而否定中医的作用，相反，要更好地研究和发展中医。

（三）中医学术如何发展

1. 必须以马列主义哲学为指导思想

先秦哲学中的朴素辩证唯物论思想，给中医带来几千年的发展，赋予中医强大的生命力。马列主义哲学是现代最科学的哲学，笔者认为学习它、运用它以指导中医的继承与发扬工作，使中医学又来一次飞跃的发展，是可以肯定的。中医教育必须加强这方面的教学，要把它看成是发展中医的命根子。

2. 发展中医辩证论治

运用中医的综合治疗方法，参考西医的诊断方法。中医针灸按摩，加上丸、散、膏、丹，历来是中医抢救危重症的手段。但现在的年轻医生，大多不重视针灸、按摩，以学会开刀为荣。中药常缺，急用之丸、散、膏、丹几成空白，这真是置中医于绝境了！必须改变这不合理之局面。西医的一些检查手段，大多借助于生化、物理学之成就，这些成就也可以为中医之辨证论治服务，我们不可拒而不用，应该看到采用现代科学技术，能帮助发展中医学。例如，血液流变学与血流动力学检查，可以为我们对血瘀证的辨证提供指标。中医医院的仪器设备越新越好。但必须说明的是借用西医的诊断仪器和方法，其目的在于发展中医的技术与理论，使我们的经验总结更易于为人们所接受。

3. 继承与发扬

继承与发扬二者是辩证的关系，没有继承，发扬便成为无源之水，无本之木，发扬只是一句空话；只顾继承而不去发扬，中医学的生命便会停止。中医学蕴藏着很多仍然领先于世界医学的瑰宝，可惜它有如"和氏之璧"，不为大多数掌握着卫生行政之权者所知。就目前而论，中医学的继承工作，做得很不够，特别是临床学科方面丢失的东西太多了，因此必须抓紧继承工作。抢救中医学术，已成燃眉之急。就整个中医学而言，继承与发扬，在现阶段，继承是主要的。因为没有继承也就谈不上发扬。当然，并不排除某些单位与个人可以重点搞发扬工作。

4. 与自然科学（包括西医学）的结合是今后努力的方向

要用实验科学解决中医的理论问题，单靠中西医结合是做不到的，甚至往往得出相反的结果，例如，白虎汤的退热问题，西医药理研究无法证实。至于脏象、经络、运气学说等就更难用目前西医之实验手段去突破。要想中医学由量变到飞跃的发展，对人类做出更大的贡献，不采用多学科的最新成果，是无法完成这一历史使命的。中医之振兴，有赖于新技术革命，中医之飞跃发展，又将推动世界新技术革命。但与自然科学结合过程中，必须以马列主义哲学作指导，继承中医学的系统理论，才能发展得更快更好。

三、人类不能没有中医

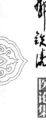

美国洛杉矶加州大学东西医学中心许家杰教授在《'99澳门国际中医药学术大会论文集》上发表了《美国医学现状及发展的概况和若干思考》一文。读该文后深受启发，认为笔者的看法是符合世界医学的发展规律的，人类不能没有中医。

美国是当今世界医学的前沿代表，它的发展趋向值得我们研究。许家杰教授的文章认为，15年来医学发生了很大的变化，称之为一场革命毫不为过。他说："目前美国社会约有1亿人罹患各种慢性病……大量的事实表明，仅采用封闭式的医院为主的生物医学模式来防治这些疾病，是难以减低其发病率和死亡率的。这些因素促使美国医学从过去以急性病、传染病，以住院开刀为主，正在转变为慢性病、身心疾病和老年病、退行性病，以诊治和预防保健为主。医院数量不断减少，以住院手术为主的医疗模式也正在向社会化的网络模式，包括家庭病房和家庭护理方面转变，医学的主要任务已不是诊治病患个体，而是转向保护健康群体，防患于未然。"美国医学的这一变革,正是中医所长,中医药学、气功、保健运动(太极拳、八段锦、五禽戏之类)将是美国人民所最需要的医疗保健服务。可见钱学森所说世界医学要走中医之路是正确的推断。

许家杰又说:"美国医疗费用的暴涨是引发医疗制度变革的主要原因。据统计1996年的全美医疗费用高达1 035.1亿美元,占国民总产值的14%以上,预计到2007年的全美医疗费用高达2万亿元。……高涨的医疗费用虽然对促进现代医学模式的深入认识疾病的机理,提高疾病的诊治能力等方面起到重要作用,但也不能不看到昂贵的医疗费用并未有效地解决临床上存在的许多实际问题,尤其是对某些慢性病、老年疾病仍然一筹莫展。"许家杰说:"医疗费用的高涨,使得社会大众、国民经济和医疗保健制度和保险制度不堪重负,无医疗保险的人数超过4 000多万人。"在美国无医疗保险的人,有病要自己掏钱,可不得了!

许家杰教授的文章是世界医学最先进国家的医疗面貌的写照。反映了经济大国不堪负担其庞大的医疗开支,值得深思。美国的出路何在? 许家杰教授说:"由于现代医学对慢性病的许多疑难病缺乏有效、简易和经济的治疗手段,以及某些西药治疗副作用多等问题,很多患者为求疗效,解除病痛,安全经济,不得不寻觅他医。……全美现有35个州和哥伦比亚特区批准针刺医疗活动。每年有100万以上的患者接受针刺治疗,治疗人次达1 000万之多。目前从事针刺医师达1万多名,从事针刺的西医师约3千名。……以教授针灸和东方医学为主的学校高达55所。1998年全美草药的销售额约达35亿美元。每年按摩的人数约7 500万人次,太极气功作为健身和防治疾病的运动,也越来越受到美国人的喜爱。"许家杰教授身为美国名医,对中医有独到的认识,自学中医甚为勤奋。1992年请笔者去加州大学医学院和他一起会诊疑难病患,施以中医药治法,疗效肯定,坚定了他搞中西医结合的信心,并以事实说服他的领导和同事,其后乃建成东西医学中心。该中心的求医者之多为该医院之冠。因为他是华裔,所以该中心不以中西命名,名为东西医学,亦统战之道也。该中心实行从临床医疗到预防康复,系列化和综合性的治疗服务,成功地解决了许多西医棘手的

论怎样正确认识中医

疑难症和慢性病，取得了良好的社会效益和经济效益。1994年开始，为该医学院四年级和一年级学生开展短期的试点教学，经过培训，大多数学生能应用中医、西医两法对病例进行思考和分析，提出治疗方案，并能进行一些简单的中医技能操作。试点教学受到学生的欢迎。许家杰教授建议设立以笔者的名字命名的奖学金，并由他资助，每年500美元。这一奖项，在广州中医学院已颁发7年了，足见许家杰教授对发展中医学的热心。

从上述可见，美国医学及其体制，是被称为当今世界最先进的，但从社会效益来衡量，并不理想，从经济角度去衡量，第一富国也承受不了！那么第三世界国家能走这样的路吗？世界人口已60亿，美国人口才2亿多，按美国的模式，人类的健康谁来保护呢？21世纪能有多少地方、多少人口能真正享受医疗保健的权利呢？笔者认为必须大力发展中医，推广中医，以简、便、廉、验的中医药造福于全人类，这是我们的职责。

四、回归中医以振兴中医

关于中医事业之前途，近年感慨颇多，曾浓缩成3个名词。

一曰自我从属。笔者曾写成文章"中医药学之隐患——自我从属"发表于《中国中医药报》。之所以写此文，因当时接到外省某中医学院一位实习医生的来信，信中说"一个堂堂正正的中医院（学院附属医院），在病房，中药也（已）似乎不多见了，仅在部分病区的病床旁边放着一瓶中药壶，同时又在一天不停地西药静注。这不正反映了中药仅成西药的'化妆品'和'点缀物'了吗？难道3颗药丸（西药）加一包中药就是中西医结合疗法吗？邓老师，这或许是笔者不全面所见，但它的确存在着，这令笔者非常心痛，心痛之余是失望，心痛的是中医药在校几乎白学……要是果真全部如此，那么中医学院岂有其存在之必要"。收到这一封信，笔者并没有感到意外，因为这样的情况，何止一家！！最使笔者为难的是笔者怎样去劝解一位热爱中医药学，愿为中医奋斗一生，正在努力学好中医药的有志青年。现在几年过去了，当前的事实仍然是不少中医院（不敢说全部）在门诊还能以中医诊治为主，但在病房以中医为主的治疗率、治愈率，不是逐年有所提高，而是逐年有所下降！如果中医药在急危重症、甚至在一般病症面前，成为可有可无的东西，那么中医药学距离消亡的日子也就不远了！

外因强加于中医药的"从属地位"可以从国家政策上给予改正，但来自中医本身的"自我从属"就难以挽救了！中医的传人，自愿不要中医，还有药救吗？

二曰泡沫中医。我们的国策是中西医并举。虽然政策对中医的倾斜尚有待加强，但自从国家中医药管理局于1986年成立以来，中医药事业有很大的发展。从教育看，各省有中医学院（最近被合并了2所），其中有7所升格为大学。从中专到本科到硕士、博士、博士后一应俱全。近年中医药的成果，远非10多年前可比。教学、医疗、科研院所的建筑、设备，都有可观的进展。这是国家对中医药的扶持，各级政府愿对中医药事业投资、给予优惠政策。形势可以说一片大好，但笔者又产生第二个隐忧，在发展的道路上如果指导思想有偏差，比如重西轻中思想的影响，怀疑中医只是经验医学的思想影响，在教育及医疗中，乃至科研中，没有抓住中医的命脉，一种自发的从属思想贯穿于教学、医疗与科研工作之中，那么用不了很久，中医便成为外观好看，内里缺乏中医内涵的泡沫中医了！

三曰回归中医以振兴中医。中医药学之振兴出路何在？首先要回归中医。何谓回归中医？这就要求所有中医药工作者，正确认识中医，加强实践用中医中药于临床。中医理论深奥，没有学好，不经过临床实践，往往容易怀疑中医理论之正确性。特别是不少中医读西医书的时间多于读中医书，肚里中医的墨水太少，怎能写出好的中医文章？没有深厚的中医理论根底，如何运用中医学的理论思维去指导临床、教学与科研？多读中医书，强迫自己多用中医中药于临床。认识—实践—再认识，循环往复，才能不断发现中医之奥秘，开发科研之思路，借助于最新的科技成果与中医药相结合，中医就能走在大道上，发展壮大，为人类之健康立新功。广州中医学院有见及此，为了提高中医人才素质，组织人力，由李任先、吴弥漫主编了一本《中医读书指南》，已由广东科技出版社出版。在此特向读者推荐。为了说明读书的重要，讲讲最近一个体会。广州中医学院干部中有2位带状疱疹后遗症患者，一位已疼痛了5年，另一位已疼痛了1年多，天天忍受疼痛的折磨，苦不堪言，无法可治。笔者便留意此病，曾闻先辈言，用灯火燋能治此病。后查《验方新编》（详见《中医读书指南》）载有："缠蛇疮，又名缠腰龙，此丹毒也。生腰下，长一二寸，或碎似粟，或红肿坚硬，用灯火向两头烧五次，用雄黄外敷内服极效。"最近遇2例患者，同为六七十岁老妇，患带状疱疹，均从腰向下扩散。即用灯火燋，从最后发出的疱疹点起烧，至最初发起之疱疹，每疹一燋。烧后用紫金锭开醋调涂，2例俱愈，并无后遗症。《验方新编》还载："丹名虽多，总属心火，三焦风邪而成。其发甚速，自胸腹起于四肢者顺而易治，从四肢起于胸腹者宜急治之，迟则难治。"乃经验有得之言也，值得我们做进一步的研究。笔者用灯火燋曾治愈一婴幼儿破伤风，法出《儿科铁镜》，中医学院第2版教材选载，笔者就是按该教材施灯火燋而取效的（第3版以后竟删去此法）。笔者用灯火燋"角孙"穴治疗痄腮（腮腺炎），只于患侧用灯火燋（双侧则双燋）便愈，其效如神。更值得研究的是灯火燋治病机理何在？这就要靠实验研究了。如果在动物实验上，有所成就，不就超世界水平了吗？当然，如进行系统的临床研究，有过百病例，治疗效果确切，当然也已超世界水平了。

（程宾整理）

参考文献

[1]邓铁涛.人类不能没有中医［J］.新中医，2000（02）：8-9.

[2]邓铁涛.中医学之前途［J］.大自然探索，1984（02）：8-12.

[3]邓铁涛.中医发展的现状与问题［J］.新中医，1987（07）：3-5.

[4]邓铁涛.新技术革命与中医［J］.新中医，1985（10）：1-4.

[5]邓铁涛.回归中医以振兴中医［J］.新中医，1999（9）：10-11.

论中医古籍整理

一、中医古籍整理的必要性和迫切性

中华民族有几千年光辉灿烂的历史，有丰富和宝贵的文化遗产。整理古籍，把祖国的宝贵遗产继承下来，是一项十分重要的工作，关乎上对先祖先宗，后对子孙后代，关乎祖国优秀文化遗产延留于世的百年大计、千年大计，若不加以重视与推动，将对中医药发展造成重大损失。

回顾宋代医学为什么有较大的发展并带来金元医学争鸣，使中医发展至清代成为高峰，原因虽有多种，但校正医书局所起的作用是不能低估的。那是中国医学的大检阅、大普及，这才有后来的大发展。

近百年来，中医生存岌岌可危，论其发展更是步履维艰，对千百年来中医典籍大规模的研究整理力所不及。新中国成立以后，中央提出要加强古籍整理出版工作。1982年卫生部组织专家学者多次讨论研究，制订9年规划，并首先落实第1批12种重点中医古籍的整理出版工作，接着又落实了第2批200多种古籍的整理任务，第3批、第4批也相继落实下达任务。

中医古籍整理工作正在逐步扩大、逐步深入，许多文献经挖掘整理，得以显现于世，许多理论经过实践验证，得到发展充实，这些都是振兴中医不可缺少的基础工作。

二、中医古籍整理人才队伍的培养

整理中医古籍是一项长期而又紧迫的任务，应培养和选拔一批中医文献整理的骨干队伍。作为文献研究队伍的骨干，除了要掌握目录、版本、校勘、训诂等学问之外，还要具有一定的古代文、史、哲基础。

除了文献研究的必要知识外，文献研究人员还要有一定的临床经验，不能完全脱离临床工作。中医理论源于临床实践，这是客观的事实。古往今来，任何一种中医学术观点、学术流派、学术理论的形成都是基于临床实践心得和实践经验的升华。张仲景成书《伤寒杂病论》是这样，金元流派形成也是这样。如李东垣的脾胃学说，产生于战争年代，人民处于饥饿劳役与忧愁思虑的环境中，此时所产生的疾病多种多样，但经过他的实践，发现大多数都与脾胃受伤有关，并针对这一关键问题，创造了不少新方，施诸临证有效，最后才提出一整套脾胃学说。所以后人研究前人医籍，若没有自己临床切身的应用与体会，就不能客观地、真实地保存、考据、校勘、研究。

目前有许多中医文献工作者致力于中医文献整理研究，甘守清贫与寂寞，辛勤耕耘，竭尽心力，钻研典籍文献，使前人的宝贵理论再次开发，为临床所用，为民造福。我们要感谢那些日夜为整理、研究古籍文献付出辛勤劳动的同志。

三、中医古籍整理不能脱离临床实践

古医籍整理对象直接是书籍文献，做文字工作，但最终的对象还是对人，文献为临床服务，临床要解决人的疾病问题，所以文献研究离不开临床实际。整理中医文献，不能仅着眼于文字，从理论到理论，不能以版本校对为满足，不能因为现代科学还不能给予破解，或人们还不能理解和接受，就轻易否定、削删。有些问题不但要符合文献研究理论，还要符合临床应用之"理"。

如甘温除大热，有人否定，认为只有抗菌消炎才能退热，而临床事实是只要辨证得当，甘温确实能治发热。又如大柴胡汤是一千多年前的方子，来自《伤寒论》，但用大柴胡汤治疗急性胰腺炎疗效高却是最新的应用。麻痹性肠梗阻，西医认为比较棘手，但《金匮要略》之大建中汤却有奇效。

这是用临床实践检验典籍，以典籍来指导临床，而不可以主观臆测。因此，不应把典籍与人体对立起来，也不能为文献而文献，而应钻研典籍，使前人的宝贵理论与经验更好地为人民健康服务，并在实践中发展和充实。

四、中医古籍整理工作建议

（一）《中医古籍总目提要》的编写应开始排上议事日程

《四库全书总目提要》是一部名著，在书海中为学者指出探索与研究之门径。丁福保、周云青两位先生所编《四部总录》是在医学书类中续补《四库全书总目提要》之作。此外，还有现存的医书专门目录数十种。就今天而论，应该有一部比较新的、更加完整的，既有书目又有提要的《中医古籍总目提要》的出版，以便为医疗、教学、科研服务。

（二）《古籍选读》的选注

古医书汗牛充栋，学者时间有限，无法毕读。古往今来，互相转录、借用者不少。分门别类，按历史顺序精选其有代表性之部分，加以注释，使学者能溯其源流，知其发展，掌握其要领，对继承和发展医学将起重要的作用。

（三）从古籍中按问题或按病证出专辑

所谓按问题，即按一些重要的理论问题，或有争议的问题（如三焦问题），从历代文献中抽选辑录。临床方面则可以按病证分类，按历史顺序加以系统选辑，如过去曾出版《水肿专辑》，为科研与教学提供了参考。

（四）古籍考据之研究

中医古籍不少托名与错名之作，例如《华氏中藏经》是托名华佗之作，《素问病机气宜保命集》李时珍认为不是刘完素而是张元素之作等。

一般点校医书不能做过多的考据，希望有关专家能在这方面多做工作，出专论集。

此外，如《伤寒论》自方有执、喻昌辈提出删削《伤寒例》之后，学者任意提出这是"伪文"，那是"衍文"等议论，《伤寒论》受删削之文甚多。当然，其中前人做了不少有价值的考据工作。今天应在前人的工作基础之上以历史唯物主义为指导进行深入之考证，做出比较科学的权威性的定论。

（饶媛整理）

参考文献

[1]　邓铁涛. 邓铁涛医集：对中医古籍整理工作的管见[M]. 北京：人民卫生出版社，1995：206

[2]　邓铁涛. 邓铁涛医集：正确对待古籍整理[M]. 北京：人民卫生出版社，1995：207

[3]　杨悦娅，邓铁涛. 谈古医籍整理工作[J]. 中医文献杂志，2006（01）：1.

论中医科研方法

在数千年的历史进程中，中医学以中国整体思维为导向，经过长期的临床实践和理论升华，形成比较系统的生命科学认知体系和疾病诊疗体系，属于自然与人文相结合的、系统的、非线性的科学。它保障了中华民族的繁衍生息，也为世界科学的多元化做出了应有的贡献，同时也是中国原创的、自主的知识体系的代表。

一、以史为鉴：宏观世界下的中医科研方法

现代中医的科研，通常要借鉴西医的实验研究方法。其实，历史上中医也有过实验研究，《本草纲目》记载了8世纪陈藏器关于脚气病病因的研究，他认为该病与食白米有关，并说："小猫、犬食之，亦脚屈不能行；马食之足重。"这其实包含有动物实验。另外，古代也有对照实验研究，如据文献记录，为鉴别党参真假，让两个人嘴里嚼着党参跑步，看谁坚持得久则嘴里的党参就是真的。最早的实验诊断方法也出现在中国，晋唐时期，医生为了观察黄疸症状的变化，逐日用白布浸染患者小便后晾干，加以比较就可以知道黄疸病情每日的进退。应该说，在实验研究方面，古代中医有很多创造是走在世界前面的。

不过，中医后来的发展，并没有沿着动物实验这条路走下去。但是不走实验研究的道路并不等于中医药学就没有科学研究，事实上，中医历史上的每一次突破都有赖于新的科研成果出现。这只需通过回顾中医药学的发展历史就可以证明。

汉代名医张仲景被称为"医圣"，他对临床医学做出了重大贡献。张仲景的主要著作《伤寒杂病论》可以说就是他的科研成果。张仲景采用的科研方法，用他本人的话来说是"勤求古训，博采众方"。在汉代以前，中国医学有4大流派，分别是医经、经方、神仙和房中。张仲景主要继承了前两家的学术，以医经家的理论结合临床实践（平脉辨证）去整理经方家的方药。《汉书·艺文志》记载当时有医经9家，经方11家。张仲景在前人基础上研究出的成果，主要是确立了辨证论治这一中医精华，并整理出"以脏腑论杂病"和"以六经论伤寒"两大临床辨证系统，这使中医临床医学有了一个完整的学术体系。到今天我们仍然要深入学习《伤寒杂病论》和《金匮要略》的理、法、方、药，可见其影响深远。

晋代医家王叔和，在《脉经》中把晋代以前中医关于脉学的研究作了一次整理和探讨，整理出24种脉象，至今仍在应用，这也是很了不起的科学成就。到了隋代，巢元方研究病因学、病理学，著《巢氏病源》，这也是一种研究。唐代的王冰，专门研究《内经》，做了很多订正工作，整理出现在最流行的版本。另外还补充了7篇大论，中医理论的很多精华都出自这7篇大论，这也是很了不起的科学成就。唐代著名的药典《新修本草》，宋代的本草巨著《证类本草》，还有宋代官定的方典《和剂局方》，都是众多学者悉心研究的成果。宋代还有一项更重大的科研工程，就是点校医书。政府组织了一批文人和医家，成立了专门机构来开展这一系统工程，至今我们所看到的古代医学经典，多数是经宋代点校后流传下来的优良版本，这对医学的普及和发展有着重要意义。过去有人认为点校不是科研成果，实际上为了点断一句话、校正一个字，往往要查阅大量资料和比较各种版本，而且单纯文字比较还不行，还要用医理来推断。所以点校并不是一个简单的工作，它要花费大量心血，其结果往往影响到对中医理论的正确理解。另外，好的注解也往往蕴涵创造性的劳动，所以点校等文献整理应该属于科研工作。

宋代的医学普及和哲学上的争鸣，带来了金元时期医学的争鸣，刘完素（寒凉派）、张从正（攻邪派）、李东垣（补土派）、朱震亨（养阴派）四大家的出现，对后世影响很大。以李东垣为例，他可以说是创立脾胃学说的鼻祖，广州中医药大学现在还设有脾胃研究所，研究其脾胃学说，这反映出李东垣的研究成果很有价值。李东垣所处的时代，宋、金、元对峙，战乱连年，社会上常见的疾病跟过去的认识不完全一样。例如，《伤寒论》时代出现的发热，多为伤寒，用六经辨证。但李东垣所见的发热，多属内伤。他经过临床研究，对外感发热和内伤发热作了鉴别，认为内伤发热不能用黄芩、黄连、黄柏等苦寒之药，而是要用黄芪、党参、白术等这些甘温的药来除大热，即所谓"甘温除大热"，也就是说黄芪、党参等甘温药可以退39℃以上的高烧。例如，有一位女性患者，膝关节手术后发热，每天38～39℃，用各种抗生素和其他药物治疗近一个月，发热如故。笔者依据甘温除热法，用李东垣的补中益气汤，患者半月后治愈出院。现代一些年轻医生受到西医的影响，碰到发烧，就按感染处理，用抗生素或中药的清热解毒药。实际上有的患者不适合这样处理，反而要用补中益气汤或其他补益药才能退热。李东垣的科研，完全立足于临床，取得的成果突破前人理论禁区，有效指导了临床研究。

中医发展到明清时期，出现了温病学说，这是一个伟大的成就。真正把温病学说树立起来的医家是吴鞠通，他的著作有《温病条辨》。从《温病条辨·序言》可知，他受到刘完素、朱震亨和吴又可《温疫论》的影响，而影响他最大的则是叶天士。叶天士对温病有重大的创见，其主要思想和经验反映在《温热论》和《临证指南医案》中。吴鞠通进一步发展了叶天士的学说，他的《温病条辨》不但确立了温病学说体系，而且整理了叶天士很多临床处方，使之成为名方，使温病的方药得以丰富。温病学说的理论，在今天治疗各种传染性、感染性疾病（包括SARS）中仍发挥着重要作用。

明代还有世界性药物巨著《本草纲目》的出现。李时珍用30年的时光研究中药，写成《本草纲目》，流传世界各国。他取得的成就，除了来自深入的文献研究和广泛的实地调查外，也来源于临床实践，他常常根据临床应用的反馈来订正药物的药效说明。

清代医家王清任具有革新精神，他认为治病不明脏腑，有如盲子夜行。他曾经在疫症流行时到荒野观察弃尸以研究脏腑，并著《医林改错》一书，提出了"灵机记性不在心在脑"的论断。该书3/4的篇幅论祛瘀法之运用，其30多副独创之方剂影响深远，这些新方充满了中医传统理论的精髓。如他主张祛瘀不忘益气，认为"治病之要诀，在明白气血"，就源于并发展了《内经》气血之论。而当今研究血瘀证者，却把"气"丢了。虽然做了不少的研究，但仍然未超过王清任的水平。王清任之方药治病至今仍旧取得很大的成绩，例如，民国时期治天花、鼠疫，新中国成立后治出血性、缺血性中风、腹部肿瘤、不孕症、战伤之血胸等。

从历史的经验看，中医药学的发展必须按照自身的发展规律。以我为主，就是以中医的系统理论为主导，以临床实践为依据，多学科相结合以求发展。传统中医的研究方法是宏观的，它也取得了伟大的成就，这说明不只是微观研究才是科研。当然现在我们应该是宏观加上微观，那就不同于往日了。

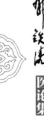

二、与时俱进：最新科技才是发展中医的钥匙

从学术本身来看，中医药学具有与西医不同的独特理论体系。西医是微观医学，中医是宏观医学。西医在现代科学扶持下飞速发展；中医药有几千年的文化积淀，它没有停滞不前，而是与时俱进。中医药学如能与21世纪的新科学革命相结合，会得到像战国时期那样的又一次飞跃发展。

中医药学几千年来不断在发展，但只是"量变"的发展。在21世纪的今天，现代科学已进入第四次浪潮，现代科学将帮助中医药学带来一次质的飞跃，而现代科学也将因汲取中医药学的精华而产生创新和发展。

与自然科学（包括西医学）的结合是中医药学今后努力的方向。要用实验研究解决中医的理论问题，单纯中西医结合是做不到的，甚至往往得出相反的结果。例如，白虎汤的退热问题，西医药理研究无法证实。至于脏象、经络、运气学说等就更难用目前西医之实验手段去突破。要想中医学有由量变到质变的发展，对人类做出更大的贡献，不采用多学科的最新成果，是无法完成这一历史使命的。在与自然科学结合过程中，必须以马列主义哲学为指导，继承中医学的系统理论，才能发展得更快更好。中医药学要发展，就必须要做到：

（一）坚持与临床相结合

中医的理论，早期在古代哲学的影响下形成，然后形成理论与临床紧密结合的特点。中医在古代是不分基础学科与临床学科的。中医的理论对实践进行指导，反过来又通过实践使理论得以提高，没有临床实践就不容易体会中医理论的正确性与科学性。这一点在现代中医实践中依然没有改变，所以中医基础理论的研究一定不能脱离临床。当代名中医的临床经验总结，是宝贵的矿藏。

（二）加强基础研究

上述强调中医研究必须与临床相结合，而和几千年以来的各家学说相结合也很重要。这就需要对中医药学文献进行深入的发掘和整理。文献研究是中医药学独有的特点，中医的各家学说，值得去验证，并在验证中得以发扬光大。

同时，也必须在上述的基础上进行实验研究，并与新科学革命的成就相结合，沿着中医的系统理论进行多学科交叉研究，中医药学才能有突破性飞跃发展，这是中医药学实现质变的必由之路。

（三）解放思想，走自己的路

西医是医学，中医也是医学，西医的发展与现代科学同步，而中医近百年来受尽打击，用三个指头加草根树皮的形式，确实容易被世人误解。我们要开展多学科相结合研究，就要求各学科参与研究的学者，必须解放思想，尤其是西医学者，必须承认检验真理的唯一标准是实践，必须认识到微观研究是科学，宏观研究也是科学。只有这样才能最终使宏观与微观相结合，形成"介观医学"。这就要求先在研究方法上走出一条新路来。

中医之振兴，有赖于新技术革命，中医之飞跃发展，又将推动世界新技术革命。这是笔者的信念和祈望。

三、以我为主：创造中医的未来

20世纪我国有些人对传统文化的评价与认识欠全面，认为要发扬中医，必须用西医的模式及理论去帮助中医药学。在这一观点的影响下，中医药学无论医疗、教学、研究，都借鉴西医的模式，直到今天已达半个多世纪。但由于中西医是两个不同的学术体系，西医的模式给中医药学术带来的束缚多于帮助，历史已开始证明这一点，今天应该是觉悟的时候了。

中医以人为本，西医以病为本，西医对病治疗就可以，中医不是，要望闻问切、辨证论治。不懂辨证论治，就简单拿一个方去做重复试验，当然结果不好，这是不懂中医精髓带来的必然结果。中医学一定要走自己的路！

几千年来众多名医，众多的新学说，是在继承中医系统理论基础上，通过医疗、康复、养生的无数实践总结得来的，中医走的是不同于西医还原论之路。中医是在先进的系统理论指导下，通过宏观观察与临床实践得来的。因此在理论高度上，不是落后而是先进的。

所谓中医学独立发展，与西医学的独立发展，道理是一样的，就是按照独自的理论体系向前发展。至于如何发展，正如前面所述，我们应特别强调以辩证唯物主义与历史唯物主义作为指导思想，并在这一思想指导下，与现代的自然科学（包括西医）相结合，研究中医的理论与经验。

所以中医在科学研究上有自己的特色，如果没有特色，同样会把许多精华当作糟粕丢掉。有特色不等于限制我们的手脚而不能采用现代的各种自然科学作为发展中医学的工具，相反，我们必须采用最新的自然科学成就去研究中医。

对中医药学未来的发展，应以我为主，注意以下几个重要方面的研究。

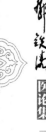

（一）中医学术的系统整理

在现代的认识论条件下，对中医的基本概念、理论学说进行逻辑的整理是基础研究重要的工作。同样一个概念，在不同医家的理论中有不同含义，其前提条件是什么，其实质内涵有什么区别，分别应用于什么不同情况等。这属于中医学术史、概念史研究，是研究中医理论的基础性工作，只有把这些内容继承好才能进一步发扬中医药学。这个系统性工程有必要组织队伍认真进行。

（二）核心理论的深入研究

阴阳、五行、脏腑和经络，都是中医理论的核心，百年来也有不同的争议。有必要在总结近数十年研究成果的基础上，进一步研究。心主神明还是脑主神明、经络是否存在等这些问题离开中医临床就不能做出准确的评价。又如五行学说，被视为玄学，为什么中医还在使用？实际上中医五行学说的实质是五脏相关理论，这些都需要结合临床进行阐释。

（三）辨证论治的研究

不少人将辨证与辨病相对立，甚至贬低辨证论治的重要性。实际上，中医的辨证论治包含了辨证—辨病—再辨证这样一个综合的过程。对辨证论治的实质内涵应有一个统一的认识，并解决好与辨理化指标、发展微观辨证以及辨现代医学之病的关系。

（四）中药的研究

未来临床医学很多难题的解决要靠中药。但是，中药的研究一定要以中医理论的指导为基础，不要一味走分离、提取有效成分的植物化学研究道路。中医、中药应不分家，要认真研究中药的药性理论与中医理论的关系，以及临床应用的规律。

（五）养生保健理论的研究

中医提倡"治未病"，养生保健理论很丰富，包含了免疫防病、颐养益寿等预防医学、健康教育的内容。对这一部分内容不仅要从文献上整理，还应加以现代研究。中医优秀的养生文化应该在我国的公共卫生事业与学术中有所体现。

四、古为今用——重症肌无力的中医科研方法

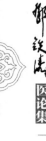

从科学研究角度看金元四大家李东垣的成果，笔者认为有：①内因脾胃为主论（内伤脾胃百病由生）；②相火为元气之贼说；③升发脾胃阳说；④甘温除大热说；⑤创立不少有效新方（如补中益气汤、升阳益胃汤等系列名方）。其研究成果从基础到临床影响深远。

李东垣没有进行动物实验和化学分析，却能创造出如补中益气汤之类的名方。这些汤方的加减变化，估计用分子化学也难以分析说明其疗效改变的机理。又如李东垣的补中益气汤如果离开了李东垣的升发脾阳的理论，很难想象在人参、黄芪、白术、甘草、当归之外加入柴胡、升麻的道理。今天我们能想象出用化学合成之研究方法，创造出流行七百多年的补中益气汤来吗？这里笔者没有否定现代化学对药物研究的重要性。笔者只想说明，不仅只有微观才能进行科学研究，根据中医药的宏观理论也能进行科学研究，并且取得超现代的科研成果。其实验的对象是最高级动物——人。这样得来的成果多么值得珍贵。

中医学的传统研究方法。即继承前人的理论—进行临床实践—总结提高—创立新论。临床实践是传统研究的最重要一环，在继承前人理论的指导下诊察患者、治疗患者，给患者以治疗信息，进而收集患者接受治疗后反馈的信息，如是循环往复，总结提高上升为理论，以修改、补充前人的论述。

笔者"七五"攻关研究的课题是"重症肌无力的辨证论治及实验研究"，治疗此病笔者以李东垣的脾胃学说（脾主肌肉）为指导进行研究，

在治疗上笔者又学习王清任学说，重用黄芪。经数百例的研究，笔者认为此病病机为"脾胃虚损，五脏相关"。重症肌无力是西医病名，便应按照西医的确诊方法与手段进行确诊与分型，并采用统计学方法进行总结，这样才能得到世界的承认。实验研究方面，笔者的博士生到上海去学习造模及进行系列生化分析等研究方法进行研究。西医认为重症肌无力是神经、肌肉传递功能障碍的自身免疫性疾病。中医却认为是脾胃虚损，理论相去万里。为了证明中医的理论，便采用广州中医学院脾胃研究所创造的经过国家药政部门认可的脾虚诊断试验——唾液淀粉酶活性负荷试验和木糖吸收试验方法进行观察，两者均符合"脾虚"之诊断。经中药治疗，上述两项指标明显恢复正常。证明重症肌无力为脾虚证有其微观上的确切的病理、生理学的改变。研究证明，凡未用过可的松和新斯的明类药物的患者，疗效更快更好，凡胸腺切除后复发者最难治。20多年来根治的患者不少，严重呼吸危象者抢救成功率也比较满意，中药功不可没也。该研究足以证明用中医的宏观理论是能够指导临床与科研，并且可以攻克世界医学上的难题。

发扬李东垣的科研精神，传统的科研方法与DME、医学统计学等方法相结合，与新科技相结合，创造性地设计实验研究方法，在中医现代科学研究上，走自己的道路，我们就会在医学科学领域走在世界的前头。

（李乃奇整理）

参考文献

[1] 邓铁涛. 继往开来，开创中医学发展新局面[J]. 中国软科学，2005（05）：6-9.

[2] 邓铁涛. 21世纪——中医药学走向世界之契机[J]. 中国基础科学，2004（02）：24-28.

[3] 邓铁涛. 为中医药发展架设高速公路[J]. 天津中医药，2004（03）：177-181.

[4]　邓铁涛. 继承整理中医学术经验培养造就更高层次中医人才[J]. 中医药学刊, 2002（03）: 262-264.

[5]　邓铁涛. 新技术革命与中医[J]. 新中医, 1985（10）: 3-6.

[6]　邓铁涛. 中医药必须深化改革[J]. 新中医, 2003（06）: 18-19

[7]　邓铁涛. 寄语21世纪青年中医[J]. 新中医, 2002（01）: 15-16.

[8]　邓铁涛. 试论中医学之发展[J]. 中医药学报, 1984（06）: 1-7.

[9]　邓铁涛. 李东垣的科研成果、方法与启示[J]. 新中医, 1999（06）: 9-10.

[10] 邓铁涛. 寄语21世纪青年中医（续）[J]. 新中医, 2003（09）: 12-13.

论中医教育观

一、中医教育的目标：培养铁杆中医

铁杆中医，即系统继承中医理论，能熟练运用中医辨证论治的理论与方法，熟练掌握中药方剂、针灸、按摩及其他外治法。能为患者解除痛苦的、有仁心仁术的、白求恩式的大夫。[1]

世界发达国家医疗费用支出是惊人的，近年我国大城市医院住院费用也很昂贵。有些进口抗生素每天的用量需费千余元！医疗改革，正是要解决承受不了的经济负担。笔者认为补救之法，应大力培养各级合格的中医人才，发扬中药简、验、便、廉的特色。教育不兴，后继乏人，中医学何以发展？！[2]

培养科研型人才不是总目标。总目标是振兴中医，培养能为13亿中国人民奉献优良服务的人才，实现有中国特色的能保证人人有卫生保健的权利的中医。只有把中医药夯实了，先成为铁杆中医，他日才能飞跃式发展。[3]

21世纪中医要腾飞需要十万、百万的铁杆中医。千万不能满足于以科研型为模式，不能以西医发展之模式去套中医。非医攻博的学生都是高起点、高水平的学生，首先要把他们培养成临床医家，成为铁杆中医。在此基础上再进入科学研究阶段。欲速则不达，不能要求急功近利。[3]

青年中医们，不管你是大专、本科、硕士、博士、博士后毕业，我们真诚地祈望你们重新温课，进行经典再学习，多读书，多临证（不管你干什么工种都不能远离临床工作），尽量用中医、中药、针灸、按摩等方法把各种患者治好。我们不排斥西医，但必须坚持以中医理论为指导，能中不西，先中后西，中西并用。临床研究是中医药学最重要的实验室。论中医药学，应该是世界向中医药接轨，千万别用西医的理论去改造中医。接受21世纪的最新科技去研究中医、发展中医，使中医药学有"质"的飞跃。我们更希望在中医药学飞跃发展时，中医药的成就又会反过来促进世界新科技的发展。[4]

二、中医教育理念：树人先立德

（一）树立正确人生观

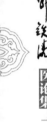

作为素质教育，现在提倡德、智、体、美、劳。德排第一位，是人才的最重要的组成部分，有才无德不是社会需要的人才。[4]作为新中国的青年，都应当树立共产主义的人生观——解放全人类，发展生产力，建设人类幸福的共产主义世界。在现阶段，我们中国正在建设有中国特色的社会主义国家，我们每一个人都为这个信念和理想进行奋斗。我们的成才也必须走在这个轨道上。[5]

（二）树立中医自信心

中医界谈改革，笔者认为重要的一条就是把对中医失去的信心找回来。要恢复信心，首先多读中医书，特别是研读民国及其以前的中医名著，提高中医理论水平。其次是要多临床，多实践，运用中医理法方药、针灸、各种外治法，综合施治于急危重症，发挥中医药的优点、长处，这就是增强信心的最好方法。以现在中青年中医的文化水平、科学修养，又学了不少西医诊疗知识，只要把住方向，重点摆正，中医药学的腾飞便将出现于21世纪。[2]

中医要成才必须树立对中医学的信心，有了信心还不够，还必须热爱。因为中医学是中华民族的智慧结晶，不热爱，又怎样去为之奋斗终生？没有奋斗终生的决心，又如何能成才？[6]

三、中医教育模式：学校教育与传统中医带徒教育结合

师带徒是中华文化传统的教育方法，现代的教育与传统的跟师教育相结合，这是早出人才的一个好方法。[2]

四、中医教学改革

当今中医教育本科之模式，问题不少，如果不解放思想，深化改革，中医药学将如海水淡化，20年后，真正的中医将不复存在，中医药学变成了泡沫中医，精髓尽失，名存实亡矣！[1]

（一）教学内涵改革

1. 经典著作是重点

中医的"根"在哪里？在四大经典。[7]中医四大经典著作，新中国成立前指《内经》《难经》《伤寒杂病论》和《神农本草经》。新中国成立之初，中医授课，以此四大经典为教材，自中医学院成立后，逐步以《内经》《伤寒论》《金匮要略》及《温病条辨》为四大经典著作。本草学后世已有较大之发展，《神农本草经》已被后世之中药学所取代，而温病学则在《伤寒论》的基础上发展成为外感发热病学的一大派，在治疗发热性、传染性疾病中，其辨证论治、理法方药，既有创新性又有经典性，因而成为经典著作之一。[6]

中医的"枝"在哪里？在仲景以后的各家学说。每个朝代，都有其代表人物与著作，是中医学的宝藏。有人不从这个源远流长、博大精深的学术中去窥测中医学，而欲以现在一部分中医的治疗水平，作为代表中医药学术水平的标准，错了！唐宋各大家及金元四大家的成就，显示中医药学在高速发展，明清时期对传染病，流行性、发热性疾病之研究，可谓世界无匹。

中医的"叶"在哪里？在现代名中医的脑海里。目前出版了大量名老中医的学术思想与经验总结的著作。这是中医药宝库的时代结晶，是献

给人民、献给青年中医的文化财产，值得珍惜。其中蕴藏着无数创新的素材，不可等闲视之啊！[7]

历经2 000多年，几乎所有有建树的医学家都具有中医经典的深厚基础。金元四大家的朱震亨，未入医门就已经研读《内经》十年。新中国成立以后，确立的《内经》《伤寒论》《金匮要略》《温病条辨》这4门为经典课程必须教好、学好、用好；其次是中药学、方剂学、诊断学，亦必须学好、记牢；各家学说也很重要。[3]

2. 课程设置

（1）四大经典不宜作为基础课。中医教育如何安排这四大经典著作值得研究。把四大经典作为基础课，笔者早在20世纪70年代与侯占元同志发表的文章中认为这是不妥当的。一个高中毕业生，自小学至中学，从未接触过中医名词术语，古文基础又差，初入学便碰上艰深难读的《内经》，是不容易学得进去的，何况又和《中医学基础》课一同开设，两者内容有重复，学生便有意见。如果把《内经》放在第三学年，作为提高课来学习便不同了，能在一个较高的起点去钻研《内经》之精髓。《伤寒论》与《金匮要略》《温病条辨》三门都属于临床课，把他们作为基础课是不对的。这三门课程的教师被视为基础课老师而长期脱离临床工作，是很可惜的。不搞临床，没有体会，如何能教好这些课程呢？

《伤寒论》《金匮要略》《温病条辨》这三门课程，非现在之《中医内科学》所能概括，有些学院把这三科列作选修课，也是不对的。这三门课可以放在《中医内科学》之后开课。[6]

（2）中西医课程比例设置应得当。中西之比以控制在8∶2的范围为宜。主要包括正常人体解剖学、生理学、病理学、微生物学、诊断学基础、内科学基础和外科学基础。课程安排必须先中后西。

3. 老三论与新技术革命相结合

老三论指信息论、控制论和系统论，可作为必选的选修课。新技术革新与科技新进展可采用学术讲座形式请名家做报告。

4. 加强中华文化素养课教育

中医药院校可设中国医学史、中国哲学简史、易经、道德经、孙子兵法等系列讲座。因为，中医学与中华文化血脉相连，但从小学到中学的教育都没有这方面的文化基础，所以应加强对医学生中华文化素养课的教育。[3]

唯物辩证法是马克思主义哲学的核心，也是科学发展不可缺少的指导思想与方法论。中医学是医学不是哲学，论哲学当然以马克思、恩格斯的哲学最科学，所以要学好中医，振兴中医，必须深入学习自然辩证法。毛泽东的《矛盾论》与《实践论》是辩证唯物主义的经典著作，也是最好的入门书，宜反复细读，不可不读。有时间的话，读一读中国哲学史，以便更深一层知道自己祖宗的思想斗争与成就。总之文、史、哲的内容丰富，中医药学根植于中华文化的土壤之中，发扬中医就是发扬中华文化。[7]

（二）教材建设

自从1956年中医学院成立以来，卫生部副部长郭子恒狠抓中医学院的教材建设。特别是第2版中医学院统一教材的出版之后，中医学院有了一套系统的教材，为培养新的中医生，收到良好的效果。[8]

现在我们的有些教材越编越差，由于他们的中医水平不够。笔者正想给中医药管理局提意见，干脆废除统一教材算了，让各个学校自选教材，自编教材，自己去讲，有多高水平的老师就有多高水平的学生，让他们竞争去吧。[9]

（三）教学方法

教学内容应划分为3大块：①课堂教学，②自学，③实践。

将五个学年分为两大段：头三年为课堂教学期，教授基础理论等学科，包括见习及社会服务与调查之类。临床各科在医院上课与实习相结合，学习时间共两年。[1]

1. 删减课堂教学

过去课堂教学课时太多，满堂灌的教学必须痛改。可按过去的计划删去一半，有些课可以删去2/3。把删掉的课时加入自学课时之内。

2. 早临床、早跟师

实践包括临床实习、见习、实验、做义工等。其中，应以临床实习和见习为主。学生必须早接触临床，多参与临床。临床实习时间应该是一年半，临床各科教学同步进行。同时，设计一套硬指标，以实际中医临床能力作为毕业论文的重要部分。所谓早接触临床就是第一学年下半年至迟在第二学年便要到门诊跟师见习。让学生亲身体验中医药能治好病，以树立为中医药之发展而奋斗终生的大志。早拜师可以随时问道解惑。[3]

（4）中医教师不能脱离临床

中医学院教师有临床课与基础课之分，除了临床课教师必须提高临床水平之外，笔者认为基础课教师也不能脱离临床。中医学之发展，过去不是依靠实验室，而是依靠临床总结，从不断总结中上升为理论，所以许多理论不通过临床就无法理解。当然，基础课老师搞临床与临床课教师的要求应有所区别，但应拨出一定的时间到门诊及病房中去实践，亦可带着理论问题到临床中去探索。[10]

五、中医研究生培养

（一）要推行中国版研究生教育

医学是应用科学，治不好病你还有什么存在的价值？回顾我们这二三十年来的研究生培养，到底有多少是在临床得到提高的？有多少是通过让白老鼠点头得到证书的？当然中医不是不要实验研究，将来的发展是要实验研究的。

笔者写过一本《耕耘集》，提出了"师带徒"的传承工作，得到了人社部、卫生部的同意。笔者还提出了"集体带，带集体"的指导思想。一个老中医带两个徒弟还不行，还必须把这批徒弟看成一个整体，打破门户之见。这批徒弟组成"岐黄学习班"来交流经验，的确起了作用。这些学生、徒弟还要带7年制的学生。其实这就是中医的研究生教育，就是中国版的研究生教育。[11]

（二）跟师要超师

"跟师要超师"这是25年前笔者对第一个助手的希望，对研究生更应如此。要求研究生在三五年内在学术上全面超过老师，那是不可能的，但在某一课题领域之内奋斗三五年超过老师，这是可能的而且是应该的。

中医研究生是中医的未来，是21世纪把中医推广于全世界的骨干队伍，是振兴中医的中坚。除了在政治品德上严要求之外，必须抓紧培养的方向，要培养真正继承与发扬中医的人才，培养有开拓性与创造性的真才，绝对不能培养那些所谓"创新"而实际是推倒中医的"人才"。这是必须提高警惕的。[12]

（三）重视古文功底训练

对中医研究生，古文是很重要的工具，古文根底浅，便无法钻研古文献。古人说"秀才学医，笼里抓鸡"，就因为秀才有一定的古文学水平。

（四）实施导师日制度

在第一学年集中课堂学习时，不能认为可以放手不管，应实行导师日制度，一定时期，要全面汇报学习情况，检查读书笔记及文摘卡，及时加以指导。

（五）研究生必须加强实践

对临床研究生，应把导师的学术经验毫无保留地传授给研究生，并注意传授治学、工作与研究的方法。

（以邱某某同学培养为例）选题，是研究生研究成败的重要一环。应在第一学年后期，在广泛接触有关文献的基础上寻找出突破口。经过师生研究，程康圃之《儿科秘要》及杨鹤龄《儿科经验述要》是有特色之儿科书，今已绝版，鲜为人知，值得研究加以发扬。于是以程康圃、杨鹤龄两家学说之研究为题。

理论不能脱离临床，邱君从学校到学校，临床经验缺乏，跟随笔者临床内科之外，让她到内七科病房及门诊学习，在学习过程中对照程康圃、杨鹤龄两家之说，调查1984年附属医院儿科住院525例各证分布，以证实程康圃所强调之八证依然是儿科目前常见病多发病。第二学年之暑假及第三学年都以程康圃、杨鹤龄两家之理论与经验作指导进行儿科临证工作。经过实践体会，其所写之论文便能有骨有肉。

（六）研究生需参与导师课题研究

作为导师，自己必须搞科研，最好争取承担国家级或省市级科研项目，由研究生分担其中的分题，最能调动各方面的积极性。医学博士研究生尤应如此。[12]

六、中医成才的自我培养

人才的培养，一靠国家与社会，但更重要的是靠自己。辩证法告诉我们，内因是事物发展的关键，外因是发展的条件。命运由自己掌握，成才也由自己掌握。[5]

原则上，中医课、西医课都要学好，但是重点一定要把中医学好。因为中西医结合不是目的，中西医结合是手段、是方法。其目的在于振兴中医，既然要振兴中医，如果重点不放在中医，那你干什么？[9]

作为源远流长、历经数千年发展的中医学，与这些教材相比较，显然中医大学教材只是为中医学的学习打基础，不能以掌握这些教材的内容为满足。如果有人以为中医学就是那些内容，那就错了。何况有些人认为最近的教材，其中的某些学科中医的特色在变淡，实在值得警惕。毕业以后不断提高中医的水平，是不能忽视的问题。[5]

在教材之外，还要深入去读名家医案，读各家学说、名家著作。中医学源远流长，不断发展，不断在量变之中，因此历史名著甚多。另外现代的名老中医之学术成就，也是中医学精华部分，近年这类书出版不少，也要向他们学习。[5]

（一）学习中医的方法：系统+零星；理论+实践

学习中医的方法很多，可以零星地学，也可以系统地学；可以自修、跟师或正规的脱产学习．也可以在工作余暇有计划地学习；可以从针灸入手，也可以从方药入手。总之，要根据个人的具体情况进行学习。这里着重谈谈在职如何学习的问题。所谓零星地学，就是对某一种病学习中医用某方某药治疗，这种学习方法是西医同志最喜欢的，因为最简便。过去许多人就是这样进行学习的，其中也有些已取得一些成绩。这个办法未可厚非，学总比不学好，但光这样学是不够的，因为这是一条最远的途径。笔者认为学习中医，特别是在职学习中医，可以采取两条腿走路，就是系统地学习与零星学习相结合，理论与实践相结合。但不管怎样学，最重要的就是断不能只学治疗经验、验方，而不重视理论的学习。[13]

（二）学习中医的原则：泛览、熟读、深思、勤练

"泛览"就是知识面要宽，现代提倡学科交叉，多学科结合，泛览群书使视野开阔，胸怀博大，思想活跃。"熟读"就是钻研要深，所谓"读书百遍，其义自见"。特别是中医学一些基本理论、经典著作、诊断心法、药物方剂，均宜熟读、背诵才能更好地掌握运用。"深思"就是要深入思考，理解深透，举一反三。"勤练"很重要，"勤练"就是勤于实践，包括实习、实践与临证。而实践之中临证是最重要的。[14]

1. 泛览杂志及一般读物

选择一些较好的杂志，作泛览式的阅读，常备文摘卡，把有用的资料摘录下来，以便必要时之用。诊治上遇到的问题，应到图书馆查阅有关杂

志与其他文献。这应成为工作规律一部分。[8]

2. 选读、精读现代名中医的总结性的著作

选读精读现代名中医的总结性的著作，把认为精彩部分写读书笔记或按语，通过学习总结，变成自己的东西。应把这方面的学习，看作自己在向全国名老中医跟师学习。这些名老中医的经验中，一定有不少值得进一步研究的素材，从中可以寻找到临床研究的课题。

3. 由近及远选读名家著作

名家著作指近代到古代的医学家名著，也可以看作是《各家学说》的继续学习。中医学源远流长，不断发展，不断在量变之中，名著甚多，从何入手？笔者认为宜由近及远，学习较为容易。因为民国时期及晚清时期的著作比较易读，比较接近现代，容易吸收。这类著作，择其要者反复精读，深刻领会。名著的选择，也可以通过阅读现代名老中医著作得到启发。现代的名老中医之学术亦必有所本，一定会有渊源。

4. 经典著作择要背诵

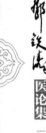

中医学之发展已数千年，但仍处于量变而未到质变之阶段。因此万万不能忽视经典著作的反复温习。经过数年临床之后，再读经典著作，往往有新的体会，这是很多学者的经验。四大经典原指《内经》《难经》《神农本草经》《伤寒杂病论》，新中国成立后以温病学经典著作取代《神农本草经》。温病学之经典著作应为《温病条辨》及《温热经纬》。本来温病学家的著作不少，但《温热经纬》已包括叶天士、薛生白及余师愚等名家著述之主要内容，故精读此两书足矣。四大经典减去《神农本草经》，并不是不重视中药学，中药歌诀及方剂歌诀为学习中医时不可缺少之背诵课目。如果这方面在读医时未能熟练掌握，必须补课。至于中药与方剂水平的提高及新知识的采纳，可列入泛览阅读之范围。[8]

四大经典是中医学的源头，必须学好。它能使你掌握好中医学的辩证思维方法，辨证论治的精华也出于四大经典。四大经典有些内容要背诵。关于背诵，同学们可能会产生抗拒心理。其实这是很科学的，看书和背诵效果是不一样的，背诵时大脑左右两半球都运用上了，因此记得特别牢。

还有中药与方剂，都要通过背诵才能记牢才能运用得好。[6]

5. 学习西医与外语

作为现代中医，我们还要学习西医，学习外语。熟悉西医的诊断、检验可以帮助中医临床辨病。不过请注意，西医书学好基础就可以了，不宜投入太多精力，更不要让西医知识冲击了你的中医思维。西医比中医易学，只要有了一定基础，以后应用中需要什么可随时查阅参考书。而且西医变化很快，你学的东西很快就过时了，到时还是要随时查书。精力要重点放在中医上。外语也要学好，以便向世界传播中医。自20世纪70年代尼克松来华，随从的医生见到了针麻，很惊讶，此后美国对针灸热了起来，并席卷全世界。20世纪80年代中医药全面走向世界，有的地方已在立法，使针灸、中医合法化，形势很好。现在来我国学中医的外国留学生很多，来请求中医医疗支援的国家和地区也不少。中医要走出去传播，外语不学好不行。[5]

6. 注意新科技、新成就

这一条比学西医更重要，因为西医也是依靠新科技发展起来的。我们直接学习新科技、新成就，直接用中医与新学科进行交叉，更能促进中医的发展。新技术、新理论能帮助人们认识中医。以前有人说中医的脏腑学说不科学，后来有了系统论、信息论和控制论，就知道中医脏腑学说其实是先进的。中医与新学科交叉，还能产生尖端的成就。以经络为例，用解剖学的方法研究了几十年，依然无法突破，前些年用生理学方法研究针麻，得出了神经与体液、脑啡肽等学说，已经是不小的成绩了，但距离经络系统之实质研究仍然甚远。经络的存在是毫无疑问的，将来要靠原子物理学、声、光等多学科才能揭其奥秘，经络学的发展将带来世界医学的革命。事实上中医理论在古代就来自多学科，是哲学与医疗实践相结合的产物。当然在学习各种新科技时仍须建立在正确认识中医的基础上，中医人才必须经历相当时间的临床实践，才能对中医理论有较深刻的理解与体会，才谈得上结合、交叉。[5]

（三）具体学习内容

1. 学一些基本理论

初学便读经典著作会有困难，提不起兴趣，但中医基本理论是不可不知的，没有基本理论作基础，学习就没有那么容易。最近出版的《中医学概论》的前部分就是介绍中医的基本理论，可能这本书有某些地方读起来仍然不易领会，但比起读《内经》来就容易得多了。

2. 学习针灸学

有了一些基本理论后，就可以学习针灸学。针灸是一门治疗技术。其发明实早于汤药治病。远古的针是用石头造的。医史家认为，针灸起源于新石器时代或更久远。因此，从历史发展来看，先学针灸是有理由的，而西医已是医学者，学了针灸便可以马上用得上，而且针灸又容易学，容易操作。

3. 药物和处方知识

学一些药物和处方知识，以便和自己的专业结合。还要学一些治疗经验。

4. 学习经典著作。

上面几方面，或先或后可酌情选择，但在有了一定的收获之后，应深入一步学习。要深入一步，就应从经典著作入手。经典是学术的源头，溯流而下是学习的捷径。初时可能有些吃力，此关一过，学习中医成功已成定局矣。当然这里并没有忽视后代医学者的成就的意思，而是立足在打好经典著作的基础上，就更容易吸收后代的精华。

经典著作有：①《内经》；②《难经》；③《神农本草经》；④《伤寒杂病论》。这就是通称的"四大经典著作"。《内经》是《灵枢》与《素问》两书的合称。《灵枢》着重于讨论针灸的有关问题，所以又名《针经》；《素问》侧重于谈理论。相传此二书为黄帝所著述，所以，又称《黄帝内经》。《素问》的名字可能因古有黄帝泰素的说法，而本书内容是黄帝问于岐伯，故称《素问》。张介宾对《内经》是这样解释的："内者性命之道，经者载道之书。平素所讲学问，是谓'素问'，神灵之枢要，谓之'灵枢'。"这种解释是比较确切的。《内经》的内容，概括起来有：解剖、生理、病理、药理、针灸、养生、气功、预防、治疗方法、方药等，内容很丰富。此书著作的年代，约开始于春秋战国时期，而完成于秦汉，唐代又加以整理补充。此书并非一时代一人手笔。其理论的起源应在春秋之前。这是几千年来无数医者大协作的产物。因此，有重大的价值。另一方面《内经》因是多时多人之作，所以，内容有重复与少数矛盾的地方。历代中医都非常重视《内经》，并在《内经》上下苦功。如金元时期名医朱震亨，先学了五六年《内经》，然后才学习临床医学；明代名医张景岳用了40年时光研究《内经》，写成《类经》。既然《内经》章次很多，篇幅浩大，学习起来有困难，又不想做《内经》专题研究的话，可以找一些后人编订的简要本来学习，这既便于掌握《内经》的精神，又节省时间。有名的简要本有以下几种：《续素问钞》，滑伯仁撰，汪机续（明代）；《张氏类经》，张景岳编（明代）；《内经知要》，李中梓撰（明代）；《素问灵枢纂约》，汪昂撰（清代）；《医经原旨》，薛雪撰（清代）。以上各书各有长短，其中更多人以之为学习课本的要算《内经知要》《医经原旨》和《张氏类经》；解释比较浅显的，应推《医经原旨》。《内经知要》的注解有些很深。至于最近有《内经知要浅解》或《内经语译》等，都是比较容易读的参考书，但仍宜参考原文细味其主旨。

　　《神农本草经》也不是神农氏的手笔，但《神农本草经》所载的药物疗效，有些已是五六千年甚至是一万年前的经验，因为药物是与植物、粮食同时发现的，其历史悠久可知。《神农本草经》的著作年代，据考者认为书成于东汉时期。本书共记载药物365种，因其中有些药名太古，现已失传（或需经考证才可断定某药即为现代的某药），所以在治疗应用上是不够的。同时，某种药物也经过后世医家实践经验所补充，因此《神农本草经》可以和后世本草结合起来学习。谈到本草，大家便会联想到明代李时珍的《本草纲目》。这是一本巨著，但不能作为学习的蓝本。因为内容太多，不知从何记起。它应该是一本参考必备书，而不是教科书。下面介绍几本简要书:《珍珠囊药性赋》,原题张元素撰,或题作李东垣撰(金元时代);《雷公炮炙药性解》,李中梓撰(明代);《本草备要》(附汤头歌括),汪昂撰(清代);《本草从新》,吴仪洛撰(清代)。以上数书,《珍珠囊药性赋》是诗歌体,容易记诵。《本草备要》有汤头歌括,亦容易记诵处方。药物记忆是相当困难的,不一定要死记。如果以药性赋为底,再结合对《神农本草经》的研究或经常翻阅上述一二种书循环记忆,通过其性能掌握其主要治疗要点便可。因为以后临床各科,特别是方剂的学习,会帮助我们去温习本草,而常用处方一定要熟记。以后,还要看一些参考书,简单举几种如下:《本草纲目》,李时珍撰(明代);《本经疏证》及《续疏证》,邹澍撰(清代);《经史证类本草》,唐慎微等撰(宋代)。

《伤寒论》为汉代张仲景撰述。原书曾经散乱,至晋代王叔和重新加以整理,成为医家秘本,直至宋代印刷术推广,经林亿等校正印行。原来经文深奥,至金代成无己加以注解,以后注解《伤寒论》的,共有三四百家。该书经后人一番考证,认为叙例等是王叔和手笔。因此,许多著家把成无己本和赵开美刻本经文来一次大编整,《伤寒论》便有五花八门的注解,不少人把自己的经验心得加进去,从而丰富了张仲景的原文。读《伤寒论》应从有注解的入手,比较有名的注家简单举几种如下:金代成无己《注解伤寒论》(附《伤寒明理论》);明代王肯堂《伤寒准绳》,(最近有《六科准绳》出版,内有本书);清代喻嘉言《尚论篇》;清代柯琴《伤寒来苏集》;清代尤在泾《伤寒贯珠集》。以上几书,其中以《伤寒来苏集》为后世医学者所推崇,学习亦较易。至于民国时期及新中国成立以来有些注家也不错,亦可拿来参考。日本伤寒学者不少,也有值得学习之处。但应首先学懂张仲景原文的内容。因为张仲景《伤寒论》是中医辨证论治的典范,在四大经典著作中占很重要的地位。于《内经》多下功夫,能贯通中医理论。于《伤寒论》多下功夫,便能掌握中医辨证论治的精髓。有些学者钻研《伤寒论》几十年,以仲景法为治一切疾病的指南。当然,今天看起来是有其片面性的,但从另一方面,说明《伤寒论》的价值,并不因为经历1 000多年而逊色。《金匮要略》亦是张仲景作品,原与《伤寒论》合成一书，名为《伤寒杂病论》。本书也是王叔和编集，比《伤寒论》散失更甚。学者认为是宋代学士王洙得自蠹简中，经林亿等校正。金元以来流传不广，后世学者对《金匮要略》的注解也不及《伤寒论》多。如果我们说《伤寒论》是一本讨论传染病流行病的专著，那么《金匮要略》便相当于系统内科兼妇产科和外科等杂病了。其内容有病理机转的讨论及各系统疾病的辨证治疗，也是一本重要的经典著作。比较好的注本有：《金匮要略编注》，清代沈目南；《金匮要略心典》，清代尤怡；《金匮要略浅注》，清代陈修园。三者中以尤怡的《金匮要略心典》较为医者所推崇。至于民国以来，有些注解也值得参考，尤其是新中国成立以后所写的，文字上可能较易领会。学习时可以《金匮要略心典》为主，兼参考各家，读《金匮要略》也应注意其辨证要点和方药的应用。

温病学派是到清代才成熟的一个学派。它和伤寒学派成为对立的两个学派。在温病派的成长过程中，温病派与伤寒派斗争了几百年。其实，温病学派是在伤寒学派的基础上发展起来的，温病名家都是深究《伤寒论》的。温病学说是对伤寒学说的发展和继续。两者都是着重研究传染病、感染性发热性疾病的治疗。温病学派的名家以清代叶天士为首，他的代表作是《温热论》。此书是他口述，他的学生整理的。这一著作和相传是叶天士所著的《幼科要略》，均已收载于清代王孟英的《温热经纬》中。下面介绍两本代表作：①《温病条辨》，吴鞠通（清代），本书是根据叶天士的精神和经验，并总结几百年来有关温病学说而创造性地加以系统化的一本名著。其所选方与立法都是行之有效的。②《温热经纬》，王孟英（清代），本书是以《内经》和《伤寒论》等经典理论为经，以叶天士和其他温病名家的理论方法为纬。内容也丰富多彩，写作方法与吴鞠通不同，某些论点也与《温病条辨》不同，但同为学习温病学说的巨著。

5. 其他著作

（1）《医宗金鉴》：清代的教科书。本书是吴谦等人的集体作，内容较全，议论也较平稳。其中内科（杂病心法）、外科和正骨等编述精简扼要，是一套很好的参考书。

（2）《六科准绳》：明代王肯堂的巨著。《四库全书提要》认为它和《本草纲目》同为明代两大巨著。

（3）临床入门书：《医学入门》，李梴撰（明代）；《医宗必读》，李中梓撰（明代）；《医学实在易》，陈修园撰（清代）；《医学从众录》，陈修园撰（清代）。

（4）针灸：《针灸大成》，杨继洲撰（明代）。

（5）儿科：《小儿药证直诀》，钱乙撰（宋代）；《幼幼集成》，陈飞霞撰（清代）。

（6）妇产科：《经效产宝》，昝殷撰（唐代）；《妇人大全良方》，陈自明撰（宋代）；《济阴纲目》，武之望撰（清代）。

（7）外科：《外科正宗》，陈实功撰（明代）；《外科全生集》，王洪绪撰（清代）；《医宗金鉴》中的正骨和外科都很著名。

（8）眼科：《银海精微》，宋以后人托名唐代孙思邈撰；《审视瑶函》，傅仁宇撰（明代）。

（9）喉科：《口齿类要》，薛己撰（明代）；《喉科指掌》，张宗良撰（清代）。

其他专著很多，这里不过略举一二。[13]

最后介绍如下几本著作：《中医近代史》，广东高等教育出版社；《名老中医之路》，山东科学技术出版社；《全国著名老中医临床经验丛书》，中国医药科技出版社；《中国名老中医药专家学术经验集》，贵州科技出版社；《中华名中医治病囊秘》，文汇出版社；《碥石集》，吉林科学技术出版社；《中医读书指南》，广东科技出版社。[8]

（三）认识—实践—再认识

临证是中医理论的源泉，中医理论不同于西医学来源于实验研究，所以中医实验课目前处于摸索阶段。例如脉诊，用模型教学不如直接接触患者，甚至摸自己的脉搏，或同学互摸，更加符合实际。当然中医学要发展，将要走实验的道路，但必须根据中医特色走自己的路，创造中医的实

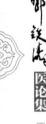

验医学，估计若干年之后，才会有比较成熟的中医实验课。中医药学是应用科学，读书为了应用，通过应用以验证"书"之真确与否。勤练是读书不可缺少部分。这也就是辩证唯物论主张认识世界的方法论：认识—实践—再认识。[14]

七、结语

四大经典是根，各家学说是本，临床实践是生命线，仁心仁术乃医之灵魂，发掘宝库与新技术革命相结合，是自主创新的大方向。

论中医教育，其关键之关键要有一个中医技术过得硬的中医医院，也就是姓"中"的中医院。不反对院内有过得硬的西医骨干，也不反对中西结合。但必须有过得硬的中医师资队伍，实行能中不西，先中后西，中西结合。临床疗效是中医的命根所在，如果中医临床水平没有与时俱进，中医也就该退位了，还谈什么中医现代化呢？！[1]

（陈凯佳整理）

参考文献

[1] 邓中光. 邓铁涛新医话 2000-2013年[M]. 北京：中国医药科技出版社. 2014：117.

[2] 邓铁涛. 寄语青年中医[J]. 新中医，2000（01）：8-9.

[3] 邓铁涛. 关于"非医攻博"的教育问题[J]. 中国中医药现代远程教育，2005，3（04）：3-5.

[4] 邓铁涛. 寄语21世纪青年中医[J]. 新中医，2002（01）：15-16.

[5] 邓铁涛. 中医成才之道[J]. 新中医，2000（11）：11-13.

[6] 邓铁涛. 耕云医话——二十、经典[J]. 新中医，1987（10）：41.

[7] 邓铁涛. 寄语21世纪青年中医（续）[J]. 新中医，2003（09）：12-13.

[8]　邓铁涛. 读什么书[J]. 新中医, 2000（05）：8

[9]　邓铁涛. 怎样正确认识中医——对98、99级中西医结合7年制硕士班同学的讲话[J]. 上海中医药杂志, 2001（01）：4-8.

[10] 邓铁涛. 耕云医话[J]. 新中医, 1986（07）：42.

[11] 邓铁涛. 中医发展要学以色列莫学吉卜赛[N]. 健康报, 2012-05-02（005）.

[12] 邓铁涛. 研究生必须加强实践, 从严治学[J]. 广州中医学院学报, 1987（04）：13-14.

[13] 邓铁涛. 邓铁涛医集[M]. 北京：人民卫生出版社, 1995, 223-228.

[14] 邓铁涛. 读书杂谈[J]. 新中医, 2000（09）：10-11.

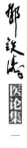

论中医药科学发展观

　　中医学目前仍具有巨大的理论和实践优势，它保障了中华民族的繁衍生息，也为世界科学的多元化做出了应有的贡献，同时也是中国原创的、自主的知识体系的代表。只有积极探索其研究方法及方向，在理论和临床上不断创新，才会有利于国家医药事业的健康发展，才可能解决13亿中国人的健康问题。[1]

一、临床实践是生命线

　　中医近百多年来受尽了歧视与摧残，却仍然得到人民的信赖，并在科技发达国家引起"中医热"。为什么？其一，因为中医有一套经得起实践考验的理论体系；其二，因为中医药能为人民解除疾苦。

　　新中国成立后，由于中医学院的建立，中医理论的整理与提高，已有一定的发展。由于过去卫生行政领导部门贯彻中医政策不力，全国中医医院数目屈指可数，设备简陋，甚或只有门诊而没有病床，那少得可怜的床位住的又是慢性病，或治疗上亦多中药加西药，因而临床水平得不到应有的提高，严格地说，水平在下降。

　　新中国成立以前中医治疗急危重症，多以"家庭病床"形式诊治，新中国成立之后西医医院大量建立，而中医医院则甚少，中医只能守住门诊阵地，而失去了住院这个重要的阵地，故临床水平在下降是不奇怪的。如果我们不呕心沥血地把目前仍然有限的病床用在不断提高中医之诊疗水平、发扬中医之特色，则中医之前途不容乐观。如果不能用中医中药方法保护人民健康，中医中药便没有存在之必要了。

如果我们不下决心千方百计提高中医临床水平，我们也会对自己失去信心的，当今不是有个别中医对于中医本身能否发展已经失去信心了吗？！

所谓中医之特色，并不是三个指头加一个枕头。我们希望所有的中医院都逐步用新设备武装起来，逐步做到双重诊断，在中医理论指导下，尽量运用中医中药的各种治疗方法去治理患者，提高疗效。笔者相信，中青年一代中医是能做到这一点的。提高临床水平有几条：①把老一辈的学术经验继承下来；②向文献发掘；③向有一技之长者学习；④加强临床锻炼。四者之中，文献是个宝库，有取之不尽的宝；老中医学术经验的继承在时间上有紧迫感，稍纵则逝；而加强临床锻炼则是最根本的。

中医学院教师有临床课与基础课之分，除了临床课教师必须提高临床水平之外，笔者认为基础课教师也不能脱离临床。中医学之发展，过去不是依靠实验室，而是依靠临床总结，从不断总结中上升为理论，所以许多理论不通过临床就无法理解。当然，基础课老师搞临床与临床课教师的要求应有所区别，但应拨出一定的时间到门诊及病房中去实践，亦可带着理论问题到临床中去探索。至于中医基础理论研究亦应发展到实验室中去，并且要在实验研究中也搞出中医之特色来。理论研究与医疗预防实践相结合是一个正确的方向。[2]

（一）四大经典是根

中医药学是世界上唯一从古到今没有中断过的一门科学。几千年来一直在不断发展中，虽然近百年来受到打击与摧残，却仍矗立于21世纪医学之林，成为中华文化的瑰宝，因为其根正、其枝繁、其叶茂。

中医的"根"在哪里？在四大经典。以前四大经典是《内经》《难经》《神农本草经》与《伤寒杂病论》。新中国成立后中医界公认的四大经典为《内经》《伤寒论》《金匮要略》与《温病条辨》。

《内经》是中医理论的源头，必须下一番功夫，其中《灵枢》还是针灸医家必须精读之书。广州中医药大学已故名医韩绍康教授，是针灸专家，新中国成立前私人开诊，当收入到一定数量便闭门读书数月，读什么书，读《灵枢》。其弟子得其心法，多能行针下凉、针下热的手法，即"烧山火""透天凉"。个别弟子学习他，常读《灵枢》已成习惯。

《伤寒论》与《金匮要略》，乃张仲景用"医经家"的理论整理"经方家"的经验而奠定中医学辨证论治体系的巨著，至今仍能指导临床实践医学研究。非手术治疗急腹症的研究多用仲景之理论与方法。如治肠梗阻用大承气汤，治急性胰腺炎用大柴胡汤，治麻痹性肠梗阻用大建中汤等等。西学中专家吴咸中先生对承气汤类药之研究达数10年。近代名医曹颖甫一生致力于张仲景之学，屡起沉疴。笔者读了他的《经方实验录》才开始敢用大黄牡丹汤治疗急性阑尾炎。但《伤寒论》《金匮要略》最可贵之处在于张仲景交给我们以临床思维的金钥匙。就是说我们面对全新的疾病可以运用张仲景的辨证思想、理法方药，可以找到出路，找到攻而克之的成功之路。例如，笔者用桃核承气汤加减灌肠，加安宫牛黄丸点舌，以治疗脑挫伤、脑出血昏迷不醒已3天的患者，治愈后无后遗症。张仲景的辨证思维，就是医学与辩证法的结晶，"八纲"来源于张仲景之书，没有六经辨证，不会有温病的三焦辨证及卫气营血辨证的衍生。没有脏腑经络先后病的指导，也就没有后世脏腑辨证及其他辨证论治理论及方法的派生。那些没有体会的人，根据西医日新月异之模式，认为都21世纪了，还拿1700年前的一本书做教材太落后了，他们是不能理解为什么美国西点军校在20世纪除掌握原子弹导弹之外，还要学习《孙子兵法》。2003年3月24日《参考消息》引述了日本《朝日新闻》3月23日报道，"震慑"行动参考了《孙子兵法》（记者石合力、梅原季哉发自华盛顿）。美国攻打伊拉克的战略思想是学了孙子兵法。[3]

温病学说虽然成熟于晚清时期，因其自成理论体系，疗效显著，故列为经典著作之一。自抗生素发明之后，有些中医对治疗发热性疾病失去信心，每遇发热患者，不从《伤寒论》和温病学说去辨证，首选抗生素，世人便以为中医治不了高热，是慢郎中！现实是因滥用抗生素，病菌产生抗药性日渐明显，估计将来对付凶险而又耐药的致病菌，非中医药治之不

213

论中医药科学发展观

可。年轻的中医同仁，当你的儿女高热40℃时，你能用中医药治愈之，你的中医水平便合格了。按能中不西、先中后西、中西结合之规则办也很不错。路是走出来的，问题是愿不愿意走耳。[3]

中医经典著作是中医理论体系之所在，越研究越发现其理论价值，从而可以创造新的理论。在继承中国传统的方法与吸收西方现代科学之方法同时加以发扬，应是我们的宗旨。[4]

（二）各家学说是本

中医的"枝"在哪里？在张仲景以后的各家学说。每个朝代，都有其代表人物与著作，是中医学的宝藏。有人不从这个源远流长、博大精深的学术中去窥测中医学，而欲以现在一部分中医的治疗水平，作为代表中医药学术水平的标准，错了！唐宋各大家及金元四大家的成就，显示中医药学在高速发展，明清时期对传染性、流行性、发热性疾病之研究，可谓世界无匹。20世纪40年代之前，传染性、感染性疾病的最高水平在中医而不在西医。直至现在，病毒性疾病的疗效，中医仍处于领先地位。21世纪的瘟疫——传染性非典型肺炎（"非典"），若以中医学温病学说治之则活矣，若滥用抗生素等药则危矣。据报道，广州之"非典"患者死亡率最低，广州中医药大学第二附属医院112例"非典"患者统计发现，以中西医结合治疗平均退热时间为（6.14±3.64）天，平均住院天数为（19.04±8.76）天，曾到广东考察的WHO专家称是"他所了解的最短退热时间和住院天数记录"。加拿大"非典"患者例数不是很多，而死亡率则最高，因无中医药参与治疗也。中国香港医界西医占绝对统治地位，也邀请广州中医药大学第二附属医院两位专家去会诊，因初见成效而邀其多留数月继续为患者用中医药救治。[3]

历代医家学说是值得我们发掘的大宝藏。[5]

（三）中医急诊术必须抢救

新中国成立后，党中央制定了中医政策，使已处于奄奄一息的中医

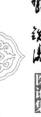

学复苏了。但由于种种原因，中医学并未如党和人民所要求的那样发展壮大，中医事业30年来有发展，有成绩，但不够理想，并隐伏着危机。例如，由于多种原因，造成有人认为中医只能治疗慢性病，不能治急症的错觉，中医急诊术也日趋衰退。这一问题值得我们重视，特此呼吁。[6]

应该看到中医治疗急症的宝贵经验其未知数，比之已知数，不知大多少倍；因为中医几千年来的成就，一直未经系统而全面的整理之故。若从继承与发扬论中医，则目前最急迫者乃是继承问题，当然继承与发扬是辩证关系，光有继承，没有发扬，中医之生命即将停止，但没有继承只追求发扬，是无本之木，无源之水。任由这一伟大宝库埋没下去，则是我们这代人（特别是搞中医工作的人）的罪过，将受到子孙后代的唾骂与指责。[6]

（四）仁心仁术乃医之灵魂

我们对待患者，就应该要兢兢业业地把患者看成是我们的服务对象，同时患者是我们的老师。我们用了这个方，患者告诉我们有什么效果，因此就进入我们的智库了。所以医学的创造，应该说是医生与患者共同的创造，我们的成功一半是患者给的。另外如何构建和谐的医患关系，作为一名医生，我们应该敬畏生命、善待生命、关爱患者、尊重患者。所以仁心仁术是对我们每一个医务工作者的职业要求和必备的素养。没有这个素养，请你别当医生。

医学是关乎国计民生的大事情、大学问，正如孙思邈所说"医学乃至真至微之事"，不能以"至粗至浅之思"而草率从事，必须"博极医源、精勤不倦"，以人为本、以德为本。《内经》讲"上医医国"，希望大家要真正成为一个上医。今天的上医应是识天人之关系，维护人民之健康，节省医药资源，创新发展之能者。

我们从事中医药学术研究，必需怀有对生命的价值关怀，对民族、对国家文化有传承意义的激情。作为中医院校的医学生，还肩负着传承中医药文化和促进中医药发展的历史使命，中医药发展，首先要继承。

仁心仁术是未来医学的最高境界。"仁者爱人"，作为医生，对患者应有爱心，是为"仁心"。中医另一格言"恫瘝在抱"就是说把患者的病痛看作是医生自己的病痛。医生要施行"仁术"，这是对医生十分严肃的要求。现代医学建立在生物医学的基础上，有的治疗手段，会落下终身遗憾的副作用。西方医学的模式从生物医学发展为"生物、心理、社会"模式。这是一个进步，但仍然不全面，还没有把人提到最重要的地位。

中医与西医有一个很大的区别就是西医着重治病，中医着重治患者。中医学是把人放在首位，根据宏观理论把人放在天地人群之间进行观察、诊断与治疗的。中医学的模式是"天人相应"观，简称"人天观"。中医诊治疾病，不单单在追求"病"上，而是按"时、地、人"把大环境以至个体的整体进行辨证论治与预防的。①

"仁"是儒家的核心思想，"仁者爱人"……不论现代手术已发展到如何高明的程度，但大方向肯定是错了。中医学对不少急腹症，可用"非手术治疗"治好。用"仁术"来考量，这才是未来医学的方向。"仁术"是未来医学的灵魂。[7]

（五）上工治未病医之战略

中医有句格言"上工治未病"。这是一个重要的指导思想，它包括未病先防，已病早治，重点在于防病。西方医学也很重视预防，讲卫生。两者比较西医是消极的，中医是较为积极的。西医的预防讲外部的防御，如绝对无菌、消毒，而中医比较重视发挥人的能动作用，发挥人的抵抗作用。中医养生学，有几千年的积淀，内容十分丰富。未来医学必将把养生放在最重要的地位。富如美国也支持不了日益增长的天文数字般的医疗开支。一个高血压患者必须天天服药，药物有副作用，便要不断更换新药，新药新价格，价格越来越高，这才符合生财之道。中医的养生术、导引术既能防病又能治病。

---

① 邓铁涛. 仁心仁术——"医学大家校园行"巡讲报告 [R]. 广州: 广州中医药大学，2015-12-12.

根据现代的生产力，在合理的制度下，一个成年人每周工作5天，每年工作8个月，大概已足够了。一年分两段，半年工作4个月，2个月是养生、娱乐、体育、美术及其他自己喜爱的，毫无忧虑与压力地愿意干什么就干什么，这样一来人的健康与寿命一定会更美好。

人的欲望是无穷的，因此仍要靠中医的养生理论去教育那些纵欲无度的亚健康者。

未来医学是循序渐进的，21世纪前半叶我们的希望是：①人类将摆脱化学药品的副作用，摆脱创伤性的检查，以及治疗技术带来的痛苦与后遗症。医学要讲人道主义，要达到"仁心仁术"的职业道德最高境界。②实行"上工治未病"，医学将以养生保健为中心，使人人生活过得更加愉快、舒心、潇洒。③医学将以"保健园"的形式，逐步取代医院的主导地位，医院将成为辅助机构。[7]

二、发掘宝库与新技术革命相结合

新技术革命属于"未来学"的范畴，中医学属于传统医学，未来中医学的命运将如何？这是个值得探讨的问题。

中医和新技术并不矛盾，越新的技术越能阐明中医和发展中医。

（一）对中医的挑战

中医在新技术革命的冲击下，可以有两种结局：一是被淘汰，二是飞跃发展。新技术革命对于中医无例外地既是挑战又给予了机遇。笔者认为在这样一个时代中医将会飞跃发展，而不会被淘汰。中医学是全人类的文化财富，如果我们不争气，丢掉了，日本人或美国人也会将它捧起来。

对中医的发展前途有多种说法，现在又有人强调只有中西医结合才能发展，中医独立发展只有死路一条；有人认为应按中医原有的路子发展；有人认为应在继承的基础上与现代自然科学相结合才能飞跃发展。

过去提"中西医结合是我国医学发展的唯一道路"是个极"左"的

口号。它阻碍了西医学和中医学的发展。问题并不出在中西医结合本身，而"左"在"唯一的道路"。所以1979年在广州召开的全国医学哲学讲习会上，经过激烈的讨论，提出了中医、西医、中西医结合三支力量都要发展，长期并存，互相渗透的理论。这个理论已为卫生部有关文件所肯定，已经中央批准。三支力量的提法是符合辩证法的。不可想象有几千年光辉历史的中医到了20世纪80年代已临近消亡，而不能独立发展。

20世纪80年代中医学如果仍然停步不前，固步自封，当然与历史发展相违背，只有死路一条。至于发展的路子则可以百花齐放。中医可以独立发展，可以与自然科学相结合发展；中西医结合从两个学术体系的结合中发展；西医沿着西医的道路发展。三支力量都得到发展，我国的卫生事业就会突飞猛进。三支力量都要发展的方针是社会科学与自然科学结合的产物，它是在医学辩证法讨论会上提出的。新科技的发展不能脱离社会科学，中医学更是如此。就是说在运用新技术以发展中医学时，必须以历史唯物主义与辩证唯物主义做指导思想。

（二）中医学青春焕发

有人错误地以为中医是古老的，只有经验，是讲不出道理的，好像中医与新技术格格不入。

党中央一再教导我们要建设有中国特色的社会主义现代化。医学的现代化当然不能例外，中医的现代化更不能例外。与新技术的结合必须紧紧抓住中医的特色。

现代医学是在现代自然科学成就的基础上同步发展起来的。如X线、同位素、超声波等等，很快被应用到医学上来。中医学则与现代自然科学相去甚远，一向处于封闭状态。但她是自成体系的一门医学科学。看来这门科学，也只有到了新技术革命之时，才能发扬光大。西医学的发展与实验室分不开，中医学的发展则与临床分不开。西医的实验室以实验动物为基础。中医学理论的提高，往往来自临床观察，它是以人为基础的。人是动物中最高级的、最复杂的，从人身上总结的东西是不能都像动物实验那样看得见、摸得着的，所以有些自然科学家不承认中医是一门科学，因为他们是以现代自然科学的模式去套中医学，当然套不上，所以有怀疑。很多实例足以说明，不少新的东西，中医原已有之。以"时间医学"为例，这是一门很年轻的学科，美国明尼苏达大学教授哈尔贝格被推崇为时间医学之父，他在读了成都中医学院中医基础教研室一位年轻教师用英文介绍《内经》有关时间医学的内容后十分吃惊，3年前他曾来中国访问有关中医学的时间医学问题。

时间医学不仅在认识上贯穿于整个中医学，而且早已广泛应用于临床实践并取得重大成果，例如，针灸的子午流注、灵龟八法，特别是"五运六气"学说，既包涵时间医学，又包涵气象医学（气象医学也是新的边缘学科）。

广州中医学院83届研究生的《月经周期的调节及其与月相关系的探讨》一文，调查了800多名北京、广州两地的女大学生正常月经周期与月相的关系，并根据《内经》"月生无泻，月满无补"之原则治疗20例肾虚型继发性闭经患者，在月相由虚渐盈时，用滋肾养血之法以助精血之生长，月相由盈渐虚之时，则用通法（活血行气通经），总有效率高达85%。

由此可见，中医学蕴藏着很多仍然领先于世界医学的瑰宝，可惜它有如"和氏之璧"，不为大多数掌握着卫生行政之权者所知。

（三）最新的科技才是发展中医的钥匙

据说有人认为用新科技去衡量中医学，觉得中医太落后了。笔者的看法正好相反。目前有关通讯容量应用程序与计算机控制程序之研究，令人对中医学的阴阳理论刮目相看。有了控制论、信息论，才能理解中医的脏象学说是科学的。过去一再受到批评的中医"五行"学说，从系统论的角度逐步为人们所理解。其实五行学说就是五脏相关学说，没有五行学说的发展，就没有中医的整体学说。中医的阴阳五行说来源于古代朴素的唯物辩证法，但自从与中医学结合之后，已不是哲学而是医学了，若把五行与五脏割离，那么"五行"便什么也没有了。五行学说使脏象学说至今仍有充沛的生命力。"心为君主之官，神明出焉"和"肺为相辅之官，治节出焉"看来十分不科学，但最新的研究知道肺还有不少非呼吸功能，肺的内分泌素的确能助心调整血压。笔者早就认为心不单是个血泵的作用，20世纪70年代笔者就认为心脏一定有内分泌素足以调节大脑的作用，虽然至今未得证实，但心脏有内分泌素已于1984年得到证实。据去年报道，黎巴嫩学者娜莫尔博士（女）发现心脏分泌一种直接进入血液的激素，能减轻动脉血管压力，并命名此激素为ANF。我国去年也有人发现心脏分泌一种能影响消化功能的内分泌素。笔者初步认为当人工心脏广泛应用之后将会发现影响大脑及其他内脏的内分泌素，而且只有到了那时人工心脏的置换才能真正成功。

　　1983年福建出版社出版了刘亚光的《现代自然科学与中医理论》一书，该书广泛论述了中医理论与新技术的关系，特别从分子生物学与信息论、控制论、系统论、热力学、模糊数学等多方面论证了中医理论的先进性，这是值得一读的好书。

　　关于中医与控制论，我国做了大量的工作。许多省市对当地名老中医的学术经验，用电子计算机储存应用。在中医控制论的研究方面，湖北中医学院中医学控制论研究室1980年9月印刷的《控制中医学》在国际书籍展览会上展出，日本人一见便要求翻译，1982年便出版了。

　　再举个经络的例子，经络用西医的解剖学无法证明其存在，近年用生理学方法研究针麻，也只能得出神经与体液、脑啡肽等学说，离经络系统之实质仍然甚远。但中医毫不怀疑经络系统之存在，因为无论诊断与治疗，都早在2 000年前证实了其存在。自从原子物理学家顾函森用精密仪器测得气功师林厚省从劳宫穴发出外气之为低频涨落远红外线，并根据其涨落规律制成仿生仪器后，经广州中医学院气功室使用，证实有治病之作用。后来顾函森又测试了另一些气功师的外气，发现有发出磁流和未知之物质流的。后来顾函森提出该治疗仪应命名为信息治疗仪，也就是说是来自经络系统的信息发放至患者的经络而起到调治作用。后来港商嫌治疗仪的功率太低要求加大，结果便无效了。这就有力地驳斥了有人在《健康报》批评该治疗仪只是外国的红外线治疗仪的说法。《自然杂志》1985年4月刊登了广西大学何淑文等《激光气功治疗仪的研制》一文。他们用气功信息来调制激光的输出光强，用于穴位照射。他们认为目前常用激光针的治疗是从理疗的观点考虑的，因而只注意到激光照射能量的积累作用，而他们是从信息疗法的观点考虑的，是以激光载体把气功信息运载到穴位深部、通过经络、神经、体液等作用以调整控制人体某种失衡的病态，使其恢复正常。从生物控制论的观点看载体的能量主要是作为运载信息的条件、而信息的交换与传递，才是实现控制功能的关键，所以他们最关心的是能量按气功信息规律变化的作用。

《健康报》1985年6月23日《传统医药版》在头版报道中说："对于长期被人们怀疑的中医经络系统是否存在的问题，目前的研究已出现可喜的苗头。中国科学院生物物理研究所副研究员祝总骧及其合作者，经过十几年的多学科研究和大量电、声、光实验，初步证实了经络系统的客观存在，它不限于人体，是具有普遍性的一种生物特性，而且有其存在的物质基础。"

可见，用过去西医的解剖、生理实验方法是无法证明经络存在的，只有用最新的科技成果作为手段才能让中医学来一次飞跃的发展。笔者认为让经络之研究进一步深入并取得成果，从而以崭新的面貌公诸于世界的研究人员，将会获得诺贝尔奖，这是可以肯定的。但愿领奖者是中国人而不是日本人或欧美人。

中医之振兴，有赖于新技术革命，中医之飞跃发展，又将推动世界新技术革命。这是笔者的信念和祈望。[8]

（四）选择21世纪的最新科技成果与中医学结合

笔者在广州和刘颂豪院士合作，开设了一门新的学科，叫光子中医学。就是从诊断到治疗，把光学和中医学结合起来，最近毕业于广州中医药大学的一位教授已经在研究用微量的激光照射做骨细胞实验，希望能够治疗骨质疏松，因为这能够帮助成骨细胞，抑制破骨细胞。多学科交叉是很好的，现在世界上的潮流就是多学科的结合，社会科学家、自然科学家等各专业学者，如果对中医有兴趣的话都参与进来，大家可以共同把中医药事业发展壮大。中医药不仅是中医的，也是炎黄子孙的，是中华民族的，将来还是世界的。

21世纪的前沿科学也许才有资格来发展中医。20世纪的自然科学成果还破译不了中医，像20世纪30年代，广东的中医跟西医辩论，西医说人参只不过含有糖分，跟萝卜差不多。中医则认为，人参在临床上能益气固脱，可以救命。现在的研究证明，人参含有人参皂苷等多种成分，其中有升高血压的，也有降低血压的，非常复杂。按西药的办法研究，则非要找出一种有效成分，这种思路有问题。到21世纪世界医药学再发展，才可能对中医有所阐述，有所发展。[1]

三、自信自强，改革开放

中医学越来越萎缩，而西医学越来越扩张，面对这一现状，中医退缩了，这不是进取的战略，而是退却的战略。

中医发展战略应该是什么呢？笔者认为是自信自强，改革开放。首先，对有5 000年文化历史的伟大的中医学要有自信心。毛泽东说："中国医药学是一个伟大的宝库，应当努力发掘，加以提高。"这为中医药发展指明了方向，中医要自信、自强，积极发展，不断创新，不然怎么能够"长生不老"。

此外，中医学应当改革开放。改革，就是中医药教育、医疗体系要中国化，按照符合自身发展规律去改革。当前教育出来的学生对中医的信心不足，医院里大量的医生不姓中。譬如说小夹板技术，世界公认是个好方法，但是有几个中医院接骨不选择开刀？这关系到医院的经营、生存问题。因此，如何能实现中医药的简便验廉，又能使中医医院生存和发展，这不仅仅是中医院的改革发展问题，也是整个卫生体制的改革发展问题，所以医改最主要的是发展中医，发挥中医的最大作用。广州中医药大学第一附属医院曾接收一位孕妇患者，因骨折要求用纯中医的方法，不要麻醉，不要开刀，最后请老中医手法复位，处理好骨折让孕妇顺利生产。诸如此类的病例很多。20世纪五六十年代，中西医结合研究非手术治疗急腹症取得了不少成果，但是最后没有推广应用，可能问题就出在经济效益上面。

开放，就是放开中医的手脚，所有束缚中医的都要放开。像2003年中医参与治疗"非典"，取得了效果，这就是最典型的例子。所以，开放是要让中医实践平台越来越多，而不是越来越少。对于采取手术的患者，中医也要插一手。比如北京的一个患者，肝置换手术后出现严重的排斥反应，西医抗排斥的方法用尽无效，患者危在旦夕，后来请了中医樊正伦用中药才解决问题。

有了舞台中医就要参加，这样长处也就显现出来了。如果反过来，在参与前问中医对换肝以后的问题是长还是短，肯定没有答案。中医被压迫和排斥近一百年了，直到现在还没有完全解放，所以必须开放。

总之，笔者认为中医发展战略，是自信自强，改革开放！这才是光明大道。[9]

（一）坚持走自己的路，按自身的规律发展中医

千万不要按西医的模式去发展中医。因为现在是用西医的模式办中医药大学，所以中医学生都非常彷徨。现在的学生像鲁迅说的那样"彷徨"，而笔者则要为中医药事业"呐喊"。现在中医临床水平之所以下降，就是因为我们的学生中医、西医样样学，无法深入，而一个人的精力终归是有限的，一定要偏重一门才会有所成就。

最近中医药大学的一个博士生导师面试一个博士考生，让他当场写出10条中药方，随便写什么都可以，结果那个博士考生写不出来。博士生导师对考生说："我怎么能收你？"这是事实。现在的中医博士生做分子水平研究，中医硕士生做细胞水平的研究，可是不会临床看病，这是教育的失败，是典型的高学位、低能力。不能按照西医的模式发展中医，因为走的路不一样。中医以人为本，西医以病为本，西医对病治疗就可以，中医不是，中医要望、闻、问、切，辨证论治。不懂辨证论治，就简单拿一个

方去做重复试验，当然结果不好，这是不懂中医精髓带来的必然结果。中医学一定要走自己的路！

（二）坚持以中医的系统理论为基础发展中医

中医发展2 000多年以来只有量变，没有质变。从张仲景到王叔和、叶天士、吴鞠通，都走沿着源头下来的，没有质的变化。我们不能满足于此，中医到了21世纪就应该发生从量变到质变的转折，产生理论和临床上的重大突破。

（三）在知识经济时代，应当重视具有自主知识产权的中医药产业

目前中国已经成为世界工厂，但可惜有自主知识产权的成果不多。例如，中国不拥有DVD知识产权，只能挣个加工费。而依托中医思路研究出来的成果，知识产权当然是我们的，何乐而不为呢？国家应大力发展这个行业，政府应在政策上给予倾斜。

另外，我国是拥有13亿人口的大国，因此最大的医药健康市场在中国。我们应首先为13亿人的健康问题着想，而不是想着先把中药打到欧美市场去，应把优先解决自己13亿人口的问题摆在首位。要打入国际市场，就要按人家的规则办事，假如花了很多钱进去了，别的国家仍不理解中医药，仍不用中药，我们就白忙了。

但在中国，如果全国的西医医院和多数西医都懂得合理选用中药，学会针灸治病，医院就会节约上百万、上千万的资金，中国农民也不再会得了重病不敢治。要落实"三个代表"思想，就要想到13亿中国人口中9亿多的农民人口。13亿人口的健康问题需要简便验廉的中医药服务，就像毛泽东同志所说的要"农村包围城市"。

（四）坚持正确的中医药发展方向

近年来中药研究方向令人担忧，中药毒副作用的研究成为主导趋势。如"马兜铃酸事件"，导致其他药物受株连，被禁止使用。其实《周

礼·医师章》就说："医师掌医之政令，聚毒药以共（供）医事。""凡药三分毒"，有毒与否关键在量上，量掌握得好就没毒，量过了，就有问题了。广东有一个人吃荔枝，得病后死了，尸体解剖发现，其体内从食道以下全是荔枝，所以量是要害。如果只讲成分，不讲量的多寡，那不管什么好的成分都会被抹杀。中医还有炮制法，可有效控制毒性。笔者用甘遂治疗肝腹水，而甘遂就是毒药，笔者用甘草对抗其毒性，有个患者如此治疗已活了10年了。所以中药的配伍使用很重要。盲目地说这个中药不行，那个中药不行，是不对的。因这些药不是患者自己买，而是医生开的，用量、药效及毒性都能被控制。

（五）正确对待民间中医

现在，民间中医因我国的《医师法》面临被取缔的命运。有些民间中医虽没有大学文凭，但他们的医学知识和秘方是几代人的智慧结晶，这不是大学五年毕业就能得到的。政府不能因为他们没有上大学，就不让他们行医，而要看他们的真才实学。

（六）正确对持、处理中医和中药的关系

医药分家是西方医学的规律，但中医学从来医药不分家，中医师不断地在临床中总结经验，上升为理论，再教给学生。现在如果要求最高明的药学家发明一个相当于补中益气功能的方子，恐怕很难发明出来，因为他们只注重成分。这里需要用中医的补中益气理论。为什么要在补中益气汤中加入柴胡、升麻两味与补中益气功能毫无关系的药呢？这就是李东垣理论的配方和用药规律。中医从来就用复方，但现在要申报新药，最好是一味药、两味药或三味药，药味少申报较易。我们一定要搞清楚，中医药到底是为谁服务，以什么为标准的。

总而言之，中医药不是中医药界的私有财产，而是我们中华民族优秀的文化瑰宝，是我们炎黄子孙共有的财富。现在，中医学面临前所未有的挑战，只有积极探索其研究方法及方向，在理论和临床上不断发展创新，才会

有利于整个中医药事业的健康发展，才会对中国甚至于全世界的医疗保健体系产生积极影响，而这也符合中国最广大人民的切身利益。[1]

（七）与世界双向接轨

21世纪中医药学将以崭新的面貌出现在世界科学之林。

目前最流行的一个口号'向世界接轨'应予改正。什么都向世界接轨的话就把自己处于从属地位了。21世纪是重新评价中华文化，发掘中华优秀文化的时期，世界文化的发展不能缺少中华文化的参与，东西方文化是互补性很强的两种文化，我们不应妄自菲薄，把中华文化处于"自我从属"的地位。该口号应改为"中华文化与世界文化双向接轨"，简称为"与世界双向接轨"。

中国科学家有志气、有骨气、有智慧、有能力，创造中华民族更美好的未来。[10]

四、人才是中医发展之根本

人才是根本。百年树人，必须把中医教育搞好。中医的大专院校应该逐步创造条件，扩大招生人数。加强探索课程设置，注意如何有利于培养出在中医方面真正具有水平的人才，这种人才既不同于老中医，也不是中西结合医。此外还应大办中等中医药专业培训，培养中医药各专科人才。要抓紧抢救老中医学术经验等工作。办法还可以多样化，近10年内允许老中医带徒，通过国家考试，应承认其学历。[11]

（一）解除西医模式的束缚

几十年来无论医、教、研、药，都以西医的模式为准绳。现在看来，这一模式，对中医之束缚多于帮助。必须按历史唯物主义与辩证唯物主义思想重新做深入的研究，进行整改。

中医医院已越来越不姓"中"。一壶中药可有可无，成为摆设！因此中医院宁要西医院校本科生也不要中医硕士生。

当然中医教育也有问题，原卫生部部长崔月犁说："中医大学培养出来的本科生是两个中专的水平。"

上海中医药大学的一位博士生对记者（郝光明）说："中医院校的硕士生做实验到细胞水平，博士生做实验到基因水平，这种中医还是中医吗？"可谓一针见血指出中医教育的病根在哪里，在于以西医之模式办中医之教育！难怪有人说有些博士不会用中医治病！

硕士、博士英语必须达到四级、六级，但医古文水平可以不管。教授、主任医师之职称评定，必须考外语，后来毕业者已不准考医古文了。有些博士生写的字简直使人烦恼！说明中医之教育已远离中华文化，向往西方。请问一个高学历的中医，他的学术源头在中国还是在西方呢？机械地用西医教育去培养中医之专才，南辕北辙。如此下去，这样培养出来的硕士、博士，一旦居于领导地位，按他们的理念办中医一切事业，则中医之消亡，指日可待了！

一言以蔽之曰：以西医学之模式办中医药事业，是对中医药学执行"宫刑"也。

或以为笔者言之过甚了。下面谈谈中药方面的问题。关木通问题。外国人用含关木通之药长期服用以减肥，出现肾衰。大事宣扬，不追究服药不当而归罪于关木通含马兜铃酸。借机以打击中药。我国药监部门屈从于西方，舍弃中医之理论，竟将关木通列入禁药，最近又株连到青木香等药。这是一种自杀行为。《中华本草》644页，关木通使用注意项下写道："内无湿热及孕妇慎服。关木通用量过大，可引起急性肾功能衰竭，甚至死亡。"写得明明白白，"本木通"事件不归咎于用药不当，而禁用有用之药，这是愚蠢的行为。何况还加罪于凡含有马兜铃酸之药，青木香等也不能用。请看看西药，造成儿童聋哑的主要致病原因之一是抗生素的副作用，抗生素过敏可以致人于死地……笔者就有几个朋友死于青霉素针下。为什么西方没有因此禁止使用抗生素，而今短短2年在中国却已有三味中药被处以死刑呢？！

"医师掌医之政令，聚毒药以供医事。"（《周礼·医师章》）有毒的药何止关木通。《素问·五常政大论》说："大毒治病，十去其六，常毒治病，十去其七，小毒治病，十去其八，无毒治病十去其九。"如果凡药之有毒者都不能用，则中医可以休矣。中药有中药之理论，有炮制学之应用，今把中医药的理论与经验都一笔抹杀，唯西方之命是从，则中医之受"宫刑"才刚刚开始耳！[12]

（二）改革院校教育，培养铁杆中医

中医高等教育必须培养出合格的中医。像外语评级一样，除了各科考试必须合格之外，另设三级中医综合考试。一级：考中医基础理论及中药，方剂诊断。中药要记400～500味，方剂要记300～400首，舌诊、脉诊考实际操作。二级：考四大经典及辨证论治，辨证论治可用病案分析的方法。三级：考临床测试，可于实习后期面对患者临证诊治。

研究生教育应以中医临床型为主，兼及其余。现在全国以至全世界最欠缺的是有真本领的铁杆中医。即中医理论与临床技术都过硬的高水平中医。因此硕士、博士生的教育，除少数搞实验研究之外，绝大多数应是临床硕士和博士，以便把中医的临床水平不断提高。培养大量的这样的铁杆中医才能满足21世纪全中国以至全世界人民的需求。

当然，一个铁杆中医，如果他的外语和西医都达到较高的水平，并能运用新科技与中医药相结合，进行临床研究与实验研究以振兴中医，这样的人才越多越好。但必须首先是一个铁杆中医。[12]

（三）发展师承教育

师带徒是中华文化传统的教育方法，现代的教育与传统的跟师教育相结合，这是早出人才的一个好方法。[13]

笔者提倡要大温课、拜名师。为什么要跟名师？名师临床多年了，几十年积累的丰富学术与经验，半年就教给你了，为什么不跟？现在要多拜名师，老师们临床多年了，经验积累丰富，跟师学习起来就很快。让中医

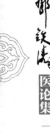

大夫们得到传承，开始读《内经》，可以先学针灸，学了针灸就可以立即去跟师临床，老师点拨一下，自己亲手取得疗效之后就可以树立强烈的信心，立志学习中医。中医思想建立起来，中医理论巩固了，中医基本功扎实了，临床才会有不断提高的疗效！[14]

作为中青年中医，中医之兴亡匹夫有责，责任重大而神圣，该怎么办呢？笔者认为除了争取多参加全国性的学习班之外，必须端正对中医的认识，坚定信心，要树立为振兴中医而拼搏的精神，并在这种精神鼓舞下进行中医经典著作大温课，尤其是中医四大经典。对于广大中青年中医工作者来说，经过临床实践之后再读经典会有新的体会和收获。如果不熟悉伤寒、温病，就不可能参与攻克非典型肺炎之类的新的疾病。另一方面，中医传统的师承方式仍然值得继续发扬，作为中青年中医工作者，应拜真正的高水平的中医为师。现在出版的名中医著作不少，其中有不少宝贵的值得学习的内容。边读边验证于临床，成为全国当代名医的私淑弟子，乐何如之！[15]

2000年，笔者与十多位全国名老中医一起倡议，以广东省中医院为示范点，在这里尝试一种"集体带，带集体"的新型师带徒的人才培养模式，目的就是为了培养一批年轻的肩负振兴中医重任的"铁杆中医"。时间证明，我们的努力是成功的。经过数年的努力，我们培养了一批年轻的骨干，他们正为中医药事业的发展发挥越来越重要的作用。2003年，抗击"非典"期间，他们不仅经受了考验，还打出了中医药的威风！霍英东先生当时就对中医药给予了肯定！这都说明，中医药人才培养的重要性！[14]

五、发展中医学的关键在于政策扶持

发展中医药是牵涉到国计民生、国家兴衰的问题，政府应给予政策上的大力扶持。现在很多中医院为了生存，已经不姓"中"了。比如，膀胱结石用膀胱镜治疗需要6 000元，用中药只要几十元，最多一二百元。为了生存和经济效益，中医院当然会引进西医手段，用膀胱镜治疗膀胱结石。另外，中医相对说来要便宜些，创收就少，假定将中医的诊费提高一些，物价局就来管。中医院用点自制药，有关部门就说是假冒伪劣药，要没收罚款，中医一向用膏丹丸散治病，为什么现在只准用饮片一种呢？医院的验方自制，是中药创新发展的必由之路，所以，希望国家在政策法规上扶持中医药。现在的有关条例和法律，都是以西医为坐标来考虑问题的，我们应以中医本身的内在规律为坐标。[1]

（一）应将发展中医药作为国家战略

国家卫生计生委和国家中医药管理局提出"推动中医药发展上升为国家战略"，笔者认为非常好。中国的医疗保障体系应该与国情结合，发挥中国特色与优势，不能盲目照搬西方体系。中国特色与优势就包含中医药的特色与优势。

发挥好中医特色与优势，有两重意思。

一是中医药"简便验廉"的特点，要得到充分发挥。骨伤做内固定损伤人体两次，小夹板固定不伤害人体，当然有迫不得已的情况要打开，但很多情况下是不用打开的。婴幼儿"破伤风"是世界难题，死亡率很高，笔者就用中医药治好过。笔者用的方法是《幼儿铁镜》里的灯芯火烧百会、印堂、人中等"十三醮火"，烧到人中穴孩子就哭起来了，再开一些祛风除痰的药就好了。还有带状疱疹，西医治疗经验不过50年，治疗一例要几千元，中医用一条灯芯一烧，就治好了。这些中医的方法发展起来去解决疾病的问题不是很好吗？

二是要发挥好中医药这支队伍的作用，特别是民间中医的作用。这些年一些地方对民间医生采取取消政策，造成的损失很大。虽然规范了一些医疗行为，但也错误地打压了很多民间中医，使民间中医这支队伍大大缩小，很多有一技之长、疗效很好的医生不能去为老百姓看病了。笔者认识的一些民间中医，都是很好的，现在只能务农和打工。由于民间中医队伍萎缩了，一些人本来能够生存的，他们找不到能治疗的人了，一些可以在基层解决的问题，得不到解决，什么病都到医院去。医院解决不了去更大的医院，用了很多钱，也加重了群众的负担。

为此，笔者有几个建议。

一是要贯彻落实好宪法规定的'中西医并重'原则，把重视中医的法律落到实处。

二是要重视中医药的传承。现在国家中医药管理局很重视传承、重视流派，但还要重视民间。民间中医也是中医宝库的一部分，取消他们的资格是错误的。中医的宝库在三个地方，一个是在浩如烟海的文献中，一个在名老中医的头脑里，一个在民间。人民是英雄，所以要让他们发挥作用，经过一定的规范与审查给他们行医的资格，而不是考他有没有学历与西医知识。还有就是中医的教育应该更重视古文而不是更重视英文。

三是要重视中医药文化的传播。中华文化、中医药要走向世界，为世界发展做贡献。刚才我们提到教育要重视古文而不是重视英文，但传播就要重视英文，其实不仅仅是英文，世界各国文字都要重视。要把中医推向世界，要让外国语学校之英才学习中医，以便向各国推广。

四是要重视中医药知识产权的保护。西医的游戏规则是外国制定的，笔者很害怕中医的游戏规则也被别人抢先。所以，我们一定要重视这项工作。[16]

（二）为中医药之发展架设高速路

现在21世纪了，我们必须对我们优秀的中华文化树立信心并加以发扬和发展以造福于世界人类，这是我们的责任。过去对传统文化批评过了头，所以我们现在必须重新去认识我们的传统文化，而且要发展传统文化。

中医学是中华文化的瑰宝，发扬中医以造福于全人类。中西医互补，互相不能取代。经历一二百年可能会走到一起，这是历史发展的必然规律。

中华文化大发展始于战国时代，如果说今天是"世界战国时代"的话，估计中华文化的爆炸式的新发展将起始于21世纪，中医学的发展亦将同步。中医药学之腾飞的条件已开始具备了，那就是中医药学与世界第二次科学革命相结合，走自己的路，中国医学就会走在世界的前头了。但必须得到政府的大力支持，为中医药的发展架设一条高速公路，实为当务之急。

当前我国正沿着邓小平同志指引的"建设有中国特色的社会主义"道路前进。文化科学必须随着这一指引行进，发展中医药亦不例外。发展中医药不是为科学而科学，不是中西学术之争。发展中医药首先是为保证13亿中国人民人人享有医疗保健的权利。发展中医药是为中国社会发展服务的。

中医药是最具中国特色的医学，必将为社会主义中国的建设发挥巨大之作用。

按照"三个代表"的要求和我国宪法规定，必须贯彻中西医并重的方针，必须加大对中医药事业的投入，为中医药的发展架设高速公路。因为中医药的特色是简、验、便、廉，乃解决目前"因病致贫""因病返贫"的特效良方。医学研究的目的如果首先放在13亿中国人民保健事业这上面来，就非得提倡发展中医药不可。"非典"就是一个很好的例子，香港治疗一个"非典"患者少则几万，多则几十万，广州中医药大学第一附属医院治疗费最贵的一个"非典"患者才是5 000元。

从学术本身来看，中医学具有独特的理论体系。西医是微观医学，中医是宏观医学，西医在现代科学扶持下飞速发展，中医有几千年的文化积淀，它没有停滞不前，而是与时俱进。中医学将与21世纪的新科学技术革命相结合，会得到像战国时代那样的又一次飞跃的发展。那么中医药学的发展将不仅为13亿人民的健康，而且为世界人民的健康做出伟大的贡献。中医药学将无愧于"中国第五大发明"之荣誉。

中医药学几千年来，不断在发展，但只是"量变"的发展，在21世纪，世界科学已进入第四次浪潮的今天，世界科学将帮助中医来一次"质变"的飞跃发展，而在发展中医的同时，因为汲取了中医的精华，会反过来给世界科学带来创新和发展。[10]

六、21世纪是中医腾飞的世纪

21世纪中国国力的强盛为中华文化的崛起奠定了现实基础。作为中华文化的一部分，中华文化的复兴为中医药腾飞创造了条件。

21世纪的中医药学已踏入千载难逢的机遇之途，发展是必然的，但其发展之快慢取决于国家对中医药学的支持及态度。我们应该认识到，中医药学的发展不仅是中医药研究和工作人员独有的职责，中医药的发展关系到中华民族的健康事业，关系到中华文化的再创辉煌。[17]

（陈坚雄整理）

参考文献

[1] 邓铁涛．继往开来，开创中医学发展新局面[J]．中国软科学，2005（05）：6-9．

[2] 邓铁涛．耕云医话——七、临床[J]．新中医，1986（07）：42．

[3] 邓铁涛．寄语21世纪青年中医（续）[J]．新中医，2003，35（09）：12-13．

[4] 邓铁涛．耕云医话——二十、经典[J]．新中医，1987（10）：41．

[5] 邓铁涛．万里云天万里路[J]．山东中医杂志，1982（06）：357-359．

[6] 邓铁涛，邓中光．中医急诊术必须抢救[J]．中医杂志，1983（02）：78-79．

[7] 邓铁涛．中医与未来医学[N]．中国中医药报．2004-11-22（5）．

[8] 邓铁涛．新技术革命与中医[J]．新中医，1985（10）：1-4．

[9] 陈坚雄．邓铁涛中医发展应"改革开放"[N]．中国中医药报．2012-06-18（003）．

[10] 邓铁涛．为中医药发展架设高速公路[J]．天津中医药，2004，21（03）：177-181．

[11] 邓铁涛. 继承整理中医学术经验培养造就更高层次中医人才[J]. 中医药学刊，2002，20（03）：262-264.

[12] 邓铁涛. 再论中医药必须深化改革[R]. 北京：香山科学会议第253次，2005：27-33.

[13] 邓铁涛. 非医攻博的教育问题[N]. 中国中医药报. 2004-09-09（005）.

[14] 邓中光. 邓铁涛新医话[M]. 北京：中国医药科技出版社，2014：30.

[15] 杨世兴，孙塑伦，张学文. 碥石集（第四集）[M]. 西安：陕西科学技术出版社，2003：序.

[16] 邓铁涛. 21世纪是中医药腾飞的世纪[N]. 中国中医药报，2014-03-14（003）.

[17] 邓铁涛. 21世纪——中医药学走向世界之契机[J]. 中国基础科学，2004（02）：24-28.

论中医养生

一、上工治未病

健康是人类追求的永恒主题，发达国家的经验证明，8%～10%生产力的提高是由于国民健康状态改善而实现的。2/3的疾病和过早死亡是可以避免的，引起人类死亡的因素，70%以上是能被人所控制的。中医对防病、养生有独特的优势，古人早有"圣人不治已病治未病"的名言。

后世的医家将"治未病"理解为三个层面：一是"未病先防"，二是"既病防变"，三是"已病早治"。

"未病先防"即是在没有疾病的时候要预防疾病的发生。"既病防变"是指对已经发病的要防止疾病进一步发展和恶化。中医之辨证论治的精髓在于动态地观察疾病的变化，十分重视标本、先后、缓急之治。"已病早治"是指已经发病的要及时治疗。

"上工治未病"要求重视疾病的预防，强调在"未病"时、在疾病发生前采取积极措施。中医学在长期医学实践的积累过程中，对"治未病"逐步形成了样式多种、角度各异、简便验廉的干预手段。中医学除了使用中药或中成药保健预防外，更重视通过养性来调畅情志，规律而适度运动，辨体质施膳食，辅以针灸、沐足、按摩、引导等方法，内外综合调整身心。正如《内经》所言："其知道者，法于阴阳，和于术数，饮食有节，起居有常，不妄作劳，故能形与神俱，而尽终其天年，度百岁乃去。"中医的养生理论核心是"调和阴阳"，通过协调阴阳，保阳益阴，重视保养"精、气、神"，坚五脏，通经络，调气血以达养生之目的。

随着我国进入老龄化社会，心脑血管疾病、肿瘤及呼吸系统疾病的发生率显著增高，治疗这些疾病的医疗费用也呈高速增长态势。我们在进一步提高疾病诊治水平的同时，更要将视点前移，把关注的重点放在预防上面。降低发病率，延长寿命，提高生存质量，进而为国家和人民分忧，降低医疗卫生总体费用显得非常迫切与必要。

二、四养之道

笔者幼承家学，后接受中医院校教育，粗通医术，在临证教学之余不免将之施诸自身，在长期的防病、治病过程中摸索总结出一些心得经验。归结起来大致是：养德、养心、养脾胃和养肾。

（一）养德

我国历史上的许多思想家和养生家都把养德放在养生的重要位置，甚至看成是"养生之根"。

历代养生典籍都强调"养德可以长寿，养生必先养德"这一观点。唐代孙思邈在《千金要方》中指出："百行周备，虽绝药饵，足以退年；德行不克，纵服玉液金丹，未能延寿。"据说孙思邈活到147岁，他如此强调养德的重要性，必不可小视。

结合自身阅历，笔者非常赞同"仁者寿""大德者方得其寿"的观点。养生之道，贵在静中寓动，善养生者，必重调神，而神之修养，德字为先。唯有勤修德行，才能心平气和、气血通畅。笔者95岁时仍耳聪目明、思维清晰、言语流利、步履安稳，这同笔者不断修养德行而逐步达到心胸豁达、乐观开朗有很大关系。养德的人必须多涉猎书籍并付诸实践。笔者除了看中医药学著作外，还非常喜欢看中国传统文化的经典著作，如《论语》《大学》《中庸》《孟子》《道德经》《庄子》等。另外，笔者还特别喜欢诵读诗词歌赋，如笔者在90岁大寿时还即兴高歌《在太行山上》，品读这些书籍，常令笔者心境平和。至于行动方面，笔者行医教学多年，时刻不敢忘记"医乃仁术"与"师者，所以传道授业解惑也"的古训。

（二）养心

中医认为，"心为君主之官"，心藏神，为一身之主，既支配血脉的运行，还主持精神活动。

中医经典著作《素问·灵兰秘典论》指出："主不明则十二官危，使道闭塞而不通，形乃大伤，以此养生则殃，以为天下者，其宗大危，戒之戒之！"强调养心是保持脏腑功能健康运行的基础，如果心脉闭塞不通，会影响各个脏腑的功能，且损伤形体，达不到养生长寿的目的。由于神藏于心，"心主神明"，故调神即养心，中医养神强调的是"静养"，即"神以静为养"，避免外物所扰，保持内心的清静和安宁，可从以下几方面入手。

1. 保养心神，首要重视七情调养

七情即喜、怒、忧、思、悲、恐、惊。作为致病因素的七情，是指这些情志过于强烈，导致脏腑气血逆乱而发病。

要进行七情调养，需要不断修炼自己的精神世界，逐步做到心胸豁达，人的欲望是无穷的，纵欲无度则有损健康，甚至化生百病。凡事要看得开，不要患得患失，要有"退一步海阔天空"的良好心态，即所谓"海纳百川，有容乃大；壁立千仞，无欲则刚"，颐养浩然之正气，这样才能不受外界环境所左右，摆脱各种物质和名利的困扰，使自己保持内心平静、悠然、自得、精神愉悦、情绪稳定的状态。笔者一生比较乐观，爱开玩笑，也很少动怒，所谓"笑一笑，百年少"，而"发怒是对自己的惩罚"。

积极、正确的欲望对养生同样是必不可少的。特别是为人类事业发展而生的欲望，乃为欲望之大者，为浩然正气，对养生具有莫大的好处。因此，把握好欲望的大小关系，舍小欲、私欲而怀苍生之念；做好"求"与"放"的平衡，入世却宠辱不惊，正是养心正道之所在。

2. 以动促静，修习静心功

通过静坐、入定、冥想等方法使自己获得内心的平静，轻装上阵，面对生活。笔者经常练习打坐，具体方法是：双腿交叉盘坐于床上，上身自然放松，头位正直，自然闭目，含胸拔背，两手置于腹前相互轻握，或将双手自然垂放于两腿上，以自我感觉舒适为度，上半身稍向前倾，舌尖轻抵上腭，自然闭口，坐正后，全身放松，不加意念，听任平素的呼吸习惯，约50次呼吸即可。此法不但晨起和入睡前可以帮助静心，还能在旅途奔波中帮助安定心神。另外，笔者的体会是练太极拳与八段锦也能使心境平和。

3. 寄寓书法，以练字养心神

闲暇时，笔者喜欢练习书法。多年的书法练习，使笔者受益匪浅。以前一遇到情绪波动时，就拿毛笔写字而让自己安静下来，从而减少不良情绪的干扰，保持头脑轻灵，多年修习，现在笔者一旦提起毛笔，便能很快让心情安定下来，甚至达到"入静"的状态。另外，琴、棋、画等也有异曲同工之妙。只要投入进去，必有意想不到的效果。

4. 充足睡眠，调神养心

调养心神，必须注重睡眠质量，要想睡眠质量高，作息一定要有规律。在日常生活中，笔者喜欢用温热水泡脚，且泡脚的同时用双手按摩、揉搓脚背及脚心，有时还用劳宫穴（即握拳后中指指尖停留的地方）摩擦涌泉穴（脚心偏上的凹陷处），以产生温热感为宜，每次 10～30分钟，可帮助入睡。另外，用中药煮水泡脚效果也不错，常用药物有怀牛膝、川芎、钩藤各30克，天麻15克，夏枯草、吴茱萸、肉桂各10克。

5. 食疗药治，养心妙法

人体日常状态都有其偏态，绝对的"阴平阳秘"非人之常态，阴阳的轻度失衡在亚健康状态最为常见。因此，可以药食之性味纠正人体之失衡。笔者比较喜欢吃橙子和榴梿，夏天则适当吃些苦瓜，这些果蔬对养心有帮助。研究表明，经常吃橙子的人，猝死发生率较一般人低；榴梿具有温养心肾的作用，若吃后有上火感觉，可进食适量山竹以解其温热；夏天吃苦瓜可以清心火。此外，笔者偶尔会炖服中药，如人参10克、陈皮1克，补益而不腻，是岭南地区很好的保健品，还可以加三七片5~10克，起到活血通脉之功。

（三）养脾胃

要想长寿，必须注意调养脾胃。想要脾胃强健，关键在于重视饮食习惯与适量运动，具体方法如下。

1. 饮食有节

俗话说"暴饮暴食易生病，定时定量得安宁"，说明饮食要有节制，过分的肥甘厚味，或过饥过饱，食无定时，易损伤脾胃，脾胃一伤，则诸病丛生。中医认为，脾胃是人的后天之本，营养物质的消化、吸收、气血的化生，都有赖于脾胃的运化功能，故有"脾胃为气血生化之源"之说。只有气血旺盛，人才能健康成长。许多高龄老人的饮食习惯证明，饮食清淡、适时适量是重要因素。笔者一周之中，有两餐吃粥、馒头，一餐吃南瓜、番薯，既清淡又润肠，可谓一举两得。

笔者还喜喝茶，养成了清晨喝茶的习惯。笔者患有高血压，因此常用少量活血行气的玫瑰花或菊花搭配平肝凉肝的龙井茶，或用能助消化的普洱茶作为早茶，每天起床后饮上数杯。喝茶可以添寿，"茶"字拆分开来是二十加八十八，就是108，喝茶可以使人寿命超过"茶"数。

2. 杂食不偏

笔者一贯主张进食宜杂不宜偏，五谷杂粮、酒肉果蔬都可进食，但不可过量。每种食物都有寒、热、温、凉之四性，更有酸、苦、甘、辛、咸之五味，缺之则易使人体气血阴阳失衡。笔者自己有个习惯，每次出差时，必会品尝当地的土特产，一方面可以大饱口福，另一方面对纠正身体之偏胜有一定帮助。有些人老以为自己脾胃虚弱，这个不能吃，那个不敢碰，结果反而导致营养不良，脾胃虚衰，实不可取。

3. 宜温不宜凉

现在得慢性消化道疾病的人非常多，其中部分原因在于长期进食寒凉食物，日久耗损脾胃阳气，导致脾胃运化功能失常，从而影响营养物质的吸收和利用，结果变生诸疾。广东地处岭南，常年气候炎热，许多人为了降温解暑，喜欢大量进食冰冻的食物，故而胃痛、腹痛、腹泻、腹胀的人非常多见，小儿与老人更为严重。年轻时气血旺盛，尚不觉有何不妥，等到中老年时，气血渐弱，肠胃病证丛生，悔之不及。所以，饮食宜温不宜寒凉。

4. 动以养脾

中医认为，脾主四肢，脾气虚弱则四肢疲软乏力、精神倦怠不适、饮食不振，适当锻炼能使精力充沛、四肢有力，进食也觉甘美。从某种角度来说，适当运动可调养脾胃。运动的种类很多，可分外功与内功两大类型。体操、跑步等属外功；五禽戏、太极拳、八段锦等属内功。若以强壮身体为目的，内功、外功均可；若从养生角度来考虑，尤其是对老年人来说，则以内功为好。华佗在论五禽戏时曾指出："人体欲得劳动，但不当使极耳。动摇则谷气消，血脉流通，病不得生。"其中"不当使极"是一句关键性的话，就是说运动不能过量，失度过量，则容易劳损伤身。内功用意不用力，以意为主，以意领气，以气运肢体，不偏不倚，不会伤气耗血。基于此，笔者最喜欢的运动是八段锦，笔者从50岁便开始修习，深觉受益匪浅。

中老年人还可以选择每天散步30分钟（平地行走），医学上也称之为"医疗步行"。60岁以上的人，每天散步两次，每次30~40分钟，对身体是非常有好处的。每天午饭前笔者都会围绕笔者住的楼房悠闲的散步10圈。

运动不但是体力的，也包括脑力"运动"，读书、看报纸，使脑筋"运动"；思考问题、写文章，脑筋也可以"运动"。老年人不妨坚持写写日记，可以起到延缓健忘的作用，对预防老年痴呆有一定的好处。

（四）养肾

肾为先天之本，历代养生家认为养肾可使人长寿。

1. 珍惜精气，节戒色欲

我国最早的医学典籍《内经》曾指出"醉以入房"的弊端。历代医学家反复强调保养肾精的重要性，如元代名医朱丹溪的《格致余论》，就专门为此撰写了《色欲箴》。精是人体赖以生存的精微物质，精充则体健寿长；精耗则体衰而不能尽享天年。

2. 午间散步，采阳助肾

笔者喜欢散步，每天中午时分，只要天气晴朗，笔者都会围绕楼下空地悠闲散步数圈，笔者将其称为"午间散步采阳养生法"。此方法比较适合中老年人以及阳虚体质者（常表现为怕冷、面色苍白、气短乏力、腰膝酸软冷痛、容易疲劳、精神萎靡不振等）。另外，一些经常无精打采、爱打瞌睡，总感到精力不济的年轻人也可练习此法。

3. 药取平和，常服养肾

历代养生书籍中，记载了丰富的药物养生的资料，其中大部分药物与养肾相关。笔者认为养肾药物必须选择那些药性平和的，最好是食疗。笔者比较喜欢选用枸杞、何首乌、杜仲、肉苁蓉、灵芝、桑椹、蜂王浆、女贞子、山茱萸等药性平和的中药，长期适量服用有一定的养精保肾作用。

4. 嗜欲耗精，龟欲固肾

过度的欲望，容易导致肾精的耗散。现在不少年轻人，为了某种欲望，如名利欲，拼命奋斗、废寝忘食，结果在不知不觉中使自己出现白发丛生、腰酸腿软、牙齿退化、耳鸣眼花等症状。而有些中老年人退休后，欲望不减，总觉得心有不甘，终日患得患失，于是失眠、心悸、胸闷等症状随即而生，身心也加快衰老。干祖望在总结他的养生经验时，便说"龟欲"二字可以令人长寿，原因是乌龟欲望很少，却活得很久。而清代的尤乘在《寿世青编》中则强调说"养生之要，首先寡欲"。基于此，笔者以"龟欲"为固肾原则，对很多东西都看得很淡，如个人名利得失，很少放在心上；吃穿住行方面，要求比较低等。笔者想，唯有在不断修养中克制欲望，才能使肾精充沛，达到寿而康的目的。

（龙文醒整理）

参考文献

[1] 邓铁涛. 积精全神长葆青春[J]. 浙江中医杂志，1982（02）：49.

[2] 邓铁涛. 上工"治未病"[N]. 人民日报海外版，2007-01-11（健康专题7）.

[3] 邓铁涛. 养生必先养心[J]. 祝您健康，2010（02）：12.

[4] 邓铁涛. 养生四要[J]. 中华养生保健，2010（04）：18-20.

[5] 邓铁涛. 我的"四养"之道[J]. 自然空间，2011（02）：65-69.

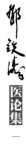

论中医与未来医学

西方医学是当今世界医学的主流，它植根于西方文化。中医学是世界上唯一有5 000年连续历史的，独立于西方医学的医学，它植根于中华文化。西方医学传入中国不过200年，13亿人的中国，5 000年来的卫生保健一直依靠的是中医。中国的传染病史足以为证；中国自东汉以来传染病流行次数不少，但像欧洲14世纪、16世纪鼠疫流行及1918年西班牙流感一次死亡人数过2 000万者，未之有也。为什么？中医之功也。2003年"非典"流行，国际统计，中国大陆死亡率最低，广州的死亡率更低。溯其原因，是广州中医介入治疗最早之故。

论文化，近四五百年，西方文化发展很快，造福于人类不少，但并不是十全十美的。估计21世纪开始，将是西方文化与东方文化相融合的时代。现在世界的诸多难题，要靠推广东方文化去解决。中国是东方文化的代表，论未来医学，将是西方医学与中医相结合而成为更加完美的医学。

一、"仁心仁术"是未来医学的最高精神境界

"仁"是儒家的核心思想，"仁者爱人"，作为医生，对患者有爱心，这是天职，故曰"仁心"。中医另一格言"恫瘝在抱"，就是说把患者的病痛看作是医生自己的病痛，必然处处全心全意为患者着想。绝不能为了搞科研写论文甚至为了金钱就对患者多做不必要的检查，随便给患者做手术以谋利。若做人体器官买卖则更是犯罪的行为。

如何表达医生的爱心？要求医生施行"仁术"，这是对医生十分严肃

的要求。现代医学是一门生物医学，许多治疗措施与技巧都是从动物身上练出来的。不少治疗手段，看来对某一个病可能已解除了，但会落下另一个终身遗憾。例如小孩发热，用抗生素治疗，热是退了，但耳朵却聋了；又如胃溃疡潜出血（++++），血止不了便把胃大部分切除；又如糖尿病足，病在脚趾上，治疗方法却把脚切掉，未能治愈又把腿切去了！这样的技术，就不能称为"仁术"。

不论现代手术已发展到如何高明的程度，但大方向肯定是错了。中医学对不少急腹症，可以用"非手术治疗"治好。用"仁术"来考量，这才是未来医学的方向。中医学在3世纪《金匮要略》中就已经用大黄牡丹皮汤口服治疗阑尾炎，这一方法至今仍在使用。用非手术法治疗宫外孕，保住了生殖器官，治愈后还能生孩子，这多好啊，"仁术"是未来医学的灵魂。

二、医学模式将向"人天观"发展

西方医学的模式原来是生物模式。20世纪后期才发现不对，最后承认医学的模式应该是生物—心理—社会模式。这是一个进步，但笔者认为仍然不全面。虽然已重视了心理和社会对疾病的重要性，还没有把人提到最重要的地位。中医与西医有一个很大的区别就是西医着重治病，中医着重治患者。

中医学是把人放在首位，根据宏观理论把人放在天地人群之间进行观察、诊断与治疗的。中医学受中华文化"天人合一"观的影响，如果要找个中医学模式的话，应是"天人相应"观，简称"人天观"。即把人放在时间、地域、人群、个体中，进行健康保健预防与治疗的观察研究。中医诊治疾病，不单单在追求"病"上，而是按时、地、人把大环境以至个体的整体进行辨证论治与预防。比如，2003年"非典"流行，中医无法追求确认冠状病毒而是根据当年的气候环境、地理条件与患者的证候表现，确认"非典"是湿邪为主的瘟疫病。实行辨证治疗与预防，结果取得较好的效果。

试举一个具体的例子，笔者曾治一个运动员的腹痛病，经广州市某大医院治疗无效，为了把病确诊，便进行剖腹探查，把腹部全部器官全检查了，找不到病根，无从治疗，然后缝合，腹痛如故。后来笔者诊断为气血两虚、气滞血瘀，用补气血药加活血药把患者的病治好了。这一病例说明西医要从腹部找病根，中医则从整体调整治患者。

三、养生重于治病

中医有句格言——上工治未病。

这是一个重要的指导思想，它包括未病先防，已病早治，重点在于
防病。西方医学也很重视预防，讲卫生。两者比较西医是消极的，中医是较为积极的。西医的预防讲外部的防御，如绝对无菌、消毒，而中医比较重视发挥人的能动作用，发挥人的抵抗作用。中医养生学，有几千年的积淀，内容十分丰富。未来医学必将把养生放在最重要的地位。富如美国也支持不了日益增长的天文数字般的医疗开支。一个高血压患者必须天天服药，药物有副作用，便要不断更换新药，新药新价格，价格越来越高，这才符合生财之道。而中医的养生术、导引术既能防病又能治病。

根据现代的生产力，在合理的制度下，一个成年人每周工作5天，每年工作8个月，大概已足够了。一年分两段，半年工作4个月，2个月是养生、娱乐、体育、美术及其它自己喜爱的，毫无忧虑与压力地愿意干什么就干什么，这样一来人的健康与寿命一定会更美好。

人的欲望是无穷的，因此仍要靠中医的养生理论去教育那些纵欲无度的亚健康者。

四、未来医学之路

医学不仅仅只有重视微观的西医才是唯一的医学科学，立足于宏观的

中医学也是科学。

对"非典"的防治，西医千方百计用电子显微镜抓到"冠状病毒"，然后再找寻防治之法，目的在于杀灭病毒。中医则根据时间、气候环境、病邪的属性、个体差异、证候表现进行辨证论治，针对时、地、人这一宏观现象进行预防与治疗。事实证明中医防治"非典"效果胜于西医，已可定论。中医用药物预防，其优势相当明显。

重症肌无力，西医研究了上百年从微观着手，可谓已够深入，并能做出动物模型。治疗方法也不少，认为切除胸腺是一张王牌，但其总的效果，多数治疗只能达到缓解之目的，仍然会反复发作，能根治者很少。中医对此病之研究才40多年，我们没有走按神经学说研究的路。按中医理论进行研究，我们的结论认为是"脾胃虚损，五脏相关"。我们总结，凡病程短又没有用过溴吡斯的明、激素、胸腺切除等西医治法的患者最好医治，更易达到根治的目的。

心脏搭桥围手术期的治疗，我们才合作了数年，但已经可以肯定，此法优于单纯手术之治疗。我们最终目的是要用中医药的综合治法取代手术治疗。

中西医学全面而平等的合作，前途是光明的。共同创造未来的医学，为人类的健康与幸福做出更大的贡献，是可以做得到的。

五、21世纪的希望

未来医学是循序渐进的，21世纪前半叶我们的希望：

（1）人类将摆脱化学药品的副作用，摆脱创伤性的检查以及治疗技术带来的痛苦与后遗症。医学要讲人道主义，要达到"仁心仁术"的职业道德最高境界。

（2）实行"上工治未病"，医学将以养生保健为中心，使人人生活得更愉快、舒适、潇洒。

（3）医学将以"保健园"的形式，逐步取代医院的主要地位，医院将成为辅助机构。

（4）医学除了属于科学范畴之外，将深入文化、美学、艺术，使医学从人体的健康需求上升到精神世界的美好境界。医学、文学、美术、书法、音乐、歌舞、美食、药膳、气功、武术、健康旅游、模拟的环境、梦幻的世界……将成为"保健园"的重要组成部分。接受保护健康，是快乐的事而不是苦事。

（5）第三世界要摆脱贫困与落后才能一起进入未来医学的世界，而使第三世界贫困与落后的原因是强权政治、种族压迫与掠夺战争。抢救一个垂危的患者，十分艰辛，但打死一个人，只要手指一扣扳机！

要实现未来医学的美好愿望，我们该怎么办呢？战争与医学，杀人与救人，永远相伴吗？人类这个万物之灵，总会觉醒的。解除人类痛苦的曙光出现在东方。

（龙文醒整理）

参考文献

[1] 邓铁涛. 中医与未来医学：在"邓铁涛学术思想国际研讨会"上的演讲[Z].（2004-11）